THE HAND

How Its Use Shapes the Brain, Language, and Human Culture

Frank R. Wilson

フランク・ウィルソン
藤野邦夫・古賀祥子……訳

手の五〇〇万年史

手と脳と言語はいかに結びついたか

新評論

THE HAND

by Frank R. Wilson

Japanese translation published by arrangement with Pantheon Books,
a division of Random House, Inc through The English Agency (Japan) Ltd.

手の五〇〇万年史❖目次

感謝のことば　4
プロローグ　9

1章　夜明け　25

2章　手・思考・言語の結びつき　45
脳の成長、言語、知能についてのロビン・ダンバーの理論　48
文化的・認識的進化に関するマーリン・ドナルドの理論　51
「二次的発見法」としてのヘンリー・プロトキンの知能理論　63

3章　人類が木からおろした腕　75

4章　アレクサンドリアとデュッセルドルフの人形の教訓　97
5章　手と目と空　113
6章　過去のグリップ　133
7章　二四カラットの親指　149
8章　右手には左手がしたばかりのことがわかる　169
9章　悪ガキ、ポリリス、異質な技術による革命　191
10章　思想を表現できる手　211

11章　調和と進化のプレスティッシモ　245
12章　ルーシーからルルとローズへ　267
13章　タフで、やさしく、粘り強く　279
14章　手のなかに隠されているもの　299
奇術師の手をもつ外科医　304
優雅にできた手をもつ奇術師　311
「手でなく」　318
15章　手に向かって進もう　321
エピローグ　345
補遺　サー・チャールズ・ベルとジョン・ラッセル・ネイピアにたいする短い賛辞　363

原註　*418*
参考文献　*381*
訳者あとがき　*419*
人名索引　*430*

■原註は本文中の行間に番号を示し、巻末に掲載した。また原文での脚註は、傍註として行間に＊を記し、ページの左側に収めた。訳者による補足は〔　〕で示した。

手の五〇〇万年史——手と脳と言語はいかに結びついたか

パット、スザンナ、ジェフに、
かれらがいなければ、なんの意味もないだろう。

わたしはまったくのところ利口そうな老いぼれだが、空腹にさいなまれているときしか予言できない砂漠の隠者ではない。老人らしい困惑に陥っているわたしは、身体の知恵と精神の知恵を結びつけて、ひとつにしようとする。わたしの年齢では、どんな人も苦悩と破壊を経験しないで身体と精神を分離することはできないし、そこからは、とんでもない嘘しか話さないだろう。

——イグナチオ・ブレーゾン神父

（ロバートソン・デイヴィス『五番めの仕事』〔行方昭夫訳『五番目の男』福武書店〕より）

感謝のことば

一九八九年の夏、わたしは当時の西ドイツのデュッセルドルフ大学神経学部で研究のための有給休暇にはいり、そこで本書の取り組みを始めた。一九八九年は、この旅行に好ましい年になった。ベルリンの壁が崩壊し、東欧の圧制的な政府が倒壊して、世界は新しい理解を求め始めた。だれにもつぎにおきることがわからなかったし、予測することもできなかった。

のちに理解されるだろうが、つぎにおきることがほとんどわからないのは、本書でくり返す進化と発達の古典的なテーマである。それはまた妻とわたしがクイーンエリザベス二世号に乗って、ニューヨークからサウサンプトンへ出発したときから始まった、われわれの旅行の明確な説明だった。この輝かしく希望に満ちた出発以来、ローレン・ソスニアック（シカゴ大学才能開発研究プロジェクトとかれの研究については、のちに本書で読まれるだろう）の予言的なことばをなんども思いだすことになったが、それには十分な根拠がある。「最初はなんに関係しているのか、だれにもわからなかったんだ。どれほど長くかかるか、どこにたどりつくのかもね」

本書の執筆はそれに似ていたし——まさにそのとおりだった——いまのわたしは多くの人たちに感謝するという大切だがうれしい仕事を控えている。この人たちは共同の努力のあらわれだと考えられる予想外の達成に、長期間にわたって寄与してくれた。最終的に、この共同事業から生まれた書物をだれも計画できなかっただろうし、だれもつぎにおきること——このような着想と実験がどのように受けとられるかということ——を知ることはできない。しかしわたしは、われわれが主張し、問おうとした問題に誇りをもつことができると考える。

なにをおいても、パンテオン社の編集者ダン・フランクに深い感謝を表明する。かれは本書の長い構想期間を通じて、この出版計画に惜しみない心遣いと展望を示し、辛抱強くテーマの展開と境界線の画定を指導してくれた。わたしは本書の刊行が近づくにつれ、パンテオン社のほかの人たちも知って、あてにするようになった。この出版計画にたいするかれらのやさしい配慮を知って、家族の一員になったような感じがしたものだった。それはクリスティン・ピアース、エド・コーエン、シャロン・ダウアティ、キャシー・グラッソ、ジェイ・グレス、アルティ・カーパー、グレース・マックベイ、クラウディヌ・オハーン、メリル・ゼガレクのことである。同時に、エージェントのロザリー・シーゲルに深謝したい。彼女は二年が四年になり、四年が八年になっても、ついぞ忍耐心を失わなかった。ロザリーはユーモアのセンスを失ったことも、気分を害したこともなかった。

妻のパットとわたしがデュッセルドルフに移った直後に、デュッセルドルフ・マリオネットシアターの監督アントン・バッハライトナーに出会い、そのすぐあとに正式に取材に訪問した。この意外な出会いが引き金となって、二〇人の人たちとおなじような話しあいができた。こうした人たちの強力な一致したメッセージから、わたしは神経学と神経外科のすぐれた創始者のひとりワイルダー・ペンフィールドの「神経学は人間自体を理解しようとする」という有名な表現を思いだした。話しあってくれたすべての人たち（読者は本書で全員ではないが、そのほとんどに出会うことになる）に感謝したい。また、どの人の考えも本書の核心部分に等しく生きている。それはロバート・アルボ、アントン・バッハライトナー、ジーン・バンバーガー、アナット・バニエル、メグ・ベネット、ジョシェン・ブルム、ナンシー・バイル、ジョゼフ・クリアリー、マシュー・ディッキー、レナード・ゴードン、デイヴィド・ホール、バーバラ・ハンセン、リード・ヒアロン、エリザベス・ジョーンズ、ハーラン・レイン、ジョージ・マクリーン、マーク・ミットン、リチャード・ムーア、ロバート・ノーマン、パトリック・オブライエン、ローレン・ペダーセン、セルジュ・ペルセリ、デイヴィッド・ランサム、ジャック・シェイファー、ドロシー・トーブマン、リチャード・アンガー、リチャード・ヤングのことである。

ジーン・バンバーガー、ハーラン・レイン、メアリー・マーズキー、パトリック・オブライエンのような数人の人たちは、とくに時間と専門知識と熱意を惜しまずに協力してくれた。そのおかげで本書の科学的・教育的・専門的テーマを発展させ、組み立てることができたのである。わたしはまたアリゾナ州立大学の人間の起源研究所のコレクションから、例証標本を利用させてくれたドナルド・ジョハンソンに感謝する。操り人形の歴史についての重要な情報の提供者は、ジョージ・スペイトとテッド・ベレスフォードというイギリスのふたりの有名な操り人形師だった。サンフランシスコのキプロス共和国総領事アナスタシオス・シモニディス博士は、ギリシア語の専門用語の迷路をたどって、古代ギリシアの医学と操り人形に関する非常に重要な情報の宝庫へと懇切丁寧に案内してくれた。

なかには肝心なときにアクセスや助言や、静かな場所か避難所を提供してくれた人たちもいた。マリット・バック、ジョン・ビーブ、マーサ・クルー、スーザン・ゲルガイとロバート・ゲルガイ、ボニー・ヘルムズ、ロバート・ホプケ、エリザベス・ジョーンズ、スティーブ・ケイ、カティー・クレア・マッゼオ、ヘルムート・メレール、ローレン・ペターゼン、アール・リーヴ、リン・ロジャーズ、バリー・フィッシャー・サイペとノーマ・フィッシャー・サイペ、デイヴィド・ターナー、リチャード・アンガー（とアラナとシャノン・マッカーシー）をあげておこう。ピーター・F・オストワルド──助言者で同僚で友人──は、カリフォルニア医科大学サンフランシスコ校の長年にわたる連携作業で、アイデアと実例を提供してくれた。われわれの友情がリズ・デシャン・オストワルドの温かさと熱意を通じて、維持されていることを喜びたい。彼女は驚くべき美質と技量でピーターの研究を進展させた。

多くの専門職の同僚が本書の正式な書きだしから現在まで継続して考え方に影響をあたえ、激励し、書物の性質と方向に強い影響力をおよぼした。こうしたすべての激励や指導と、医学や神経学に関係した生活の無上の喜びに、もっとも深い感謝をささげたい。スーザン・ブラウン、テッド・ボロイアン、ナンシー・バイル、ウォリー・クック、デイヴィド・クック、ロバート・フェルドマン、ロバート・フィッシュマン、ロバート・フリーマン、ハンス゠ヨアキム・フレウントとエルシェ・フレウント、シド・ギルマン、マーク・ハレット、ボルカー・ヘムベルグ、ロバート・ジョイント、ジュリー・クレヴァンズ、デイヴィド・マースデン、マイク・マーゼニッチ、ソーナ・ラジャンとウブァ・ラジャン、フラビゥ・ロマナル、オリバー・サックス、シーモア・サラソン、ロバート・シルバーマン、ホリー・スミス、ラウル・テュビアナ、クリストフ・ワーグナーをあげておこう。

数人の友人は最初から、はかりしれないほど貴重な独自の意味で手厚く「面倒をみて」くれた。神経生理学者でチェリストで、広範な煽動家のジョージ・ムーアには、最初にサー・チャールズ・ベルの『手』を紹介され、書かなければならない自分の仕事のことをたえず思いださせられた。音楽のすぐれた教師で、バランスのとれた生活技術の名手であるジャック・ミーハンとは、手とユーモア感覚と心でつきあった。長年、わたしの診療所の看護師を務めるクララ・トムズは、難問題もやすやすと解決し、あらゆる必要なことがらを予測し、わたしと家族を自分の家族のように見まもってくれた。作曲家、教育家、登山家、スキーヤー、サックス演奏家を兼ねるフランツ・ローマンは、だれにも望めないようなもっとも忠実で思いやりのある友人だった。演劇にたいする情熱で、シカゴのザ・グッドマンの劇団員の毎日を明るくする妹のジュリー・マッシーは、俳優としてのウィットと熱意で必要なときに必要なことがらに、みんなの注意を向けてくれた。

最後に、忘れないでおきたい何人かの人たちに、もっとも深い愛をささげたい。この人たちの献身的な仕事と人生にたいする愛は、深く永続的な痕跡をのこしている——かれらは世俗的な意味では亡くなった。それは母と父（わたしはふたりの温かさと思いやりのある手を、いまだに目にし、感じとることができる）、エロイズ・リスタッド、ジョン・ブラッキング、ロザリオ・マッゼオ、マイケル・ヘンドレンのことである。この人たちはそれぞれに、開かれた道にたいする喜びと愛と情熱をかきたてつづけている。それはD・H・ローレンスが『無意識の幻想』で断定したとおりである。

生物は生きて死ぬ。だれもが知るように、かれらは塵《ちり》と、酸素と窒素などになって消える。しかし、われわれにわからないし、たぶん、もう少しよくわかるようになるかもしれないのは、生物が生命自体としてじかに——つまり生物自体としてじかに——消えさる方法である。つまり、どれくらいの死んだ魂がツバメのように、われわれの乱雑さを飛びこえ、生きているものの軒下に巣をつくるのだろうか。どれくらいの死んだ魂がツバメのように、わたしのぼさぼさした頭髪とひたいのでっぱりのしたでさえずり、思考と直観を育てるのだろう。わたしにはわからないが、かなりな数だと考える。そして、かれらに楽しくすごしてほしいと望んでいる。また、コウモリが多すぎないことを願っている。[1]

プロローグ

今朝早く目がさめるまえからでさえ、あなたの手と腕は活動を始め、弱く無力なからだを新しい一日という目標に向けた。たぶん、あなたの一日はベッドサイドのラジオのスヌーズバー〔ベルを数分とめたあと、また鳴らす仕組み〕にとびつくか、目ざまし時計に向けて腕を大きく振る動作で始まったのだろう。目ざめの衝撃が静まるにつれ、あなたはきっと一晩寝ていて無感覚になったチクチク痛む腕を動かし、からだをかき、ひょっとして隣に寝ているだれかをマッサージするか、抱きしめたかもしれない。

寝具とシーツを強くひっぱり、もっとらくな姿勢に寝返ったあと、あなたはほんとうに起きなければならないことに気がついた。つぎにやってきたのは、騒々しいバスルームのおどけたしぐさの完全なお祭り騒ぎの日課だった。あなたは蛇口の取っ手をひねり、キャビネットやシャワー室のドアを開け閉めし、便座をもとにもどした。そのあとソープ、ブラシ、チューブ、キャップやふたのついた小ビンといった扱いにくく、すべりやすい用具類を使用した。ヒゲをそればレザーが鼻のまわりやあごを通りすぎただろうし、お化粧をすれば、アイブローペンシルやハケと、まぶた、ほほ、唇にカラーリングするチューブを使っただろう。

ふだんの朝は、プライベートな障害物のある訓練——開けたり閉めたり、めくったり押したり、引っぱったり、まわしたり、結んだりするものや、皮をむき、ラップをはがし、こんがりと焼き、カップにそそぎ、ボイルし、揚げる必要のある朝食——を通過する儀式的なダッシュで始まる。両手はこの領域をあまりにも鮮やかに移行するので、われわれはその成果についてなにひとつ考えない。[1]あなた自身の早朝の特定の日課が、たまたまどんなものであろうと、高度に構成された手技をもつ大家のショープレーとほとんど遜色がないだろう。

この手がなかったら、われわれはどこにいるのだろうか。われわれの生活は、じつに巧妙に静かに手が関係する日常的な経験にあふれすぎているので、現実にどれほど手に頼っているかをめったに考えることはない。手を洗うときや、つめを切る必要があるときや、小さな茶色のしみとしわができて悩みだしたりするときに、われわれは手に注目する。われわれはまた痛みをおぼえたり、けがをしたりした手にも注意をはらうだろう。

あなたが手にするこの書物は、人間の手について考えようとする。本書は手のことをもっと知りたいと考えだした、二〇年近い個人的・職業的経験から誕生した。そうした経験のなかで、ふたつの体験にもっとも大きなインパクトがあった。ひとつは音楽の初心者としてピアノを習おうとしたことであり、もうひとつは経験を積んだ神経科医として、手を使いにくい患者を診察し始めたことだった。どちらの体験も独自の忘れられない教訓になったし、この問題についての独自の結果を生みだした。

わたしはほとんどの人たちとおなじく、手の働きを気にしないで人生の大半をすごしてきた。それ自体を目的として、特殊な手技をマスターしようとした最初の集中的な試みはピアノのレッスンだった。四〇代の前半で、父親と神経科医というふたつの役割をもっていたわたしは、一二歳の娘のスザンナのピアノ演奏の飛躍ぶりにうっとりしていた。彼女の演奏をたっぷりと長く見まもりながら聞き終えたあと、「あの子はどうして、あんなに速く指を動かせるんだろう」という疑問が生じた。この主題に関するたくさんの資料を読んだあとで、それを調べるには、自分でピアノをひいてみるしかないだろうということに気がついた。[2]

かけだしの生徒だったわたしは、音楽の教師の説明どおりにやればレッスンが進むものだと考えていた。つまり、やさしい曲から始めて記号の名称をおぼえ、音階と課題曲を練習し、暗譜し、生徒の発表会で演奏して、それからますますむずかしい音楽に（よろめきながらか着実にか）移るのだろうということだった。しかし五年のレッスンを終えた個人的経験からいえば、この道筋はどんどんそれていった。上達が早いか遅いかという問題でなかったし、音楽に向くかどうかということでもなかった。わたしはその場しだいで、どちらにもあてはまったのである。高度に磨かれた音楽教授法で武装した熟練教師の指導を受けても、計画の全体に思いもしない曲がり角や、遠まわりや、まわり道がいっぱいあった。わたしの心のなかには、すでに音楽家になろうという計画——控えめだが、それでも計画——があったように思われる。音楽のプロトコルは特殊な認識的・運動的・感情的・社会的条件を定めているにすぎないし、それらの条件は最初は不確実で不器用な手と指の運動が、しだいに正確で流暢になる事態に応じている。音楽の教師たちを満足させるためにも証明したいと思うのだが、わたしは木彫り学級にいっても、生け花や、レーシングカーのエンジンの組み立て方を学んでも、まったくおなじことだっただろう。

　患者としての音楽家たちに会い始めたのは、ピアノのレッスンの数年後のことだった。ほとんどの音楽家が、音楽の経験のない医師より音楽の訓練を積んだ医師のほうが、身体的な問題を理解するだろうと期待してやってきたのだった。のちに「手の症例をもった人たち」はレストラン、銀行、警察、歯科医院、機械工場、美容院、病院、農園などからもやってきた。どの人も両手がきかなければ仕事ができないという、おなじ単純な理由をもっていた。

　手についてのわたしの考えの大きな転換点になったきっかけは、手の激痛というとくに治りにくい厄介な病気について、一群の音楽家たちにおこなったある発表だった。わたしはスピーチの合間に見せようと思ってビデオをもっていった。ビデオの内容は手を痛めるか、ふしぎなことに以前の技能を失うかした音楽家たちの短い臨床的な演奏メドレー集だった。かつては優雅でしなやかに、目もくらむような速さで動いた手が、ピアノ、ギター、フルート、バイオリン用の音譜のあちこちを、どうにかよたよた進んでいた。ビデオが始まってわずか数分後に、聞き手のなかのギタリストが失神した。わたしは仰天した。それはときどき医学映画で見るようなグロテスクなディスプレービデオではなく、楽器を演奏できなくなった音楽家たちの映像にすぎなかった。そのあとのプレゼンテーションでも、おなじことが——二度三度と——おきたので、わたしは心から困りはてた。そして、このビデオにごく少数の観客にしかわからない微妙な問題点と隠れた意味があるのに、自分はそれを見落としているらしいと思いこんだ。失神した音楽家たちが表現したメッセージを理解できるようになったのは、そんなに時間がたたないうちのことだった。

　いまのわたしにわかるのは、もっとも真剣なアマチュアの関心とくらべてさえ、音楽という職業へのかかわりがいかに違うかを正しく理解できなかったことだった。わたしは初歩のピアノの生徒として練習に励み、真剣に課題曲にとりくんで長い時間をかけたが、それは生活ではなかったのだ。だから、ビデオを見た何人かの人たちが感じたらしい、手を痛めた音楽家への深い同情を予測できなかったのである。さらに——これは本書のための音楽家でない人たちとの個別のインタビューから学んだ教訓だった——人は手のたくみな使い方を学ぼうとする個人的欲求に駆り立てられると、非常に複雑な過程が始まり、強い感情的蓄積に結びつく。積極的で長期的な個人的目標の追求のあいだに、運動、思考、感情が融合すれば、だれにでも有意的で不可逆的に思える変化がおきる。

　熱心な音楽家が仕事に感情的になるのは、音楽に専念するせいだけではないし、仕事で公然とした感情表現を要求されるせいでもない。手にたいする音楽家の関心はきびしい努力の副産物であり、かれらはその副産物を通じて自分を、感情に密接に結びつく着想とコミュニケーションの実現のためのもっとも重要な身体的道具に変える。彫刻家、木彫り職人、宝石職人、外科医が仕事に精根こめて没頭するときも、その事情は変わらない。それはただの達成感や満足感をこえる感情である。たとえば仕事を愛する音楽家は、仕事ができなければみじめになる。かれらはごく短い休暇でないかぎり、予定外の休暇を喜ぶことはめったにない。ある基準から見れば報われない過酷な訓練のために、ふだんはわずかな休息しか許されない人たちが、訓練からの解放に耐えきれないのは、なんと奇妙なことだろう。高揚しきった音楽家は恍惚状態の人間であり、翼を切りとられた音楽家は、導火線に火がついても爆発しないダイナマイトである。「情熱」ということばは、この強い執着を説明する。このような執着が生じる過程がわかるようになるにつれ、本書の使命は情熱的で創造的な仕事にたいする、比類のない人間の能力の隠れた身体的ルーツを明らかにしようとすることになった。わたしから見て、いまではこうしたルーツが深いという以上であり、たんに古いという以上であることが十分に明らかである。それは人類史の夜明けを通りすぎて地球上の霊長類の始まりにまでおよび、時間的に逆行する。

古人類学——古代の人間の起源の研究——は最近まで、まじめな研究よりマンガを通じて一般に知られてきた。しかし、一見したところ無味乾燥なこの分野は、いまではもっとも著名な現代のパイオニアたちの驚くべき発見と輝かしい報告を理由として、魅了された公衆につきまとわれており、パイオニアたちのなかにはケニアのリーキー一族や、ドナルド・ジョハンソン〔一九四三～、アメリカの古人類学者〕や、もちろんスティーヴン・ジェイ・グールド〔一九四一～二〇〇一、アメリカの古生物学者〕がいる。進化論は何百万年前の化石化した骨格の破片から集まった新しい情報で活気づき、発達行動科学や言語学と、神経科学にまで結びついた。チャールズ・ダーウィン〔一八〇九～八二、イギリスの自然観察者、進化論者〕の氏名と着想はふたたび幅広く議論されるようになり、一九世紀半ばとおなじように論じられている。たしかに最近のダーウィン、ネオダーウィニズム、普遍的ダーウィニズム、神経ダーウィニズムに関する著作の爆発的な刊行は、かれの天分の証明である。時間がたつにつれ、かれの見識と仕事のインパクトはひたすら大きくなりつづけている。

ダーウィンにたいして、ふたたび目ざめた関心のせいで、最近、サー・チャールズ・ベル〔一七七四〜一八四二、イギリスの解剖学者、外科医〕の注目すべき生涯と仕事にかかわる認識が高まり、そこに静かだが非常に重要な人物像が発見されている。このイギリスの外科医はダーウィンの同時代人というだけでなく、当時のもっとも尊敬された比較解剖学者のひとりだった。少年時代のベルはデッサンを学んだだけでなく、解剖学を教える兄の助手を務めた。一八〇六年にエディンバラからロンドンに移ったベルは、おなじく解剖学の教師になり、『絵画表現の解剖学に関する試論』を発表した。芸術家と外科医に人気が高かったこの書物は、四〇年以上も版を重ねつづけた。比較解剖学についてのベルの仕事はダーウィンにもよく知られていたし、この試論は一八七二年に発表されたダーウィンの『人間と動物の感情表現』の先がけになった。

ダーウィンが五年におよぶビーグル号の勇壮な船旅の中間点に近づいていた一八三三年に、ベルはブリッジウォーター論集〔ブリッジウォーター伯F・エジャートンの遺言により一八三三〜四〇年にかけて八名の学者が執筆した論文の集成〕の第四巻の『手、証明できる設計としてのそのメカニズムときわめて重要な資質』〔岡本保訳『手』医学書院〕を書きあげて発表した。ブリッジウォーター寄付金の条件をまもったベルは、この書物で宗教的信仰の支えとしての生物学の確立に役だとうと考えた。しかし、結果はそのようにはならなかった。それでも解剖学的構造に見られる変異の行動学的重要性の分析と、行動、知覚、学習のあいだの関係の洞察は革新的で独創的だった。この書物と、神経系の解剖学に関するベルの継続的研究は、宗教思想や宗教論争より神経系の生理学の発展にはるかに大きな影響をあたえた。

ベルの『手』の非凡なメッセージ——人間生活のまじめな説明では、人間の手の中心的な重要性を無視することができない——は、最初に刊行されたころとおなじく有効でありつづけているので、いま読んでみてもほんとうに驚嘆する。[3] このメッセージは認知科学にたいする助言として、大きく再評価される価値をもつ。わたしは実際には、さらに先へと進みたいと考える。わたしが論じたいのは手と脳の機能の相互依存性と、その歴史的起源と、現代人に結びつく発達の力学にたいする相互依存性の歴史のインパクトが、大きな誤解を招きやすく、不毛なことである。

わたしはベルにしたがって、人間（と手）の進化のタイムテーブルの知識の簡略な概観から始めることにしたい。それから人類学者や脳科学者が、知能の進化のタイムテーブルをつくりだそうとして示した最近の努力を考えるために、現在――「脳の一〇年間」――に移ることにしよう。この概観はのちの人類の言語に関する章と、象徴的思考の出現を手のせいにする何人かの理論家にかかわる議論の重要な予備段階となる。

そこからさらに手の機能の核心に関連する、解剖学的・生理学的基礎の簡潔な概観をつづけることにしよう。少なくとも手の物理的構造と機能の原理の最小の理解がなければ、からだの動的な部分としての手を理解できないし、脳機能や人間の発達との関係で手に関するより広い問題点に支障なくとりくむことはできない。しかし「手」とはなんのことだろうか。目に見える身体的な境界を基準にして、手を定義すべきだろうか。古典的な表層解剖学の遠近法からすれば、手は手首から指にのびている。しかし皮膚の裏側では、この境界は抽象的概念にすぎない。それは地図製作者が描いたエンピツの線であり、手がどんなもので、現実にどのように動くかについては、まったく手がかりをあたえない。

手首の両側では皮膚と結合組織の薄い層のしたで、ひも状の青白い腱《けん》と神経が手から前腕《ぜんわん》にのびている。手首の上部――つまり前腕にかかる部分――の腱は手の一部だろうか。われわれは結局、腱とひじに近い筋肉の牽引力だけでクギをうったり、エンピツを使ったりすることができる。生体力学による解剖学の視点からすれば、手は腕全体の不可欠な部分であり、実際には首と胸の上部からぶらさがるクレーン状の構造の特殊化した終端である。手を生体力学の用語で概念化する必要があれば、定義はさらに複雑になるだろう。われわれは手の機能障害の影響を観察しなければ、手の生きた活動について、わずかなことしか知らないにちがいない。このような観察は古代ギリシア時代から適切に記録されてきた。当時でも、なぜか筋肉を反応させる薄くて白い索状《さくじょう》組織を切断すると、筋肉が永続的に麻痺することが知られていた。このような索状組織を神経と呼んでおり、古代アレクサンドリアの医師や解剖学者は、すでに神経が脊髄から始まることを知っていた。この事実をどのように扱うべきだろうか。手を動かす筋肉と腱をコントロールする神経もまた、手の一部だろうか。

一世紀ちょっとまえから始まったべつの一連の観察で、傷害による脳の損傷（転倒や銃創）か病気（たとえば脳卒中、多発性硬化症、パーキンソン症候群）の結果として、手が役だたなくなることがあるのが明らかになった。特殊な病気や傷害に結びつく病変が脳のさまざまな部分に限定されれば、手の機能にまったくちがう特有の影響がでることがある。手の機能を調整する脳のこうした部分を、手の一部と考えるべきだろうか。生理学と機能にかかわる解剖学の視点では、肯定的な答えが暗示される。手の正確な定義がわれわれの限界をこえるかもしれないことに気づくために、これ以上ふみこむ必要はないだろう。われわれは単純な解剖学的用語の慣例的な意味を理解するが、手自体と、手のコントロールや影響力がからだのどこから始まってどこで終わるかを、もはや確信をもって口にすることはできない。

人が手を使う方法の違いを説明し、個人が手を使う技能を取得する方法を理解しようとすれば、手を理解する問題ははてしなく複雑になる。つまり手を実生活に結びつければ、われわれは感覚運動的・認識的機能の無制限で重複する世界と、個人の技能やパフォーマンスに見られる速度、強さ、巧妙さの無限の組み合わせにも直面する。そしてまた、人間の学習の予想もつかない変化にも直面する。つぎの一連のできごとを考えてみよう。

年齢と、身体構造と、教育レベルがほぼ似た同性のふたりの人間が、ピアノと手品の練習を開始する。一か月後に、ひとりの生徒は手品よりピアノのほうで上達し、ふたりめの生徒はその反対になったように見える。ふたりはそれぞれに片方の技能を「特技」にできたようだと報告する。この違う結果に応じて、ふたりの生徒の練習が修正され、技能のレベルを等しくしそうな変更が導入される。しかし時間がたち、改善に向けたあらゆる努力がはらわれても、パフォーマンスの違いは拡大する。どんなふうにしようと最初の生徒のピアノは上達し、ふたりめの生徒はその反対でありつづける。

どうして、こんな状況になるのだろうか。このふたりの個人の手に、有意的だが目に見えない構造上の違いがあるのだろうか。ふたりの手と腕の詳細な解剖学と生体力学がさらによくわかれば、特別の技能を洗練させる能力の違いを説明できるのだろうか。たぶん、そうだろう。ところで、この違いの説明のために、脳科学に目を向ける必要はないのだろうか。ここでも答えは、せいぜい「たぶん」だろう。手が手首の先端から揺れ動くだけでないのが真実なら、脳がこじんまりした頭蓋《とうがい》の小部屋に自由に浮遊する単独の指令センターでないのも真実である。身体運動と脳の活動は機能的に相互依存の関係にあり、相乗効果が強力に系統だっているので、人間の技能と行動をひとつの科学や学問分野で無関係に説明することはできない。たしかに、われわれがもつ疑問を科学的疑問と呼べるかどうかははっきりしない。手は脳によって非常に広範囲に説明されるし、手の神経学的・生体力学的要素は、無意識の相互作用と再組織化の傾向をもつ。また、手の個人的使用の原因となる動機と努力は深く広い根をもっている。だから、われわれが人間生活の基本的な規則を説明しようとしていることを認めなければならない。

この「考察」は人間の生活ではたす手の役割について、最終的に三つのまったく異なる視点を並記し、集約しようとする。

(1) 人類学的・進化論的視点――人間の手はどこからきたか。また、どのようにして人間の生活と生存で中心的な役割をはたす運動のレパートリーを獲得したか。

(2) 生体力学的・生理学的視点――体重の支えに使われなくなった前肢《ぜんし》の特殊化した構造と機能に関する技術者の考え。前肢の終端の配置は外的対象のコントロールに適応する。

(3) 神経行動学的・発達的視点――手と脳の力学的な相互作用は、どのようにして発達し、洗練されたか。また、この過程はどのようにして人間の思考、成長、創造性のもつ独特の性格に関係するか。

わたしから見て三つの視点の最後が、もっとも解明を必要とするように思われる。

一九九〇年代のはじめにドイツに住んだわたしは、音楽家のパフォーマンスの問題に関心をもち、デュッセルドルフ大学の研究実験室にいった。すでに触れたように、わたしの特定の関心は手の激痛であり、この問題は糸がもつれたマリオネットを想像させた。デュッセルドルフはたまたま、すぐれたマリオネット劇団の本場だったので、監督のアントン・バッハライトナーを捜しだし、人形たちが現実にどのように動くかを探ろうとした。人形についてのわれわれの話しあいは、どうしてもかれ自身の人形にたいする関心の議論に結びついた。そのころ三〇代で、八歳のときからマリオネットの世界で生きてきたというバッハライトナーは、ライフワークだと気づいた人形に目をとめた最初の日をおぼえていると主張した。木彫り職人の親方だったかれは、会社が上演するショー用のほぼすべての人形をデザインし、彫りあげ、彩色していた。かれは会社の人形遣い師の全員を個人的に訓練し、演目を選んで脚色し、そのうえ上演もした。わたしが知った多くの音楽家たちとおなじように、かれは手を通じて生きていたのである。

バッハライトナーはどのようにして八歳のときに、それ以後の人生でなすべき営みを知ることができたのだろうか。この自覚についての説明は、少年のたんなる現実逃避的な空想だったとは思えなかった。かれは人生を賭けるべき望みの技能を知り、すぐにその知識にとりくんで望みの職種を手にいれたのである。ひょっとして未来の人生にたいする早い明確な展望と、のちに必要としたと思われる能力との幸運なミックスを説明できるなにかがあるのだろうか。また、かれが自分にあうと知った場所に適応した率直さと器用さを、どのようにして説明できるのだろうか。

わたしは異常に洗練された手のコントロールにたよる職業をもつほかの人たちを捜しだして話を聞くにつれ、ほとんどの人が必要な純粋に仕事上の手順を五分以内で細かく説明できることに気がついた。しかし知識を吸収し、職業に変える方法を理解するのは、またべつの問題だった。全員がどんな障害があってももっと学びたいという強い欲求と、「正しく理解し」「真相を突きとめよう」とする決意をもって、それにつづく連続的な発見をなしとげていた。この過程はきまって仕事を自分のものにしようとする明確な意志と、高まる独立性の感覚（と要求）の結果だった。この過程は一般に即興性という――書物に書かれたこととまったくちがう――わたし自身のピアノのレッスンの経験と似ていることがわかった。わたしがほかに気づいたのは、かれらの話のなかに必然性という暗示があることであり、少なくともバッハライトナーのような何人かの人たちは、最初から自分に適する場所を知っていたように思われた。

人間は生物学的能力にもとづく特定のライフワークに、遺伝的に向かいやすいのだろうか。そうであれば、ある人たちは遺伝体質で、洗練された手技を不可欠とする職業に向かうことができるのだろうか。それがあたっていれば、知能と能力というとっておきの観念に、どんなかかわりがあるのだろう。われわれは個体として生存しなければならない世界より、はるかに遅いペースで発生的に進化する種だから、

「生得的な才能」の性質にかかわるさらに深い疑問も生じてくるだろう。

現代人の脳の「デザイン」は、一〇万年以上前に完成された。このことが意味するのは生きる人間がそれぞれに、ある種の心のあり方に閉じこめられていることだろうか。それは男性と女性が骨の構造、髪と目の色、性と限定された寿命にしっかり閉じこめられているのとおなじことだろうか。また、ひょっとしてわれわれのなかに、宇宙飛行士になるために「生まれた」人間がいるのだろうか。つまり、どんな人間が宇宙飛行に必要な身体的・精神的・心理的要求を統御できるのだろう。はるかにありふれた平凡な人間の特技を説明するのでさえ、おなじようにむずかしい。われわれは自分の車のヘッドライト以外に頼るもののない夜中に、高速道路なみのスピードでとばすことがあるだろうか。網膜を横切る縞状の光の小さな放物線から、道路の実際の状態や、障害物や、ほかの走る車を推定する夜行性動物のような秘訣を学んだことがあるだろうか。われわれはどのようにしてすぐれたジャズピアニストやバイオリニストのメロディーの経過を説明し、ゴルファーのショットの技術を説明するのだろう。

以上の疑問は風変わりではないし、くだらなくもない。行動上の潜在能力に重要な遺伝的基礎がなければ、われわれはどうして現代の世界を許容し始めるのだろう。人間の先史時代の発達の計り知れない長い年月から見て、どのような環境の全体ともほとんど似ていない物理的・社会的脈絡で、オートメーション化された反復作業をこなす現代のオフィス——工場——の労働者は、どこに達成感があるのだろう。人間の「遺伝子プール」が現代社会でほとんど価値がないか、まったく価値のない能力をもつ安定した比率の個人の再生を指令するとすれば、われわれはどのようにすべきだろうか。たぶん冗談でないのはコンピュータゲーム、観戦用スポーツ、テレビのバイオレンス・ファンタジー、週末の狩猟やフィッシングの遠出は、人間がいまだにもちつづける時代遅れだが衰えていない原動力や技能の必要な変化だということだろう。しかし、気晴らしのメニューをつくりだすのは、すたれた「狩猟採集生活者」の遺産のたえまのない影響にたいする、ただひとつの頼みの綱だろうか。

　以上の問題の検討のために、人間の職業の文化的変化のいくつかの例を見ることにしよう。ここでは手を使うだけでなく、すべての人間の文化の最古の伝統に根ざす仕事をもつ人たちを案内役にする。そして、かれらが人間の基本的要求を満たす方向に向かうとき、個人的モチーフがいかに強力に現代的な試みにさえ大きな意味をあたえ、役だつことがあるかを見ることにしよう。われわれは食品の祭典、医学と魔術の儀式、音楽の証言について考えるだろう。そしてまた人間の脳の「永続的な未成熟性」と呼ばれてきたものについて考え、人間の文化がわれわれ自身の（バーチャルな）ガラパゴス諸島となって、人間進化の方向とタイムテーブルを変えたかどうかを考えることにしよう。

　最後に、そして不可避的に、われわれが教師に依頼した不可能な作業と、子どもたちが直面するおなじように不可能な作業について考えてみよう。そこでは期待する未来を口実にして、子どもたちを執拗に追いこむすべての作業を理解しようと試みるだろう。スポーツとビデオゲームが始原的な過去にたいする精神的な結びつきを再活性化するとすれば、われわれを未来に向けて推進するのは学校である。

　産業革命以後、親は組織化された教育制度が子どもを従順にして近代化し、「人生のための準備をさせる」だろうと期待してきた。理論とはそのようなものである。しかし、教育――少なくとも儀式化された形式的な教育――は若者のあいだに見られる経験のたりなさと、精神的な未熟さという問題にたいする多目的的な解決方法ではない。わたしはインタビューした人たちが学校ですごした時間を忘れているか、積極的に非難するのを聞く頻度の高さをまったく予期していなかった。インタビューの相手にストレートに聞いたことはなかったが、ほとんどの人が力強くいったのは、手作業の結果として思考や生活の意味がはっきりしたということだった。かれらの大半はおもに独学だっただけでなく、少数の人たちは学校制度の悲惨な経験から公然と身を引いて、技能と専門知識の個人的な独特のレパートリーをもつ計画をたてたという。そうした学校制度とは、慣例的な成功の規範にもとづくモデル化された生活を準備するために、教育形式と教育内容を規定したものだった。

個人の脳と行動の変化にあたって認知処理を支配する生物学的原理を重視する教育理論には、どんな意味があるのだろう。手がたんなる人間らしさのメタファーや象徴的なものでなく、たいていはほんとうに満たされた成功した人生の現実の中心点であるという事実を、教育制度はどのようにして調整し、また調整しなければならないのだろうか。

われわれは生命のはかない性格から逃げることはできないし、それぞれに非常に長い映画のひとこまのなかで動いている。しかし、われわれは独自の個人的な頭蓋骨の内側で終結する、脳の特定のモデルの受動的な容器ではない。われわれは教育と経験で明らかに脳の機能の仕方が変わることを知っている。しかし、子どもたちや自分自身のことを考えた、この原理のベストの適用方法に同意することはできない。教育心理学者や認知神経科学者のもっとも最近の意見に聞きいっても、「シナプス強度」や「神経回路網」の機能の変化可能性というややドライな観念はべつにして、脳自体に関する「学習」ということばの意味がわからない。われわれの知らないことが数多くある。

本書に着手した時期のわたしは、自律性にたいする人間の基本的欲求と人間の能力の豊かさを信じていた。その信念はインタビューの相手の主張を聞くたびに強まり、そして豊かになった。この人たちがまた明らかにしたのは、自己認識が行動上の事前の強い調節を受けていると思われるばあいでさえ、受動的な過程でないことだった。それは実際的にも象徴的にも手にかかわる問題にちがいない。手にかかわる問題は、ときには形式的な教育の前提と要求が無視されるか、積極的に抵抗すべきだという認識から始まることがある。ひとたび始まった独学と発達の過程は、実際には絶対にとまらない。資質豊かに生まれた人たちは、現在の行動にほんとうの関心をもてば、熟練し、「思慮深く」なるだろう。ひとつの作品とひとりの人を詳細に見れば、人間の技能と、知能と、生命力の起源を理解し——また相互依存性の理解方法を学び——始めることになる。これが以下のページで読者に気づいてほしいほんとうのストーリーである。

1章 夜明け

われわれのテキストは最適のデザインの実例――枯れ葉をまねるチョウや、味のいい種が有毒の種をまねるほぼ完全な擬態――で進化を説明することを好む。しかし、理想的なデザインは全能の造物主の活動とされるものを模倣するので、進化にとって愉快でない論拠になる。変わった配置や奇妙な解決の仕方が進化の証明――賢明な神はけっして歩かないが、歴史が強制する自然な過程が必然的にたどる道――である。

スティーヴン・ジェイ・グールド1

人間のもっとも初期の直接の祖先は、四〇〇万年前から三〇〇万年前に生息し、直立歩行した「南のサル」アウストラロピテクスだった。もっとも有名なルーシーは、エチオピアのハダール(東アフリカ)に約三二〇万年前に住んでいた。彼女の発見は人類学会だけでなく、広く一般の人たちに巨大なセンセーションを巻きおこした。ルーシーの種についての二〇年にわたる慎重な研究で、彼女の卓越性にたいする権利が確定された。* 彼女は解剖学的に見て、発見された人類の二足歩行の最初の祖先であり、

---

*ルーシーは最初から人類の祖先というタイトルを目指して闘わなければならなかった。最新の課題について知るには、この章の註13を参照。

類人猿らしくない手とチンパンジーのような大きさの脳をもっていた。[2] 彼女が発見された時点で、すでにいくつかの試論的な示唆があった。それは現代人の脳が、ルーシーの子孫のあいだの道具使用による増大という結果として進化したのではないかという示唆だった。この具体的な主張をしたのは人類学者シャーウッド・ウォッシュバーン〔一九一一〜二〇〇〇、アメリカの人類学者〕であり、かれが『サイエンティフィック・アメリカン』誌に書いたのは、ちょうど東アフリカで道具を使用したヒト科（ホモ・ハビリス）の最初の報告が広がり始めたときのことだった。かれは要約すれば、つぎのように書いている。

目下のところ、化石人類はすでに道具の製作と使用を学んでいたように思われる。現代人の構造は道具を使う生活方法とともに生じた、自然選択という条件の変化の結果にちがいないということになる……短期的視点からすれば、人間の行動を可能にするのは人間の構造である。進化の視点からすれば、行動と構造は相互に作用して、それぞれ他方に作用する。数百万年前に化石人類が二足歩行を始め、道具を使う生活方法に移ったときに人類が始まった。[3]

ウォッシュバーンの論文は、現実に三つの明確な主張をふくむ。

(1) 器官としての脳と筋骨格系《きんこつかくけい》は、時間を重ねた構造と機能の修正を通じて、まさに生物自体とおなじように進化する。その結果、どのような種のどのような生命をもつ一員も、一定のどこかの時点で一般にからだの独立した部分と、（ウォッシュバーンから見て）とくに脳と筋骨格系の機能にかかわる特質を反映する。

(2) 筋骨格系のふたつの決定的な修正が、人類の系統の始まりに貢献した。ひとつは――ダーウィンが主張したように――二足歩行の採用だった。前肢に後続した変化は、道具の使用を優遇する方向で手の運動のレパートリーを変えた。この変化はずっと早い時期に、より劣る大型の類人猿を生みだした霊長類のおなじ系統から、人間の後続する分枝を生みだすための最終的な触媒になった。

(3) 人類の脳の進化を支えた推進力（アーサー・キース〔一八六六～一九五五、イギリスの自然人類学者〕）の有力な意見を尊重したウォッシュバーンが、増大する脳容量と同一視した推進力は、たんなる外部環境がつくりだした「選択圧」ではなかった。脳自体と当時の社会は、この過程の不安定化要素と組織力として（比喩的な意味の）ジャングルを制圧し、人類の系統が新しい生息域に範囲を広げるにつれ、数多くの解剖学的・行動学的な適応変化にしだいに強まる効果をあたえた。*

ウォッシュバーンはとくに強く、先行人類の手が道具を「使いやすく」なったのちに現代人の脳が出現したと主張し、脳を進化する最後の器官として主張した。それは大胆な着想であり、かれの着想は手の進化の背景と、手に現在の解剖学的配置と機能的能力をあたえた変化を詳細に検討するよう要求する。[4]

われわれが人類の最古の起源について、とにかく知っていることの大半は、ルイス・リーキー〔一九〇三～七二、イギリスの考古学者、自然人類学者〕とメアリー・リーキー〔一九一三～九六、イギリスの考古学者〕の壮大な生涯と仕事によっている。一九五〇年代に始まったかれらの決定的に重要なアフリカの発見で、われわれは初期人類の最初の展望だけでなく、人間の脳自体の古代生活の所産について非常に明確な考えをもつことができた。[5] 最近まで「創始者」的な人間の脳の研究は、ある前提にたよっていた。それはやがて言語、道具使用、心の現象学を中心とする人間に特有の行動が、脳の大きさから生じたことに気づくだろうという前提だった。[6] この特定の定式

*この主張は「普遍的ダーウィニズム」と呼ばれる学説の中心である。それはなにか動的で持続的な生物学的・社会的・知的でさえある過程にあっての、この理論の三つの基本的要素――突然変異、適応選択、伝達――の作用を意味する。

化のもとでは、人類学者にとって四つの関連する年代が特別の重要性をもつことになる。アウストラロピテクス属のルーシー一族の出現を特徴とする第一の年代は、三九〇万年前と四二〇万年前のあいだのアウストラロピテクス・アナメンシスから始まる。第二は約二〇〇万年前に出現した人類の初期の一員であるホモ・ハビリスの年代である。[7] 第三はまたホモ・エレクトゥスが出現した、ばあいによっては一〇〇万年前より古い年代になる。第四は現代のホモ・サピエンスが出現した年代で、それは一〇万年前にさかのぼる時代の化石で確定された。この期間に脳の容量は四〇〇～五〇〇cc（アウストラロピテクス）から六〇〇～七〇〇cc（ホモ・ハビリス）に成長し、そのあと九〇〇～一一〇〇cc（ホモ・エレクトゥス）と、最終的にわれわれの脳に近い一三五〇ccに成長した。* われわれはこれらの年代から、脳と行動の両方の進化に結びつくかもしれない手の変化の状態と進行中の変化について、証拠を求める検証のための限定された期間をあたえられている。[8]

じつのところ腕と手の化石標本は、頭蓋骨の化石標本にくらべてはるかに少ない。しかし、腕と手の化石標本を発見して年代を特定する仕事の重要性は、どう見ても強調しすぎることはない。洗練された道具使用に向けて霊長類の腕を用意した修正の因果的連鎖とタイミングについて、なにかを学ぶことができれば、われわれはこれらの変化と現代人の脳の出現を結びつける位置にいるのかもしれない。いまは少なくとも、つぎに求めるものを明確にするために、霊長類の前肢の進化についてわかれば十分である。[9]

われわれの知るかぎり、最古の霊長類は暁新世《ぎょうしんせい》**の哺乳類だった。ネズミかネコ程度の大きさのこの生物は、狩猟採集技術という方法で地上の食料源を求める、複雑な適応構造をつくり始めた。全体として見た霊長類は、以下のような属の身体的変化を完了させたせいで、樹上生活に成功しようとする問題に着手した。

(1) 頭部の前面に移った眼窩《がんか》と目のおかげで、双眼視ができるようになった。これはもちろん三次元空間を航行し、至近距離で小さな獲物を見つけて捕らえるのに適した利点である。
(2) 前腕と鎖骨《さこつ》の構造（食虫性の祖先からの贈り物）が修正され、樹上の移動と採餌により大きな柔軟性と、たぶんより大きな安全性が許容された。
(3) 原始的だが非常に有用な五本の放射状の指（五指性）をもつ手のおかげで、この動物は個々の指でつかめるようになった。足の指と手の親指は、親指と人指し指のあいだの間隙を閉じる能力を取得した（つまり親指と人指し指は、まだ向かいあわせでないが収束的になった）。平づめが指の終端の背面でかぎづめと交代し、手のひらの表面は敏感な畝《うね》状の肉質を獲得した――こうしたすべての変化のおかげで、木の幹や枝を伝って、のぼったり移動したりできる能力が向上し、果実、葉、昆虫を握ったり、もったりしやすくなった。
(4) 鼻は低くなり、目が支配的な感覚として嗅覚と交代し始めた。変化したあご、頭蓋骨、歯は食

＊ホモ・ハビリスからホモ・エレクトゥスにかけて頭蓋の容量が二倍近くになるのは、かれらの出現が一〇〇万年近く離れていたらしいことを思えば説明しやすくなる。実際に、かれらが実質的な同時代に出現したとすれば、仮説としての脳容量の直線的な増大を擁護することは非常にむずかしくなる。現存の証拠に準拠すれば、ホモ・ハビリスが記録された年代よりずっと古いと仮定するか、ホモ・ハビリスはひょっとするとホモ・サピエンスに結びつく人類の系統の絶滅した分枝になった（頑丈型のアウストラロピテクス属のような）ヒト科の型だったと仮定するしかないだろう。

＊＊われわれの時間的尺度は、六五〇〇万年前に始まって現在までつづく新生代（哺乳類の時代）を包括する。暁新世（六五〇〇万年前～五八〇〇万年前まで）はこの時代の再分割では最古の時代であり、そのあとに始新世（五八〇〇万年前～三五〇〇万年前）、漸新世（三五〇〇万年前～二四〇〇万年前）、中新世（二四〇〇万年前～五〇〇万年前）、鮮新世（五〇〇万年前～一六〇万年前）、更新世（一六〇万年前～一万年前）とつづき、最後に一万年前から現在までのびる完新世がくる。

性の変化と両立する。

(5) 脳は大きさと配置を変えた。たぶん幾何学的により複雑な（そして身体的により危険の多い）生活的・狩猟的環境に順応するためだっただろう。

暁新世（六五〇〇万年前〜五八〇〇万年前）のあいだに、ようやく始まった以上の変化は、始新世《ししんせい》の終わりごろ（三五〇〇万年前）に定着するようになった。類人猿がはじめて出現したのもまた、始新世の終わり近くだっただろう。初期の類人猿は樹林で生活し、もっぱら四足歩行だった。どの類人猿もまだ、ブラキエーション〔腕渡り〕のロコモーション〔移動様式〕ができるほど肩やほかの前肢の修正をおこなっていなかった。本格的なブラキエーションを可能にしたこうした変化と、胸郭《きょうかく》と肩帯《けんたい》の骨構造におきたより進んだ変化は、漸新世《ぜんしんせい》の中期か後期におきたと考えられている。*

初期類人猿は中新世《ちゅうしんせい》のはじめごろ（二四〇〇万年前）までにサルと類人猿に分岐した。サルと類人猿が分岐せざるをえなかった理由は明白でないが、その理由は単純な物理学にあるのかもしれない。類人猿はサルより大型であり、その大きさは食料供給が豊富だが枝が細い樹木の頂上では問題になったにちがいない。ネイピア〔ジョン・—、一九一七〜八七、イギリスの人類学者〕が示唆したのは、からだの大きさと体重が好ましくない重心をつくりだせば、四足を使って枝をつたう運動方法は不適切な条件になるということだった。[10]

アフリカの類人猿は、中新世末までに樹林から移動して地上に復帰した。大型の類人猿は大きな動物であり、食習慣はやや変化した。ずばぬけた大きさのゴリラは、まるで地上に住むクジラのようになった。それはたいていの捕食者の攻撃にたいして安全なうえに、非常に素朴な植物食で生存できるに十分な大きさだった。ロコモーションと食性の移行状態にあったチンプは、（小動物をふくむ）高度の雑食性をもって非常に限定された二足歩行をし、ふだんはナックル〔握った手の指の背〕を体重の支えの助けとした。

（人類のストーリーが始まる）鮮新世《せんしんせい》のはじめに、サルと類人猿の手はいくつかの形式をとった。まず、これらのすべての動物で、四本の指は本質的におなじ形状と機能上の能力をもった。比較的平坦な指の骨（指骨《しこつ》）は、屈折する方向に軽く曲がった。類人猿と数種のサルには、指の裏側に強力な結合装置があり、それが屈筋《くっきん》と腱を骨の隣に強くくっつけていた。ゴリラと古代の数種のサルは近かったかもしれないが、人間の手で見られるほどの対置《たいち》関係はめったになかった。＊＊指の孤立した運動のおかげで、ひっかいたり、つついたり、掘ったりする運動や、皮などをむく運動ができたが、親指と人指し指のあいだに小さなものをはさむこともできた（グルーミングは現在の手のすべての所有者の好みの余暇活動であり、それは人間とまったくおなじである）。これらのどの手も、われわれがスーツケースをもつように、ものを持ち運びすることができた。

先行人類の手で見られた最大の変異性は親指にもあり、親指はほかの指にくらべて短い傾向があった。チンプとオランウータンでは親指はもっとも短く、ゴリラはよりヒト科に近くて、サルではときに欠けていることもある（図1-1）。おもしろいことに、ゴリラの親指はこれらの先駆者のなかで、もっとも人間の親指に似ているが、ゴリラが自発的に道具の使用を試みたところは観察されていない。ずっと小さな親指をもつチンプは、自発的な豊かな道具使用者と、熱心な学習者や即興製作者としてぬきんでており、環境内で人間の人工の製品と教えの影響を受けることがある。[11]

類人猿とともに出現したもうひとつの発達は、尺骨《しゃっこつ》（前腕の長い二本の骨のうちの小指側の骨）の

＊ブラキエーションは「腕でぶらさがって腕を交互に前方にだして進む行動」を意味する——われわれはのちにこの妙技の注目すべきメカニズムを、より詳細に考えることにしよう。サルは一般に腕（と尾）でぶらさがって動く能力をもつが、ほとんどのサルは「本格的な」ブラキエーションの肢構造をもっていなかった。

＊＊人間の親指の十分な対置関係は親指の回転運動だけでなく、親指の相関的な長さと同時に、人指し指とほかの指の回転運動にもよっている。こうした運動は、どんな先行人類でもおきなかった。

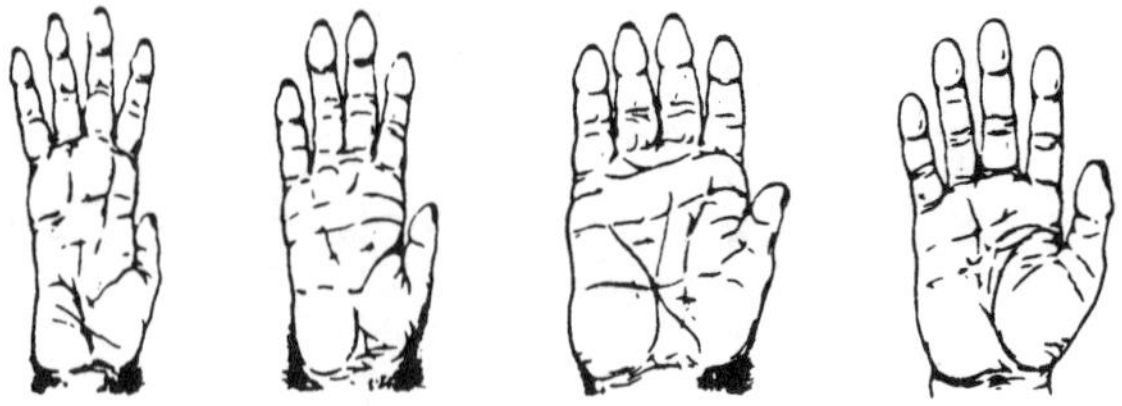

オランウータン　チンパンジー　ゴリラ　人

図１－１　共通の先祖をもつ類人猿の手と人間の手の比較。類人猿の手は人間の手の大きさにあわせて縮尺されている。（From A.Schulz, *The Life of Primates,* 1969）

終端の結合からの解放である。ひじの先の腕をふる範囲が広くなるので、この変化はブラキエーションに重要だったにちがいない。そのせいで、手はまた親指とはべつに手首のところで上下に動くようになった。[12]

　現在のわれわれは手のストーリーでは、頭がおかしくなるような白紙のページを見つめている。先行人類の手の最高の実例がルーシーだからであり、彼女は手に人間らしいいくつかの特徴をもつと同時に、骨盤と足の構造に重要なオーバーホールをなしとげていた。実際に彼女の足は類人猿と人間を直接的に結びつける系統の頂点か、その近くに彼女（とほかのアウストラロピテクス属）を位置づける。[13]骨盤は浅く、股関節《こかんせつ》部とひざの大腿部《だいたいぶ》の関節の配置は、それ以前に見られた配置とまったく似ていない。それは現在の人間が実際的な多目的性のために、長くのびた配置でもつ関節とおなじ構造である。アウストラロピテクス・アナメンシスは脛骨《けいこつ》〔下大腿骨のうち、内側にあるむこうずねをつくる太い骨〕の構造にもとづいて、直立して歩いたはずだと考えられている。ルーシーの脛骨、大腿骨、骨盤は復元されており、彼女が二足歩行だったことに疑いの余地はない。

　アリゾナ州立大学の形質人類学者メアリー・マーズキーは、長い時間をかけてアウストラロピテクス・アファレンシスの手と手首の骨を観察した（図１－２）。マーズキー教授が指摘したのは、ルー

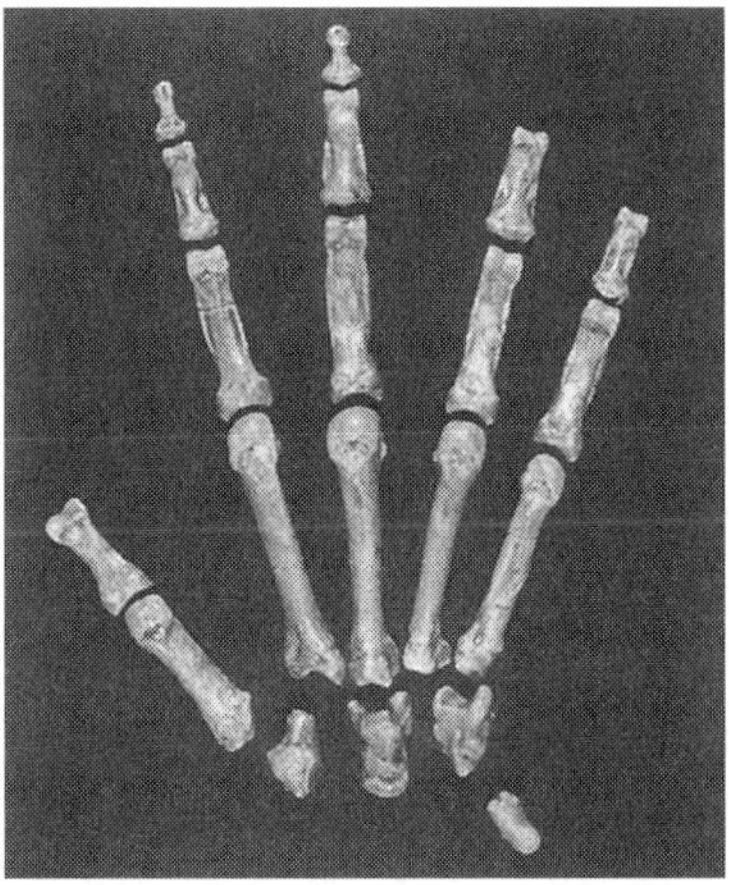

図1－2　ルーシーの右手（アウストラロピテクス・アファレンシスの化石から合成した実例）を，甲のほうから見たところ。親指，第四指，第五指の先端（遠位の指骨）と，4個の手根骨がなくなっている。（アリゾナ州立大学，人間の起源研究所の例証標本。写真はダイアン・ホーキー）

シーはほかの指と向かいあわせになる親指〔拇指対向性〕をもっていたが、ほかの霊長類もこの特徴をもつことである。チンプとサルは実際に、親指を人指し指の横にもっていくことに慣れている。われわれが（ルーシーもできなかったように）うまくできないのは、手を横切って親指の先を第四指と第五指にもっていくことである。また、類人猿もルーシーも「尺骨の対置」として知られる運動で、手の尺骨の側（小指側）の指を親指のつけ根に向けて曲げることはできない。われわれ人間はハンマーや、ゴルフのクラブや、テニスのラケットを握るときとか、スイングの準備をするときに、いつでもわずかなふしぎな感覚ももたないでこの動作をする。

　ルーシーの手首の骨を研究——いっしょにし、まわしてみて、ほかの類人猿の手首の骨と比較すること――しないで、彼女の手の進歩の価値を認めるのは不可能に近い。この研究を数年かけて厳密に実践したマーズキーは、ルーシーの手が少なくとも部分的に「現代的」であると結論づけている。このデザインの修正のもっとも印象的な証拠は、親指、人指し指、中指のつけ根の接続面と、これらの指にもっとも近い手首の骨の接続面の大きさと方向の変化にある。親指はほかの指にくらべて長く、現代人と少数のほかの霊長類で見られる比率に近い。ルーシーの手の橈骨《とうこつ》〔前腕の長い二本の骨のうちの親指側の骨〕（または親指）の側は、一括したこうした変化で劇的に二〇世紀に結びつく。[14] これらの変化の機能的メリットは以下のとおりである。

● 親指、人指し指、中指は「あごをつまむ三本指」を形成することができる。このことばは手が（石のような）堅い不規則な形状の物体に順応し、つまみ、しっかりと握れることを意味する。
● 親指、人指し指、中指の先でもつ物体を、より細かくコントロールできる。
● 手は岩石をもって、べつの堅い物質（たとえば木の実）をくり返し砕き、植物の根を掘ることができる。新しい手首の構造は類人猿の手より効果的に、反復する強い打撃の衝撃を吸収（消散）できるからである。

以上の変化からアウストラロピテクス・アファレンシスは、親指と最初の二本の指を非常に幅広い大きさと形状をもつ対象に順応させる能力をもっていた。また、そうした物体を手の親指側にもって、手軽に扱うことができただろう。[15] 靱帯《じんたい》の変化から見て、ルーシーは小石を使って長時間うちつける能力をもっていたことが暗示される。

ルーシーと近縁の仲間たちが発見されたエチオピアのこの地域には、平らな石が散在するので、アウストラロピテクス・アファレンシスにとって、石（か木か、動物の骨格の一部）で砕いたり掘ったりすることが、ふつうの行動だったと仮定するのは奇抜ではない。ところが、それだけではないのである。すでに書きとめたように、ルーシーはまた習慣的な二足移動ができる骨盤と足をもっていた。これは彼女が、ときどき立ちあがっただけでないということであり、それが彼女の自然な直立姿勢だったのである。しかし、足が特別に長くなかった彼女は、たぶん近くにいた類人猿や先祖たちほど速く走れなかっただろう。身体構造のこの変化は、生存にたいしてどんな価値をもったのだろうか。骨盤の標本を丹念に検討したマーズキーは、筋肉の大きさと筋肉の結合構造を判定して、驚くべき結論に到達した。つまり骨と筋肉（とくに大臀筋《だいでんきん》）の構造から、ルーシーが石で砕く能力と、石を正確に速い速度で投げる能力をもっていたことが強く暗示されたのである。いいかえれば、ルーシーはピッチャーマウンドに慣れていたのかもしれない。[16]

チンプは石を投げることができるし、実際に投げてみせるが、それはおもに警告や攻撃のディスプレーである。チンプは腕をスイングするあいだに、胴の動きを加速する腰の回転運動を活用できないので、ほぼいつもアンダースローで投げる。ルーシーの投げ方は、このような制限を受けていなかった。彼女の肩は（前腕の回外《かいがい》運動をふくむ）十分なブラキエーションの能力をもち、手は「あごをつまむ三本指」のつまむ能力をもっていた。それにワインドアップと投球運動のあいだに、骨盤と骨盤の筋肉はからだの軸線を急に傾ける運動ができたので、オーバースローで投げることができた。[17]

ルーシーのスローイングは、チンプをこえる攻撃技能になっていたかもしれないが、棍棒で打つ行動が大きく改善されるには、手首と手の尺骨側の配置の変化を待たなければならなかった。その変化はアウストラロピテクス・アファレンシスの時代ののちにやってきた。現代人に特有の尺骨の対置関係で、前肢のすべての範囲をふくむ肩から指先にかけての変化のモザイクの最終部分として、種の長期的な生存のための哺乳類独特の戦略の最終段階が解き放たれたのかもしれない。手首の尺骨の進化上の偏向と結びつく第四指と第五指の対置関係のおかげで、棒をしっかりと手におさめ、腕の軸にそって方向を定めることができたので、腕と棒の長さを加算したスイングの範囲（つまり打撃力）は増大した。腕を外側にのばす能力をもてば、接近した敵意をもつ相手との出会いで命にかかわる利点になっただろう。この斜め向きの「強い握り方」がひとたび人間の手に導入されたあとには、おなじ体重の敵や獲物は、異常に速い足か、堅い頭か、厚い皮膚をもたないかぎり、向かいあえば安全ではなかっただろう。[18]

　さらに尺骨の対置関係の第二の効果を、正確な把握力の向上に見ることができる。この把握力によって小さな物体は、手のひらに触れないで、指のあいだで扱われるようになった。* このような生体力学的能力をもつ手は、長い棍棒をたくみに使いわけ、石をたくみに扱って投げられただけでなく、五本指のぜんぶを小さな物体の達者なコントロールに使えただろう。つまり、この「小さな」ひとつの修正で、実在する行動のレパートリーの両端に手の機能的な潜在的可能性が大きく広がっただろうし、より闘争的な個体と、より器用な指をもつ個体という両方の可能性が開かれただろう。

　ダーウィンははじめて、直立歩行という姿勢の潜在的なインパクトを明確にしたと考えられている。体重を支える義務から解放された手は、ほかの仕事をすることができた。しかし、かぎづめのついた足から手への転換は、樹上性の霊長類から始まったわけであり、それが現在のような人間の手に進化するには大々的なリニューアルが必要だった。このリニューアルには、かぎづめのついた足自体をこえる問題があった。手があたえられた自由を利用し始めることができる以前に、肩をふくむ前肢の全体にわたる構造上の洗練が必要だったのである。そして、手の所有者はこの長い過程のあいだに、重厚さと、力強さと、攻撃性を発展させた。

　最古の樹上性の霊長類のあいだでは、木の幹や小枝をのぼる必要上から触覚的に洗練された手が優遇された。そのような手の運動とコントロールのレパートリーは、めざましい範囲をもっていた。そのレパートリーは個々の指の細かく調べる繊細な運動から力強い把握運動におよび、それらはたしかな把握力（長時間の宙づり）と、スイングやジャンプで使う、つかんだり放したりする一連のすばやい運動で使用された。視覚・運動的で触覚・運動的な神経学的結合は、樹間の移動で経験を積むにつれ大きな変化を受けなければならなかった。樹間のアクロバットと捕食を成功させた視覚的・運動感覚的な支えは、非常に特殊化したコントロールの特質にあわせて、より大きな脳を要求した。

ブラキエーション自体は、からだの大きさと体重の増大にたいする単純な生体力学的調節か、宙づりの採餌（すわった位置からだけでなく、枝からぶらさがったままで餌に手をのばせること）という利点にたいする生体力学的調節として始まったのかもしれないし、ネイピアが暗示したように、その両方だったかもしれない。しかし、その結果として増大した上腕の可動性のおかげで、この動物は肩の中心点を中心とする範囲内のどこにでも、手を実質的・効果的におくことができた。脳は腕と手が空間内で表現する、複雑さの増大による純粋に生体力学的な変化に反応しなければならなかった。非常に特殊な意味のこの全体的な変化から、われわれが利益をえたことには疑問の余地がない。新しい運動の主役をチェックし、洗練させる神経学的能力とともに、この運動の自由がなければボールやラケットを使うスポーツはなかっただろうし、車の整備士や配管工も視力がききにくい窮屈な場所で無益に働いていただ

＊ジョン・ネイピアは手の主要な把握力をつぎのように定義した。「ふたつの方法のひとつで、ふつうの手の安定性を達成することができる。①部分的に固定された指と手のひらが形成する締めつける力で物体を把握し、手の平面に大なり小なり関係する親指が反対圧力を適用することができる。これを強力な把握力という。②四本の指と、対置する親指の屈筋面のあいだに物体をはさむことができる。これを正確な把握力と呼ぶ」。ジョン・R・ネイピア「人間の手のものをつかむ運動」*Journal of Bone and Joint Surgery* 38 B, no.4 (November 1956), p.508. われわれは7章で、正確な把握力と操作の問題を考えることにしよう。

ろう。要するに、われわれはつぎのように推測しなければならない。つまり手が仕事をするいっぽうで、現実に手をおくことのできる場所は非常にたくさんあったのだから、ブラキエーションは脳の運動感覚的チェックと空間の計算力に巨大な負担をかけたということである。結局は両手を使う仕事のあいだに、手と腕にたいして両手の洗練された調整能力と同時に、左右の手の分化した使用を求める無数の新しい課題があったにちがいない。

上肢の変化のインパクトの評価で、二足歩行自体の重要性を見おとしてはならない。大型の類人猿と最大のサルは頭部を支える強力な筋肉をもつし、頭部自体がこれらの動物のもっとも重要な攻防構造となる。ネコ、イヌ、チンプ、ヒヒはいずれも命にかかわる闘争で、あごと歯を使う備えをもっている。しかし、垂直方向を向いた繊細なバランスのとれた手が、口論でしか武器にならない人類の生存では、防御は隠密行動に依存し、前肢が攻撃用の兵器の基礎に変わることになった。マーズキーが暗示するように、ルーシーでさえ正確に石を投げることができれば、無視できない危険な捕食者になっただろう。ルーシーの子孫がからだの欠落部分をおぎなって腕を長くのばす能力か、より奇抜な投射物と発射装置をつくりだす能力をもてば、人類にとって大きさと体格自体は、かならずしも重要な要素にならなかっただろうし、新しい環境に広がる自由はずっと大きくなっただろう。*

チンプの脳とアウストラロピテクス属の脳は、どちらも約四〇〇グラムの重量をもつ。脳の増量が増大した道具使用にとくに関係したかどうかはだれにもわからないが、ごく最近まで道具の構造が複雑にならなかったことや、使用者が長期にわたって道具を使用したり、持ち歩いたりしなかったことが知られている。複雑な社会構造——と言語——が、より高度に精巧になった道具のデザインと、製作と、使用の普及に結びついて、しだいに発展したことはたしかである。2章では、こうした人間の主要な進展の相互作用に関する重要な新理論が再検討されるだろう。

われわれはルーシー以後のあるときに、小指のつけ根でより動きやすい関節が発達したことを知っているが、手の構造のこの修正の起源は知られていない。現在までのところ、ホモ・エレクトゥスの手のこの部分の化石標本が復元されていないので、手の構造のこの変化の前後に、脳の重さが四〇〇グラムから一一〇〇グラムに増加したかどうかをいうことはできない。とりわけ答えのないこの疑問は、たしかに人類学の埋もれた大きな秘宝のひとつでありつづけている（図1-3）。

類人猿やサルの腕と手に見られる落伍者的な地位と、アウストラロピテクス属の消滅を考えると、つぎのようにいってもたぶん過言ではないだろう。それは小指のつけ根におきた最後の生体力学的変化が、人類の手に利点をあたえたかもしれないということである。その利点は手の所有者に黒色火薬を供給しただけでなく、弾道科学技術全般にわたる生体力学的・計数的基礎構造を供給したのかもしれない。すでに存在したほかのすべてを考えると、この手には必要な行為の方法を学べれば、できないことはなにもなかっただろう。また、どうやら時間と、新しい環境でほかの好機や努力目標に出会うにつれ、脳はこの努力目標を目指して立ちあがり、その過程で脳自体を修正しただろう。なぜなら機械をつくる道具をつくり、機械と道具をつくるコンピュータをつくる（などする）この手に、できないことはほとんどないからである。

アウストラロピテクス・アナメンシスからルーシーを経過して、ホモ・ハビリスやホモ・エレクトゥ

＊アウストラロピテクス・アファレンシスで提唱されたように、二足歩行と投擲を結びつける主要な神経生理学的細分化が必然的におきたのだろう。サルの上肢の機能の視覚運動的コントロールは非常に正確だが、自分のほうに向けて揺れる比較的静止したターゲット（木の枝）に視覚を固定しつづけるのは、距離をおいて動くターゲットを追跡することや、ミサイルの発射台のように腕のコントロールを計算するために視覚を固定することと大きくちがう問題である。こうした複雑な運動のばあい、コントロールするメカニズムの研究やコントロールするモデルの確認は現在のテクノロジーの能力をこえており、しばらくのあいだ、このような状態がつづきそうである。

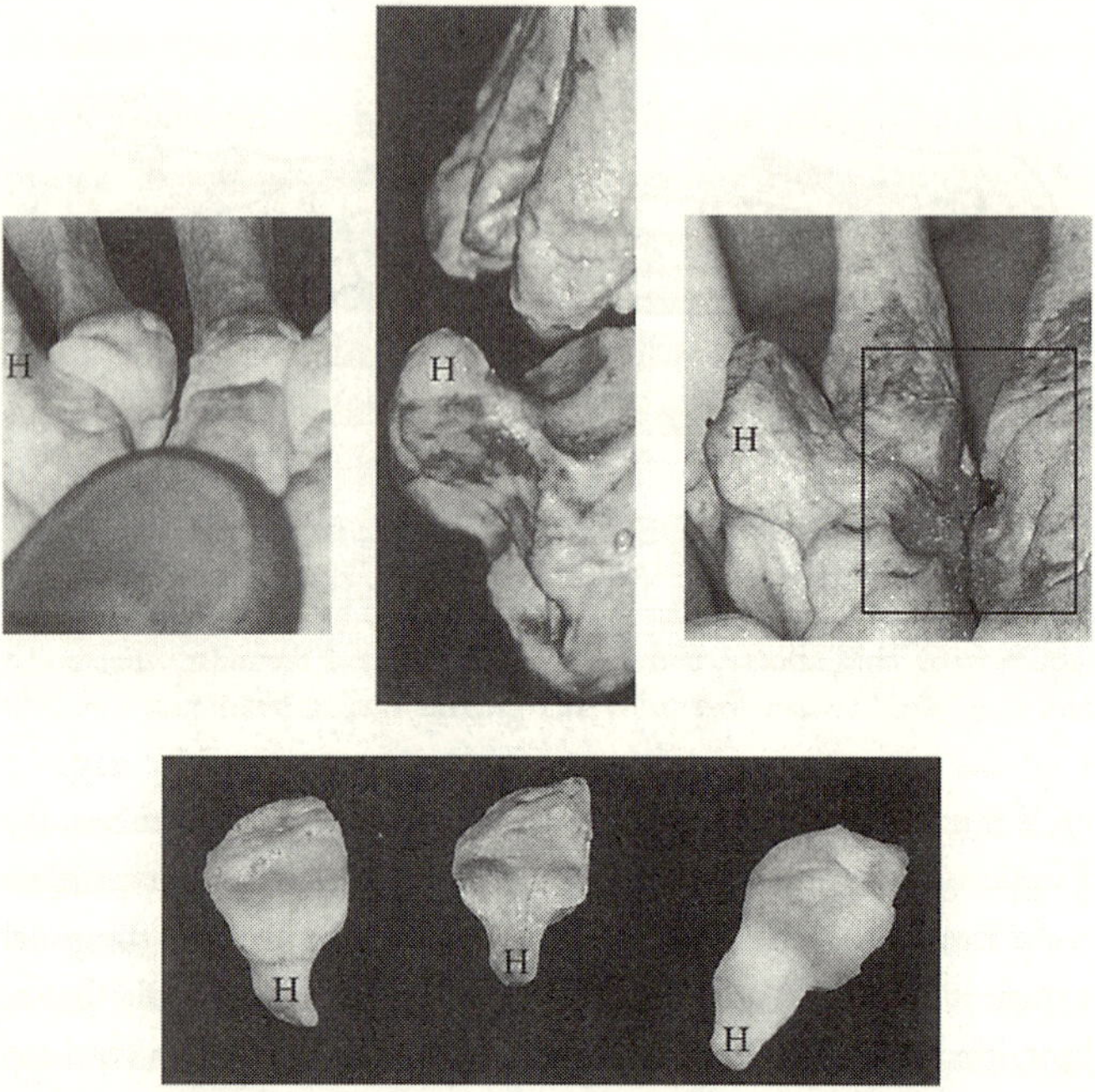

図1－3　手首の尺骨側の移り変わり。有鉤骨（第四・第五中手骨に関節する手根骨。手のひら側に鉤がでている）の微妙だが決定的な修正と，中指・薬指・小指の手の骨（中手骨）と有鉤骨との複雑な関節結合が示されている。手と（この関節で作用する靱帯，腱，筋肉をふくむ）手首をセットにしたこの部分の解剖学で，手を閉じる運動（屈曲）のあいだの薬指と小指の運動が制限を受ける。人間では有鉤骨と中手骨の関節結合は，親指のつけ根の関節に似た修正された鞍状関節として，ともに機能する。標本は上，下とも左から人間，アウストラロピテクス・アファレンシス（＝ルーシー）とチンプ。Hという文字は，それぞれの有鉤骨の手のひら側の鉤形の突起を示す。**上左**；第三・第四中手骨のつけ根のあいだの接触面。この標本では第三・第四中手骨のつけ根のあいだに湾曲があるので，親指の方向への手の尺骨側の回転（回外運動と尺骨の対置）に都合よくなっている。**上右**；これらの関節の表面と，チンプのおなじ部分の比較が黒い枠内に示されている。この標本の関節は平板なので，屈曲のあいだの第四中手骨の回転が妨害される。また，チンプでは有鉤骨の鉤形の突起が長いので，第四・第五中手骨の運動が制約を受けることに注意しよう。**上中央**；横から見たルーシーの有鉤骨は，第四・第五中手骨にたいして分離したくぼみをもっており，尺骨の対置が制限を受けやすかっただろう。ルーシーの有鉤骨の鉤形の突起は，チンプにくらべて短い。（アリゾナ州立大学，人間の起源研究所の例証標本。写真はダイアン・ホーキー）

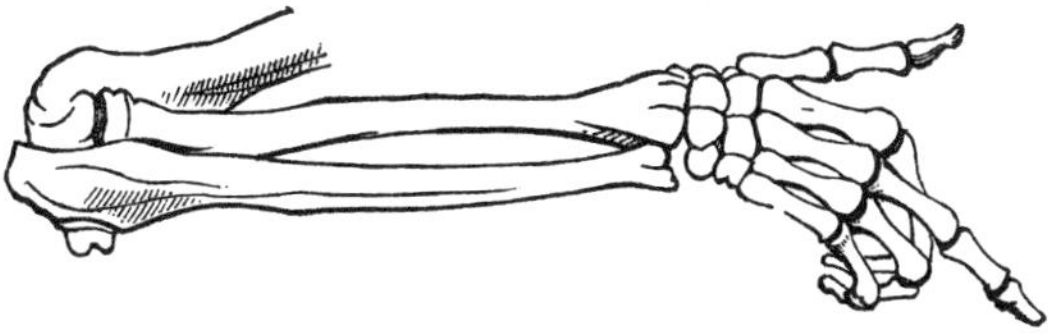

図1－4　チャールズ・ベルが描いた人間の腕の回内運動と回外運動。単純でしなやかな表現で，ひじ，腕，手の構造の独特で宿命的な「マイナーな」修正がわかる。この構造のおかげで，人間はもっとも精巧で危険な霊長類になった。

スと、最終的にホモ・サピエンスにいたる道筋は深く解明され、網羅的に記録されてきた。この道筋に織りこまれたいくつかの行動上の特色は、種の生存のための闘争で支配的な役割を取得した。回顧的に見れば、われわれは道具使用、言語、理性、自意識のような特色を、もっぱら人間的なものとして明確に区別できるものとみなすようになった。しかし、われわれはこの行動上の進化の決定的な瞬間とできごとを、いまだに成果もなく追い求めている。行動上の進化は埋めこみ的であるより、むしろ発生的である。ときどき二足歩行をした四足歩行の初期類人猿が、習慣的に二足歩行をするアウストラロピテクスを生みだしたのである。発見したものの使用と修正で手の使用が増えたことで、次代の子孫たちは生存上のメリットを伝えられた。初期の道具使用と製造は、ホモ・ハビリスの脳容量の穏当な増加に結びついた。ホモ・エレクトゥスが組織化したコミュニケーション（と移住）によって可能になった社会的相互作用の細分化のせいと、操作・狩猟・攻撃技能の洗練度や、たぶん特殊化の増大のせいで、脳の活動と構造により以上の「点火」効果があたえられた。最後に種間協力と競合で、精密な社会構造やコミュニケーションの要求と、共同作用できる産業の要求が飛躍的に増大し、そうした要求がより強力で、より多面的な能力をもつ脳を必要とした。ヒトは最終的に脳自体の活動を十分に推測できる脳をもったとき、自分自身をサピエンス〔賢明な〕と宣言した。[19]

言語と理性が脳の皮質にあらたに出現したと論じる用意がなければ、われわれはウォッシュバーン教授の主張を認めなければならない。それは近時点で獲得した人間独自の行動上の特質が、脳の拡大の長い過程のあいだに生じたにちがいないという主張である。かれはこの過程がホモ・ハビリスによる新しい創意にとむ道具使用の拡張と、このような行動方式の成功で必然的に供給された無数の新しい経験と環境から始まったという。

最近、人類学者のピーター・C・レイノルズが、研究者仲間では石器の製造が一般に単独の活動とみなされてきたが、単独の活動だった必然性はないと指摘した。レイノルズが示唆したのは、アックスやナイフのような複雑な道具は、実際には共同作業をする小集団の人たちの手で習慣的に製造されたかもしれないということであり、人々はそれぞれに仕事のある部分を分担したのかもしれない。この代案の重要性は、単純な分業労働の実際的な意味をこえる。このような共同の努力では、どんなばあいにもコミュニケーションの方法が要求されただろうし、その方法はたぶん手の合図という形式か、そのほかの身体的な身振りか発声と、その両方をとっただろう。いいかえれば共同の道具製作で、言語の進化の決定的な前提条件が提供されたのかもしれない。道具の共同製作の発展に根ざして出現した言語は、より洗練された道具製造の進化だけでなく、より複雑な社会文化と、より洗練された言語の進化を促進したにちがいない。すでに指摘されたように、相互に依存し、相互に強化しあうふたつの行動はまた、脳の高い表現を獲得できただろう。言語と道具使用がどんな範囲で特殊な遺伝的特色になっても（それらが文化に触れて始動する必要があったとしても）、こうした遺伝的資質はすべての個体の生存の可能性を大きく変えたにちがいない。[20]

われわれにとって、このことと関連するより実際的な疑問は、失われた時間的尺度でおきた手と脳の必然的結びつきの神経学的・行動学的な密接なかかわりがもつ意味に関係する。単独の人間の生涯という期間では、道具使用と、言語と、思考の結びつきは、どんなものだったのだろうか。ウォッシュバーンが（遺伝的に決定されたわれわれ自身の解剖学的構造に定着したものに触れて）「短期的視点から、人間の構造は人間の行動を可能にする」といったことを思いだそう。

道具の製造と使用のせいで――集合的に「人間の認識」として触れられる人類の脳の操作と、精神的な潜在能力の新しい領域を効率よくつくりだして――言語と手の使用が共進化したとすれば、生きる人間の個々の歴史のなかに、手の使用と言語と認識の類似の結びつきか、補強効果を見つけなければならないだろう。このことがなにを意味するかを考えてみよう。「知的な」手の使用は人類の遺産の付随的な形見だけでなく――言語的天性とともに作用する――われわれが「心」として触れる、生まれながらに活性化するものの発生の基本的な力になるのかもしれない。[21]

2章 手・思考・言語の結びつき

理解しにくいのは言葉でなく、その子どもが理解しない言葉の背後の概念である。思考にたいする言葉の関係と新しい概念の創造は、複雑で、繊細で、謎に満ちたプロセスである。

レオ・トルストイ[1]

哲学者、心理学者（とくに認知科学者と心理言語学者）、人類学者、考古学者、平凡で素朴な神経学者は、ともに手におえない問題を支配する奇妙な魅力——たぶん神秘化というほうが正確だろう——を共有する。それは人間の知性の起源に関して広く受けいれられた基本的な少数の考えを、結びつけようとする試みからおきる問題である。

正確にいって脳にかかわるなにが、自然界のほかの生物にたいする人間に特有の支配を説明するのだろうか。われわれは脳が「知能」と呼べるものを説明すると主張する。われわれのいう知能とは、なんのことだろうか。一般的にいって、それは問題・解決のために事実を発見し、よく考え、関係づける能力のことである。この定義か、ほかのなにか便利な定義にしたがえば、われわれはもちろん知能をもつただ一種の動物ではない。しかし、人間はあらゆる実際的な目的にたいして、重要な点で常套的な手のこんだふたつの問題・解決戦略を使う意味で、動物界では独特である。

われわれは第一に、手助けとなる道具の言葉であらわせないほど広くて多様な、特殊化したレパートリーをデザインし、製造する。こうした道具のなかには、じつに単純なものもあり、それらは実際にさまざまな動物がふつうに使う原理とおなじ原理で作用する（われわれが道具の使用と製造を始めたのは、明らかにこのような原理のいくつかのおかげだった）。岩石と棒を武器、ハンマー、調査用具、バールとして使うことを考えついたのは人間ではなかった。しかし、人間の道具製作は最後の何万年かで、もっとも近い先祖をふくむ、もっとも進歩した現存の霊長類と大きく違う道をたどってきた。人間は正確にいって、それほど違うどんなことをしたのだろうか。われわれはテクノロジーを生存戦略の中心においてきたのである。[2]

われわれは第二に、言語というスキルをもっている。人間が現実にもつ多くの種類の言語は、それぞれにコードと／または記号の形式的体系にもとづいており、われわれはそれを使って世界の状態を表現する。「表現」とはもちろん「意味する」ことだが、言語の通常の使用では、ある意味で多くの許容範囲がのこる。一般に実・世界の対象や過程として知られるなにかについて仮定される脳・内のバージョンに触れれば、言葉はプレースホールダー〔構文上必要だが、あまり意味をもたない要素〕のようなものである。言葉は脳自体の外側にある対象や過程に直接的に対応する神経構造、操作、状態があることや、ありうることさえ意味するが、けっしてそれを証明しない。

われわれは道具とおなじく、言葉についてもほかの動物にたくさんの借りをもつ。動物たちは社会生活と生存に関連する広い範囲の目的のために、さまざまな方法で交信する。人間の先祖が、利用できる実例の豊かな多様性に影響を受けたことには、なんの疑問もありえない。動物の呼び声は人間の話し言葉のように、同種の成員間で合図する方法を広く有効に使用する。[3]（昆虫もふくむ）動物はまた「ボディランゲージ」を使って感情を表現し、食料、交尾、テリトリーのような基本的な生存問題にかかわる意図を表現する。[4]また人間の言語は、動物のノンバーバルランゲージのすべての多様な形式とおなじく――顔の表情という普遍的言語や、レストランでウェイターの注意を引くために使用する（言語学者デイヴィド・マクニール〔心理言語学者。シカゴ大学心理学部教授〕の用語を借りれば）「象徴的動作」の種類でもっともわかりやすく例証される――広い種別をもつ社会的信号をふくみ、世界のどこでも、だれかがその信号を読むことができる。しかし、類似点はそこまでである。

人間の言語は動物のランゲージを精緻に改良しただけのものではない。そこにはコードと記号の使用がふくまれており、それらと実世界の対象や事件との対応関係（つまり、その意味）は、人々のあいだに成立する同意で確立されている。脳内の言語基盤はあまりに特有の形式で局限され、一般化されているうえに、若者たちの言語の発達史はあまりに特殊で、強力に規定されているので、人間の言語には独自の説明が必要になる。

人間が道具と言語の使用によって、行動学的に定義されるという基本的な主張には議論の余地がない。この道具と言語の使用法は独特のかたちで生成され、洗練されている。そして、どちらを欠いても人間社会（と実際には人間としての個人生活）はつづかないだろう。人間の言語は明確に、共通のコード化・コード解読という方式をもつ人たちの協力関係を前提とする。つまり、言語は人々のあいだの情報・共有生活の明白な証拠となる。自然言語にたいする形式言語をつくりだした人たちは、知識を共有するメカニズムをつくりだし、それを通じて生活のなかの相互認識と、密着した目的の実在を認めたことになる。その整理のために、われわれが使う言葉が「文化」である。

言語と文化の提携は人類の歴史にあまりに深く織りこまれ、われわれ自身の個人的発達と文化的適応にあまりに強い影響力を行使するので、われわれは言語をまったく自然に、知能を説明し、規定する特色とみなすようになる。しかし、幸福と生存のための問題を解決する明確な行動戦略と、より一般的な性向を同一視しないよう強く注意しなければならない。要求されるのは、道具使用と、言語と、知能の多様な関係をより以上に理解することか、（目下のところは）たぶん、これらの関係にかかわる少しはましな理論を理解することだろう。幸い最近、この種のいくつかの理論が提示されている。どれも既知のすべての事実に相応するわけではないし、完全に説得的なわけでもない。しかし、それらは人間の脳が大きさと構造の修正によって現在の状態になった方法を説明し、こうした修正を人間の行動の発達に結びつけようとする重要な試みである――また、そのような意味で、われわれの注意を要求する。以下の三つの理論は、本書の主題から見てとくに重要である。[5]

脳の成長、言語、知能についてのロビン・ダンバーの理論

リヴァプール大学の生物学教授ロビン・ダンバー〔一九四七〜、アメリカの生物学者〕は、最近『グルーミング、ゴシップ、言語の進化』〔ロビン・ダンバー／松浦俊輔・服部清美訳『ことばの起源』青土社〕という表題の著書を発表した。手短かに表現された基本的で、直観的に魅力的なかれの主張は、脳の成長と、言語の進化と、知的行動の要求が、ヒト科の共同生活で増大した社会的複雑さの必然的な付帯状況だったということにある。初期ヒト科がテリトリーを広げ、より大きな環境上の努力目標に直面するにつれ、かれらの生存はますますグループの協力関係に依存するようになった。大きな協力グループは労働関係に依存し、労働関係のほうは成員が相互に個人として知りあう度合いだけでなく、グループ全体の社会構造と力学を理解する度合いに依存する。だから、グルー

プの一員であるための最低の資格は、社会的理解と呼んでよい内容になる。グループの人数が増えれば増えるほど、高いレベルの社会的知能が要求されるようになり、社会的知能のほうは大きな脳の所有に左右されるように思われる。心理学者ハリー・ジェリソン〔カリフォルニア大学ロサンジェルス校教授〕が指摘したように、この特権の代謝コストはかなり高いので、この種の決定的なメリットは大きな脳の所有者であることから生じるにちがいない。*

もちろん霊長類の歴史には、大きな脳にたいする投資を説明できそうなべつの可能な事情もある。ダンバーが書くように、採餌の変化の結果を考えた人たちもいる。果実食生活を送る樹上性の霊長類は、色覚と幅広い採餌範囲を必要とする。そして、ほぼ確実に視覚的向上と、広く散在する収穫テリトリーのマッピングに必要な神経制御に順応する、より大きな脳を必要としただろう。しかし現実の数値――果実食生活と関連する霊長類の脳の大きさ――を調べても、そのような相関関係の証拠はまったく見つからなかった。そこでダンバーが推測したのは、この分析では脳の全体でなく、霊長類の脳のもっとも新しく進化した部分である新皮質だけを考えるべきではないかということだった。安定した集団の大きさにたいする新皮質の大きさをグラフ化すると、ほぼ完全な数列が成立した。「種族」が大きくなればなるほど、新皮質は大きくなったのである。この相関関係は調査した七〇種の霊長類だけでなく、研究対象のふたつの重要な霊長類でない哺乳類でも有効だった。高度な社会的生物であるチスイコウモリは

*ジェリソンの名は現在の脳の大きさと体重を根拠にする、脳の大きさの比率の計算にもとづく「大脳化仮説」に強く結びつく。ハリー・ジェリソン『脳の進化と知能』(*Evolution of Brain and Intelligence*, New York : Academic Press, 1973) を参照。ジェリソンの方程式を使用したラルフ・ホロウェイ〔一九三五〜、コロンビア大学人類学教授〕は、人間の「大脳化比率」(EQ) を二・八七と計算し、チンパンジーとゴリラのそれを、一・一四と〇・七五と計算した (Holloway, 1996, pp.89-90)。人間の脳は体重の二パーセントと説明されるが、食事から供給されるエネルギーの二〇パーセントを消費する。人間の脳はコンピュータの専門用語では、所有し操作するには法外に高くつくOS (基本ソフト) といえるかもしれない。

大きな新皮質をもち、単独のハンターである肉食動物は非常に小さな新皮質をもっていたのである。[6]

この関係の実際的な面を読みとろうとする研究を推進したところ、サルが提携関係を維持するために、相互間のグルーミングに長い時間をかけるという観察結果に結びついた。長時間のグルーミングの相手は信頼できる協力者であり、複雑な社会では協力者が必要となる。ダンバーの研究で明らかになったのは、グルーミングの時間が普遍的で指数化できる量化可能な方法だということであり、その時間は大きな集団の個体の生存に必要な、個体間の奉仕行動を追跡するために使用できた。ダンバーは新皮質の大きさから、人間は理想的には一五〇人までの集団で暮らすべきだと算出し、この概算を裏づける数多くの実例を発見した。たとえば軍隊の歩兵中隊や、農業に従事して財産を共有する生活を送る再洗礼派のフッター派社会の人数をとりあげてみよう。フッター派社会では、所属する人数が一五〇人をこえると分割が必要になる。また、小企業の「理想的な」人数でさえそうであり、約一二〇人をこえると文書手続きやメモのほうが選ばれて、個人的接触は放棄される傾向がある。*知能はおもに社会的知能なので、新皮質の大きさは集団の大きさの信頼できる予測変数になる。接触をたもつ必要がある人たちが多くなればなるほど、心にとめて調整しなければならない関係は複雑になり、提携関係を維持する時間をよけいに使わなければならなくなる。**

言語はこうしたすべてのなにに明確に関係するのだろうか。社会生活を計算する計算的要求にあわせようとする脳の拡大は野放しではつづかなかっただろうし、グルーミングの時間も無限にはのばせなかっただろう。社会的知能の行使の代替様式としての言語は、脳の大きさの上向きの連鎖的変動と、一対一のグルーミングが要求する時間の過度の浪費にけりをつける効果的な方法であることを証明した。ダンバーはひとりの人間が最大で約一五〇人の範囲の友人（たとえば、夕食の招待を喜んで受ける人たち）を維持する傾向があり、そのためには、くつろいだ親密な言葉のコミュニケーションが使われると主張する。たしかにゴシップは言葉によるグルーミングの代用品である。ダンバーによれば、人々の話の内容の大半が——大学内でさえ（とかれは主張する）——単純なゴシップに等しいことを示す適切な調査があるという。

説得力のあるなしはともかくとして、この仮説は現代人の言語自体が実際に由来する位置をほとんど説明しない。ダンバーははるか以前に技術的にならざるをえなかった社会的な一種の原始言語があったことを暗示して、この問題にアプローチする。言語はホモ・エレクトゥスの道具使用と世界的な移住が、個人と集団のあいだの確かな情報交換を要求したとき、必要に迫られて技術的になったというのである。

ダンバーがこの定式化で成し遂げたことは重要である。かれはより高度な霊長類の集団生活の精神的・社会的複雑さを、脳の拡大に結びつける強力な事例を収集し、論点を生物学的・民族誌的データの量的な（しかし高度に選択的な）調整で裏づける。しかし神経学者と心理言語学者が特徴づけるような人間の言語を、この絵柄にあわせる方法をまったく理解させようとしない。だから、べつの理論を捜さざるをえない。

文化的・認識的進化に関するマーリン・ドナルドの理論

マーリン・ドナルド〔カナダの心理学者〕はオンタリオ州のキングストンにある、クイーンズ大学の心理学の教

---

*Danbar, 1996, chapter 4: "Of Brains and Groups and Evolution."

**霊長類の社会的知能について、興味深い反対の論証がある。本章でのちに、いくらか詳細に所説を検討する心理学者ヘンリー・プロトキンは、人々が「論理的以上に適応的に考える」と書いている。Henry Plotkin, *Darwin Machines and the Nature of Knowledge* (Cambridge, Mass.: Harvard University Press, 1993), pp.190-98. かれはウォースンとコスミデスの研究から実例を引用する。かれらが示したのは、抽象的に提示したときに解けない論理的パズルを、一般的な社会問題のかたちで提示すると、だれでもあっさり解けることだった。

授である。かれの著書『現代精神の起源——文化と認識の進化の三段階』は、一九九一年に出版された。[7]ドナルドは言語を完備した人間の脳が、三段階の過程をへて現在の状態に到達したと提唱する。内在する二本の境界線は、類人猿と人類の身体構造と行動の比較的急激な変化の時期に一致する。三段階は運動的・社会的行動の明確な側面で規定され、十分に記録された種の説明と、人間の先祖の確定された年代学に一致する。行動的側面は各段階の脳の「認識構造*」にかかわる推論を形成し、その中心的な基礎条件は各段階が基本的な変化であらわされることにある。また、基本的変化は脳が周囲の世界に対応するようになった時点で発生する。

この仮説のもっとも重要な点は、現代人の精神が霊長類の精神から、一連の主要な適応を経過して進化したということにある。それぞれの適応は新しい表示システムの出現に結びつき、それぞれに連続する表示システムは、現代人の精神構造に完全な状態でのこるはずである。だから現代精神は、人類の初期段階の認識構造の痕跡のモザイク構造になるだろう……このばあいのキーワードは表示である。人間はたんにより大きな脳、拡大する記憶、語彙、発話器官を進化させただけではなかった。われわれは現実を表示する新しいシステムを進化させた（『現代精神の起源』二一～三ページ）。

ドナルドが実際に提唱したのは、類人猿に始まる知識自体がもっとも重要な変化を受け始めたということである。それはなにを意味するのだろうか。たぶん、もっとも明快な説明は例証という形式にあるのだろう。つぎのように考えてみよう。密生した森林地帯を歩くヤギがにおいをかいで、捨てられたマーズチョコレートバーの包装紙に気づいたとしよう。ヤギはいくらかのチョコレートのついた包装紙のにおいをかぎ、それを食べて移動する。われわれがヤギにかわって言葉で表現できれば、この発見の意味は「食品」であり、物語の動機となる部分は包装紙の採食で終わる。

こんどはおなじ状況に、事前に人間と接触したチンプをおいてみよう。包装紙を見つけたチンプは、拾いあげてめくり、しわくちゃにして振ってみる。においをかいで、なめて投げ捨ててから、あたふたと姿を消す。知能が未発達の言葉をもたないチンプなので、われわれはかれの発見の「意味」を言葉でおぎなわなければならない。「味のいい紙だ……この紙が飛んできたところに、もっとたくさんあるかもしれないぞ」。動機となる物語――人間のスナック菓子にたいするチンプの追求――は、さらにチョコレートを見つけようとする熱意しだいで、もっとつづくかもしれないし、それきりつづかないかもしれない。つぎに森の道ぞいにやってきた人間は、立ちどまって包装紙を拾いあげ、あたりを見まわして頭をかく。そして、急に顔を赤くして息をのみ、包装紙を捨てて、やってきた方向に走り始める。これはどんな種類の物語だろうか。

いずれの小事件でも、チョコレートバーの包装紙は「情報」か、あなたがそちらのほうの表現を好むならば「データ」である。われわれはヤギの行動から、ヤギが包装紙を食品として分類する感覚的装備と経験をもつと推定し、包装紙を食べることで、ヤギ自身が判断にもとづく行動をとったと推測する。ヤギが包装紙と出会った知識にはむだがなく、焦点がしぼられていて実践的だった。そして、包装紙にたいするヤギの反応は予測可能だったのである。

チンプの「データとしての包装紙」の取り扱いは、さらに複雑である。われわれは感覚的装備と分類の技能について、おなじように欠席裁判的な推論をくだすことができる。チンプはヤギとおなじく世界

＊「認識構造」という語句は（思考と明白な行動で表現される）認識のアウトプットから推測される精神の組織化のルールと、操作的な特質を指す。それは認識の実際の解剖学や、認識が「心にとめる」ことによる生理学的過程とまったく関係しない。

の事物を区分する食品／非食品という図式をもっている。しかしチンプの行動にはヤギにくらべて識別力があり、より選択的である。チンプから見れば、包装紙の一部だけが食品であるにすぎない。かれがチョコレートバーの包装紙を食べなかったのは、この素材を消化する酵素がないせいか、ヤギより習性がより繊細なせいか、あるいはなにかべつの理由からかははっきりしない。しかし、包装紙のチョコレートをなめて紙を捨てるというチンプの決定は、明らかに紙にあった生の視覚的・嗅覚的データのみから影響を受けたものではない。その決定はかれだけがもつ付加的知識か、包装紙についての補足的情報の影響を受けており、包装紙はかれの知識の一般的ストックに特有のなにかを理由として、調査を通じて捜したあげく手にいれたものである。チンプの行動は寄せ集めのいくつかの要素を内包するが、ヤギとおなじくほぼ予測することができる。

ところが、包装紙を拾ったあとの人間の行動については、まったく予測不能と見ることしかできない。それでも人間は言語をもつので、自分で話をすることができる。

「昼からずっとジャックを捜しまわってきたんだ。やつの姿は昼飯のあとに見えなくなったし、いまの俺たちは厄介なことになっている。トラックにゃ新しい車軸が必要で、カーラジオは故障してるときてるし、修理できるのはあいつしかいないんだ。だから俺はやつのあとを追いかけまわしているんだよ。二キロほどきたところに、手がかりのマーズチョコレートバーの包み紙があった――捨てたばかりだ！――そこで、俺はやつをつかまえようと考えた。そのとき急に、ジャックがマーズチョコレートバーを嫌いだってことに気づいたんだ。それに、あれを食べるって俺が聞いたただひとりの人間は、ブレイクスリーなんだよ。あいつはこのあたりのどこかにいて、俺のことを見つけたら、その場で撃ち殺すって誓ってたらしい。いやはや、まさに危機一髪だったよ！」

以上はマーリン・ドナルドの著書の試みを例証しようとして、わたしが考えついたちょっとした課題物語である。われわれはなんとかして、一貫した明確な違いを説明しなければならない。それは人間とほかの動物が世界についてなにを知るかという問題と、世界を知る方法から、どのようにして行動をとり、どのようにして行動のレパートリーの限界を定めるかという問題の違いのことである。右に示したような物語から、われわれは包装紙にたいするヤギと、チンプと、人間のアプローチの仕方に、どのような認識的・運動的行動の両面で違いがあるかに注目することになる。わたしは明白な違いが、ヤギとチンプの運動的行動のあいだと、チンプと人間の認識的行動のあいだにあると考える。

最初は運動の問題である。包装紙をかんだヤギは、そのあとに飲みこむ。ところが、チンプはある手順をやってのける。それはあなたのバースデーケーキの紙ナプキンについた糖衣を見つけた家族から、あなたが期待されるかもしれないたぐいの手順である。チンプは紙をつまみあげて手にとり、眺めて、においをかいでから、味見をする。このじれったいような予備行動のあとに、チョコレートをなめて紙を捨てる。**

この実例では、ヤギとチンプのあいだに認識上の違いがあるかもしれないが、ヤギはほぼ確実に紙と

*もちろん、チンプはこのことを知らなかった。しかし紙か、(チョコレートの甘い香りに隠されていても)インクのにおいにあるなにかを嫌ったのかもしれない。あるいは、そっくりの紙を食べたあとに、しゃがんで金切り声をあげた、大好きなクリーキーおじさんを見たことを思いだしたかもしれない。

**この状況では、(ダーウィン的な迫真性をもつ厳しい世界にいる)チンプの自由な手と指の細分化した運動に、直接的なメリットがないことに注意しよう。つまり、ヤギはチンプと等量のチョコレートを食べる。ヤギがこの状況についてコメントできれば、これは自慢の手が結局は、そのような進歩でないことの証明だというかもしれない。しかし、チンプは手の器用さで始まった予備行動が自分には意味のあるものになったし、経験の喜びがくわわったと答えるかもしれない。

チョコレートの区別を解決すべき問題として見ないので、厳密にいえばヤギよりチンプの行動のほうを「より知的」だと説明することはできない。それでもなにか――たぶん感情移入――があって、われわれはヤギよりチンプの行動のほうを考え深いと推論しがちになる。しかし、過ちを犯してはならない。ヤギはばかではないのである。シロイワヤギはもっともできのいい大型哺乳類であり、非常にかぎられた人数以外の人間を締めだしてしまう、じつに特殊な緊急時用の食料しかないような極度に不毛な環境条件で活動する。シロイワヤギは遺伝的基盤をもとに、この生活に「適応」しており、その生活に深くあっているので、こまかいことに苦しむ必要もなければ、なにをしているかを考える必要さえまったくない。

チンプと人間のあいだの行動の違いを見れば、われわれは重要な精神的不連続性に出会うことになり、この不連続性は人間が包装紙とくっついたチョコレートを、まったくおなじものとして扱わないことで示される。だから、男性の話をもとにすれば、かれの行動をチンプよりはるかに「知的」だと説明しなければならない――かれをとりわけ頭のいい人間と見なくても、問題・解決様式で操作していることに疑いがないし、かれの問題には単純なものはなにもないからである。

しかし、それだけではないのである。男性の語る話から、われわれはいかにチンプと人間のあいだにある認識の大きな現実の格差に直面するかに注意しよう。文字を読める人間は、知りあいのふたりのべつの人物のありふれた(しかし、いまは決定的に重要な)習慣と紙のマークを結びつける。かれの行為があまりに早いので、われわれはほとんど気づかないが、かれは一瞬のうちに調査にかかわる複雑な仮説(「ジャックが近くにいるにちがいない」)を組み立て、一連の知的操作を通じて検討したあと、その仮説を放棄する。さらに、もうひとつべつの仮説(すぐに立ち去れという警告)を組み立て――ほぼ確実な確率と、確率に結びつく重要な結果を大まかに素早く判断し――その仮説を最初の仮説より優先して、最後に帰納的推論の閃光のような兆候を感じて急いで逃げる。

また、さらにそれ以上のものがある。人間の話し手は偶発的なコメントのなかで、自動車、内燃機関、下位部品による構造、電気、電気通信、火薬プラス弾道学のような人間の科学とテクノロジーに、一瞬だが点検的に触れる。専門化した人間の認識的・手技的技能の重要性もまた認められる。それはカーラジオ（音声的かコード化されたメッセージを伝える装置）が役だたないし、ジャックが修理の仕方を知るただひとりの人間だということである。物語のなかの人間は、それだけでは十分でないかのように精神の理論を示す。それが意味するのは、かれが自分自身のことでない明確な考えを思い浮かべ、それをほかのもの（このばあいはブレイクスリー）のせいにできることと、ほかの人間に結びつけた精神状態にたいする反応として行動を修正できることである。*もちろん最後に、かれはこのすべてを仲間たち（あとでわかることだが、そのうちのひとりはフランス語しか話さない）に話す。われわれはチンパンジーから、どのようにして以上のすべてに到達したのだろうか。

　まもなく触れるヘンリー・プロトキン〔イギリスの心理学者〕は、以上の物語の配置から入れ子になった階層が説明されると指摘するだろう。その階層はゆれるブランコに乗って逆立ちをした軽業師が、口にくわえたスプーンの先に棒を立てているとして、その棒の先にバランスをとって乗せたボールのゆくえのようなものである。わたしはべつの物語にたどりつく地図のような物語を考えだし、それを現実のように話したばかりである。そのメッセージを解読したあなたは、こんどは内部で入れ子になった物語のほんとうの対象が自分自身だと気づき、本気で驚くことになる。なぜなら、あなたは自分の「表示システム」の軽業を自覚するからである。

*かれの両親は、ほとんどすべての子どもとおなじように、かれが四歳ごろまでに行動の修正に完全に慣れたことに気がついた。

しかし、わたしは物語の重要な部分を省略した。実際には、それがマーリン・ドナルドの注目すべき仕事の中心部になっている。それはドナルドがわれわれを、チンプから人間自体にたどりつかせようとして考えた物語の一部である。かれが考えた物語の背景には、つぎのようなものがある。つまり、ほんとうの即興的な問題・解決と、われわれがその解決とともに知性として同定するものは、サルで始まって類人猿で増大し、アウストラロピテクス類でさらに大きく増大する。消滅する森林の保護から離れる人類にとって、二足歩行は前例のない好機と危険をつくりだした。しかし、約四〇〇万年近い昔のルーシーの時代までに、すでに前肢と手の多様化する使用の長い歴史と、手の操作能力を開発する類人猿――とくにチンプ――の抑えがたい傾向があったのである。さらにルーシーの時代までに、手の橈骨（親指）側と手首の関節が広範囲な把握運動を可能にしはじめていた。ドナルドはこの歴史を非常に重要視する。

> ダーウィンの時代から知られてきたように、チンプは手を多様な役割に使用し、注目すべき道具・使用能力をもつ。ゴリラも手を使ういくらかの技能をもつが、チンプのほうが探索という面では、はるかに発達しており、これはチンプが少なくとも手を使う探索で、より洗練された自己表示システムをもつことを暗示する。*
> 進化の最初に手のコントロールが、行動システムにたいする視覚的・触覚的・自己刺激受容的**フィードバックを集約することに注意しよう。手のコントロールは支配的な末梢の感覚――視覚――が行動を直接的にコントロールし、調節するようになる生物学的な大変化だったかもしれない（『現代精神の起源』一四七ページ）。

ドナルドは発達のこのレベルにある先行人類と人類を、「一時的文化」の所有者とみなすことができれば、もっとも好ましいと提案する。

実際には複雑なかれらの行動は、思慮のたりない現実的な状況に束縛されたもののように思われる。手話の使用や社会的行動でさえ、環境にたいする即時的で短期的な反応である。かれらの生活は一連の具体的な一時的できごととして現在形でつづき、記憶表示システムのもっとも高度な要素でさえ、できごとの表示のレベルにあるように思われる（『現代精神の起源』一四九ページ）。

ドナルドの中心的な議論はホモ・エレクトゥスの出現の始まりと、二〇万年前――ホモ・エレクトゥスとホモ・サピエンスが出現した中間の移行期に近い――のあいだにおきたことに関係する。解剖学的に見て、この時代の（拡大に向かう傾向をもつ）平均一〇〇〇ccの頭蓋容量は、チンプやアウストラロピテクス類の四〇〇〜六〇〇ccに比較される。1章で書いたように、この時代以降の手の尺骨側の化石について、公表された報告はまったくない。だから、現代人の手のもっとも新しい機能的前進である、尺骨の対置関係を許容した変化がおきた時代は、まだわかっていない。

知られているのは、ホモ・エレクトゥスがこの時代の終わりまでに、行動学的に非常に進んでいたことである。

＊サルで見られないチンプのもっとも明白な顕在的行動は、鏡に映った自分の姿を探索するのに手を使うことにある。顔にマークをつけたときは、鏡を自己検証の手引きとして使用する。霊長類学者はこの反応を自己認識の強い裏づけだと考える。

＊＊「自己刺激受容的」とは位置の自覚を指し、それは筋肉、関節、腱、靱帯、皮膚の特別の感覚の作用を通じてからだにおきる。

幅広い洗練された手づくりの道具を発展させたエレクトゥスは、ユーラシア大陸の全域に広がって変化にとむ気候に適応し、協力関係と行動の社会的調整を生存戦略の中心とする社会で生活した。エレクトゥスの文化のいくつかの特徴は、同種の人類以上の認識の質的変化を暗示する。広い範囲の道具製作は、一連の複雑な手順を考えだして記憶する精密なメカニズムと、こうした手順を教えたり、調整したりする社会的技能の両方を必要としただろう。エレクトゥスは季節の狩りや、長距離の移動や、火の使用と食品の調理で、現代人の脳容量の八〇パーセントに達する脳を発達させた

(『現代精神の起源』一六三～一六四ページ)。

ドナルドはエレクトゥスが世界規模の移動をするにつれ、知識の新しいシステムを発展させたと提唱する。それは地理的・人口的拡大に支えられただけでなく、(ダンバーも提唱するように)それ自体が要求する知識のシステムだった。エレクトゥスの生存戦略に磨きがかかる約一五〇万年前の時代の終わりまでに、進化は新しい種のための段階を準備した。エレクトゥスの脳容量の小さな増加と言葉の獲得は、ホモ・サピエンスの打開策だった。

ドナルドはこの時代にエレクトゥスが実際に達成したもの――その必勝戦略――をミメシス【模倣】文化と呼ぶ。[8] かれはエレクトゥスの文化の基礎を、ミメシス技能だったというのである。

ミメシス技能やミメシスは、意図的だが言語的でない意識的に自分から始めた表示行為を生みだす能力に左右される。ミメシスは基本的に意図的な表示の案出をふくむ意味で、人まねや物まねとおなじではない。ミメシスは知識の共有の結果であり、集団の各人には、その知識をふたたび考え

だす必要はない。ミメシス表現の最初の形式は視覚運動的だったし、いまも視覚運動的でありつづけている。ミメシス技能には、育児、道具製作、協同の採取と狩猟、食料と資源の共有、発見、組み立て、共有の隠れ場、社会階層と習慣の表現の基礎があり、そこには視覚運動的行動がふくまれていただろう（『現代精神の起源』一六九〜一七七ページ）。

言語の認識的基礎をつくりだす道具製作の役割を強く強調するもうひとつの包括的理論から考えて、この点に関するドナルドの位置は特別に興味深い。

道具製作の実例が示すのは、一般的で特殊な技能がどのように結びついて、新しく重要なミメシス技能を可能にしたかということである。道具製作は第一に視覚的・手技的技能だが、そこにはまた必要な素材の入手、適切なときの適切な道具の創出、責任の分担などもふくまれただろう。道具を「考える」個人が手順を記憶し、再生産して、ほかの人たちに伝えられなければ、道具使用は確立された道具製作工業の結果でなくなり、無限に近い時間をとったかもしれない（『現代精神の起源』一七九ページ）。

ドナルドはこの期間に顔の筋肉の制御力が強まり、表情にあらわせる感情の幅が広がったと暗示する。しかし（咽頭《いんとう》や気道上方の位置と機能を中心とする）呼吸器系の解剖学と機能が大きく変化しないで、気流と分節のコントロールに必要な神経機構が現在の状態に達していなければ、現在のわれわれが理解するような言葉はありえなかっただろう。ドナルドは手を使用する視覚言語——手話、現在の形式では言語使用範囲と言語力から見て言葉の等価物——が使用された可能性を否定する。

形式的な手話は最近のものであり、書法のある形式に似ている。だから手話を口誦伝承の技法や言葉より、表意文字の書法や現代のほかの視覚記号的な発明品に分類しようとする議論は有利になる（『現代精神の起源』三〇八ページ）。

しかし、身振り言語はコミュニケーションでほぼ確実に使われただろうし、ドナルドは身振り言語をミメシスによるコミュニケーションに似た形式か、「言葉の基礎となるもっとも進歩した記号論的発明品の前駆体」（『現代精神の起源』二二〇ページ）としてさえ許容する。言葉と身振りの歴史的相互作用が最終的にどのように選択されようと、それらが人間の言語で重なりあい、補強しあったことには疑いの余地がない。身振りと人間の思考の結びつきは、少しちがうが密接に関連する問題である。ここで発達にかかわる観察から、答えが見つかるかもしれない。つまり認知発達心理学者は子どもに見られる指示のあらわれを、知的発育の重要な目安となる（一四か月ごろの）「意図的な身振り」と見て、人間のその独占的な使用をチンプの認識の潜在能力との境界領域と考える。チンプはこの身振りを自然発生的に考えださないし、訓練をつんで習得することもない。[9]

言葉の中心的役割を言語の——独創的な工作員でないにしても——主要な作用要因と考えるドナルドの位置は明白である。言語表現にたいして十分に発達した遺伝性の神経制御を備えた形式言語は、話し言葉に準拠する。話し言葉のほうは順番に(1)認識能力（表示技能とミメシス技能）、(2)話し言葉の分節、(3)言語産出と言語音処理を専門とする新しく進化した神経構造——大多数の人たちの左半球の「言語野」に集中するが、限定されていない——の進化の収斂の結果にほかならない。*

ダンバーとドナルドの説明は強調することがらと特定の目的でちがうが、どちらも言語の出現を、進化する人類と環境の高度に調整された相互作用の自然な結果として考える。また彼らが明らかにしたのは、人間のばあい生物・環境の相互作用が新しい進化の物語だということであり、その物語では古典的な環境の選択圧が、より高度な社会的霊長類の協力的（で内的には競合的）な組織化を包括するようになったという。それはかなり注目すべき表裏一体の偉業だった。その物語は言語が由来する位置と、知能に関連する方法を示すと同時に、社会自体――文化――が選択の劇的過程の一部になった方法を示す。

「二次的発見法」としてのヘンリー・プロトキンの知能理論

ヘンリー・プロトキンはロンドンにあるユニヴァーシティーカレッジ心理学部の精神生物学の教授である。かれは一九九三年に『ダーウィン機構と知識の性質』[10]を発表した。プロトキンの著書と主題の展開は、ドナルドの主題をあまりに完全に補足するので――少なくとも、わたしから見て――両者はそろってただひとつの決定的な（そして比類のない）仕事を象徴するほどである。

プロトキンは「知識」という事項を、頭で考える言葉や事実以上に重要だと考える。知識とは世界とかかわる生物のあらゆる状態である。ウシに傷つけられた闘牛士の頭のなかには、雄ウシという言葉と、雄ウシにかかわるかれ自身の内的「表示」と一体化した（または「情報を伝える」）事件に結びつく記憶と強烈な感情がある。おまけに、かれの胸には傷痕があり、その傷痕がまた雄ウシを「表示」する――それは闘牛士のからだの内外の記録であり、雄ウシや雄ウシとの出会いの永続的な指示で象徴である。そして（プロトキンの非常に興味深いものの見方では）傷痕は闘牛士の雄ウシにかかわる知識の一

＊この「副主題」については『現代精神の起源』の二三六～二五六ページを参照。

部としての資格をもつ。

また、闘牛士の雄ウシについての知識は、さらに重要でありさえする。それは雄ウシのしり、背中、ひざ、くるぶし、足の関節の角度と筋肉の付属物の多様な総体であり、威厳があって流動的な、優美に爆発する運動の相乗効果に変質する。その知識にはまたアドレナリンを求める渇望感、完全な集中能力――威圧感を失ったばかりの雄ウシの――血液中の凝固因子と抗体の完全な化学作用もふくまれる。

こうしたすべての要素が単独の個人に収束するのは、進化の偉業である。進化はいまや遺伝的変異、選択、伝達という不動の過程を通じてダーウィンという名まえに結びつき、闘牛士の混合体を集積し、その収束を思いもよらない少数の成人の遺伝コードとして蓄積し、鋭い目と折れた一本の肋骨をもつ闘牛士の人生に、(魔法のようにある夜)完全に独特のひとつのバージョンを提起する。

プロトキンが指摘するのは、進化の過程はこの闘牛士や個人としてのほかの闘牛士と無関係だが、かれらの遺伝子の安定性と寿命に貢献する面では踏みはずさないということである。* 進化の過程は遺伝子になにかを追加する単純な装置によって貢献し、そのなにかは生物の脳で解放されるときに強い衝動となって十分に作用するほど長く生きる。多くの生物がこの衝動を経験するに十分長く生きるだけでなく、生存につながる遺伝の青写真としての衝動に譲歩する。このような青写真(またはゲノム)が、たとえ両親から贈られた遺伝子の不完全なコピーであっても、それが生存するときはいつでも、さらにべつの世代に(文字どおり)それ自体を注ぎこもうと試みるだろう。

遺伝子の新しい組み合わせは、それぞれに忠実なコピーであろうとする。しかしエラーを犯そうとするほんのわずかな傾向が、この生物学の原則に忍びこんでいる。こうしたエラーは、ときに致命的なことが証明される。つまり流産がおきたり、子どもが生殖年齢に達しなかったり、成人が不妊だったりすることがある。それでも、ときには「過ち」が幸運であることが証明される。そんなことがおきるときに――遺伝子の突然変異が生存上のメリットを提供するときに――ほぼつねに最初の遺伝子に潜在的にふくまれる予測の誤りが十分に立証される。それは世界が変化するからである。しかし、ある意味で世界の変化は、まったくの偶然から突然変異に潜在的にふくまれる予測の正しさも証明する。ときどき――かなりまれだが長期間にわたる規則性をもって――驚くべき、まことに不思議な事態がおこることがある。つまり冷厳で機械的な統計的過程が、遺伝のシンデレラ物語に変わることがある。

プロトキンはこの過程――遺伝装置の操作が世代間の遺伝子の家族の寿命を決定し、遺伝コードのテストと再生を生みだす過程――を「一次的発見法」と呼ぶ。その方法と内容は以下のとおりである。

　発見法は一般に「発見と発明に結びつくもの」という意味をもち、一次的発見法はふたつの特徴をもつ。第一の特徴は帰納論理の形式をとることであり、過去に作用したものを未来に向けて一般化する。つまり成功した変異体は遺伝子プールにフィードバックされ、そこで未来の世代にたいするサンプリングとして役だつだろう。これはこの発見法の保守的で実用的な部分である。第二の特徴は偶然の過程による新しい変異体をもつ世代を生みだすことにある。これがこの発見法の急進的で発明的な構成要素である。それはシステムに新しい構成要素を注入して、不足をできるだけ補おうとする自然な方法であり、そうした不足は世界が変わった結果、過去に作用したものが作用しなくなって生じるのかもしれない（『ダーウィン機構』八四、一三九ページ）。

*つまり、遺伝子は遺伝子自体の面倒を見るというだけのことである。一般に一致するところでは、リチャード・ドーキンズはダーウィンの原理の公式的なスポークスマンである。『盲目の時計職人』（一九八六）〔中嶋康裕他訳／日高敏隆監修、早川書房〕、『利己的な遺伝子』（一九八九）〔日高敏隆他訳、紀伊國屋書店〕、『ありそうにない登山』（一九九六）という読んでおもしろい重要な三冊の著作は、この論証を十分に提示する。

それぞれの生物は一次的発見法の操作のせいで、既知の逆境に直面してさえ成功できる生活を送るための図面をふくむ遺伝子をもつ。構造（堅い頭部、強い筋肉、鋭い目）と機能（たとえば、考えもしないで水にもぐること）は、遺伝コードによって体内にくみこまれている。構造、機能、特殊な適応、本能――こうしたすべては生物に事前にセットされている――が「知識」であり、この種の知識はすべての動物にある。一次的発見法に特有の知識が、大型の可動的で長く生きる社会的霊長類で改良されたときに――予測できない危険をふくむ見慣れない環境に拡散したこれらの動物が、前例のない行動の自由のための知的装備を必要としたことを忘れないでおこう――マーリン・ドナルドの「一時的文化」が出現する。プロトキンの説明のように、知能は進化の本物のシンデレラ物語のひとつであり、「不確実な未来という問題」に出会った霊長類で進化した主要な適応である。

不確実な未来という問題は生存方法に関して、その時点でしか適切でない指令だけを身につけて、生まれた世界と違うかもしれない世界と生涯にわたって相互作用しなければならない生物に関係する。変化の問題に対決できるいくつかの方法のひとつは、表現型内に変化をおこすことであり、つまり世界内の変化に対応して変化する表現型を生みだすことである。これをトラッキング選択肢と呼ぶことにしよう（『ダーウィン機構』一四四、一四七ページ）。

ほんとうに予測不能な変化（水たまりの位置や、自分の巣の位置や、だれが危険かということ）に対応するために必要な知識と知能の問題では、以下のことが要求される。

知識獲得装置の内的状態は短期的安定性と呼びたい世界の特徴と調和する。このようなトラッキング装置は一次的発見法の通常の進化の過程で定着するだろうし、いくつかの限界内で機能するだろう。しかし、この装置がどれくらいかかって落ちつくかという限界の正確な数値は、遺伝子の勢力範囲内にはない。だから、このような装置は遺伝子と発達から部分的に無関係な自立性をもつ（『ダーウィン機構』一四九ページ）。

プロトキンがここで語るのは知能であり、かれは前述の概念化の脈絡で知能を二次的発見法として定義する。ドナルドとダンバーにもどれば、社会的知能はほぼ確実にプロトキンの二次的発見法の最初の反復だったということができる。それはなにか新しい発言ではないが、これらの理論のあいだの適合度を明らかにする。

われわれが説明しなかったのは、なにが（移動と政治的策略の変化以上に）エレクトゥスをサピエンスに向かう方向に推進する力となったかということだった。以上の相関的な定式化のほんとうのメリットは、問題を伝える率直さにある。ホモ・エレクトゥスというすばらしい生物が、日常的なつまらない会話を先鋭化し、料理と裁縫を学び、差し掛け小屋を建て、即興演劇を考えつくためだけに、一五〇万年もかかったということを実際に受けいれられるだろうか。これはあまりに迫力のない物語だというだけではない。この物語が無視するのは、手の運動の爆発したレパートリーという進化の贈り物が脳の認識能力を加速したことである。

プロトキンは著書の結論で、知識、言語、知能の結びつきというゴルディオスの結び目〔とびきりの難問〕にわれわれをつれもどす。

言語が人間に特有のものだとすれば、人間に特有の遺伝的構成のいくらかの部分が、言語領域で機能する人間の能力の部分的な決定要素になるだろう。つまり人間は言語を学び、言語で考え、言語で交信する遺伝的傾向をもつにちがいない。人間の知識の形式としての言語の独自性と同時に、心理面での言語の明白に多様な役割が意味するのは、言語理解が人間の知識についての科学のもっとも重要な部分だということである。

言語の役割の結びつきが意味するのは、知識のすべての形式の特徴となる世界の内的組織化と外的特徴のあいだの関係が、言語のばあいに劇的な二重の形式をとることである。つまり、外的事件としての単語や文は発話の意味の内的表示と調和し、意味自体はひとつ以上の形式をとるかもしれない。この象徴的特性から、言語は心理学の中心的な部分になる。言語は内的知的生活を中心とする人間の生活をあまりに支配するので、言語を人間の理解と知識の中心的支柱以外のものと考えるのはむずかしい（『ダーウィン機構』二〇一〜二〇二ページ）。

プロトキンは平易な言葉で、言語理論の中心的な緊急課題のもっとも重要な背景を説明する。つまり、人間の言語はどこからきたのだろうか。現代言語学は実際にはノーム・チョムスキー〔一九二八〜、アメリカの言語学者〕の仕事から始まった。かれは人間の言語独特の操作的・発展的特質を並びたてることによって、ほかの動物のコミュニケーション形式とのもっとも重要な相違点を証明した。経験だけからは子どもの一様にめざましい（そして、めざましく一様な）言語的達成を説明できないという主張は、チョムスキー革命の基礎になった。子どもが話し始めるころまでに、かれらの言語知識をほぼ十分に説明できるほど、子どもは幼児期におとなの話を聞いていない。これはチョムスキーの「刺激の欠乏」という主張であり、B・F・スキナー〔一九〇四〜九〇、アメリカの心理学者〕をはじめとする行動主義心理学派にたいする破壊的攻撃の要点である。

かれらは一九五九年まで言語は社会内に実在し、子どもは両親（やほかの人たち）の教えにもとづいて、それを完全に習得すると説得的に主張していた。* プロトキンはこの議論を要約してつぎのようにいう。

驚くべきは子どもが経験する言語環境と、高度に特殊で複雑な言語構造とのコントラストである。人間の子どもの言語習得は、学ばなければならないことを知る子どもの外見上の逆説で十分に説明される（『ダーウィン機構』二〇三ページ）。

チョムスキーはこの（文字の読み方や自転車の乗り方を学ぶ子どもを妨げることはできても、話し方の習得をとめることはできないという）議論を支えとして、人間の言語のふたつの普遍的特性を指摘した。それは子どもの言語の出現が、居住環境や最初に学ぶ特定の言語と無関係に、非常に正確なタイムテーブルにしたがうことと、言語自体が固有の構造をもつことだった。チョムスキーは最近の講演で、言語構造の起源——意味論と統語論が相互作用する方法——が、言語の行動学的・神経学的根源とおなじく「神秘的」でありつづけていると主張した。[11] チョムスキー自身は古典的ダーウィニズムから、人間の言語の説明をなにひとつ見つけだしていない。** だからプロトキンは、言語学には主要な理論的ジレンマがありつづけるという。人間の言語は遺伝的特色だが、その特色が動物のコミュニケーション行動と完全な不連続性を示すとすれば、言語はどこからきたのだろうか。

*Noam Chomsky, “Review of B.F.Skinner's Verbal Behavior,” in *Language* 35：26-58, 1959.

**結局、チョムスキーは人間の言語の進化論的説明の簒奪者というより、人間の言語の異論のない事実との取り組みに失敗した、進化論の強硬な批判者と見られるかもしれない。つまり、だれかが人間の言語の起源の説明を目的とする理論で、より説得的・統合的ななにかを思いつくまで、かれの位置を認知進化論の理論家に製図板にもどるよう忠告する位置として説明するのが、より正確かもしれない。

チョムスキーの考えは、人類学者、認知科学者、言語学者が広く共有する中心的な前提を脅かす。それは人間の言語に関する以下の三つの言明が、議論の余地なく真実だという主張のことである。

- 言語は遺伝的なものであり、種レベルの特性である。
- 言語は一般的知能の特別の機能ではない。
- 動物のコミュニケーションには類似のものはまったく見あたらない。

この数年で、人間の言語の起源に関する記録的な数の著作と科学論文が出現した。* もっとも新しいテレンス・ディーコン〔アメリカの人類学者〕の『象徴的な種』は、言葉を言語の「自然な」器官とする位置をとる。かれは声道の適応にもとづいて言語の基礎構造を説明できるし、声道のおかげで有声化の制御機構にかかわる内的記号表現のマッピングが可能になったという。ディーコンは言葉と言語能力のもっとも重要な結びつきにかかわる高名な言語学者、フィリップ・リーバーマン〔アメリカの言語学者〕の側に立つ。かれが強調するのは、言語能力が実際には哺乳類と霊長類の進化を通じて静かに蓄積され、複雑な人間の声道が最終的に分節された言語音を産出する準備ができたときに、なにかの方法で解放されたというのは単純化のしすぎだろうということである。** ディーコンはチンプに欠けているのは音声生産の能力より、音声習得の能力だという。[12]

プロトキンは『ダーウィン機構』で、問題をつぎのように表現して自己の言語理論を結論づけた。

わたしには理解できないし、だれにも理解できないのは、言語の機能的起源がなにかということである（『ダーウィン機構』二〇六ページ）。

ディーコンは最終的に「チョムスキー問題」を解決したのだろうか。プロトキンは『精神の進化』で、少なくともディーコンが正しいことを暗示する。

ディーコンから見て、人間の言語の中心には象徴的指示性がある。かれは精神が進化の産物であるのはあたりまえだという。だから精神は基本的な感覚処理、知覚、注意、情報処理の速度、記憶と、象徴的指示性の基礎となる処理能力に関係する、ほかの機能的認識過程によって生得的に束縛されているという。すべての言語は言語のある普遍構造に収束する。しかし、それは普遍文法が遺伝子と発達によって脳にくみこまれたからではない。「あらゆるレベルの言語構造が、多くのレベルからなる強力な進化の過程の産物だからである」（ヘンリー・プロトキン『精神の進化』一五八〜一五九ページ）。

わたしは言語を複雑な共進化の過程の結果として理解しなければならないというディーコンの提案に強く同意する。しかし、統語論がどこに由来するかを伝えるディーコンのモデルを受けいれることはできない。つまり、人間の声道内の筋肉運動で音単位（音素）をより長い音の破裂に合成する方法が説明され、人間の聴覚系がその音を意味単位（単語）として検出し、区別できることを認めれば、われわれは一歩も踏みだせないだろう。この過程は人間の脳が現にしているように、単語を文に変える組織化の

＊これらの著作でもっとも知られるのは、スティーヴン・ピンカーの『言語本能』〔椋田直子訳『言葉を生みだす本能』日本放送出版協会〕であり、それを本書の10章で詳細に考察する。

＊＊Philip Lieberman, *Uniquely Human: The Evolution of Speech, Thought, and Selfless Behavior* (Boston: Harvard University Press, 1991).

理由と方法をまったく説明しない。本書の10章で考えるように、文の構造がどこに由来するかを説明する方法があるが、その説明では音響学も、音声を生みだす生理学も、聴覚も、文の構造の起源のもっともしみったれた——または、もっとも信用できる——説明さえ提示できないことが明らかになる。

本書で報告した仕事は、チョムスキーやプロトキンの精神についての関心に同意しないが、人間と言語の関係の代案的・進化論的な詳細な根拠の発展に参加することができた。この点について突出するのは、人間の思考と行動ではたす手の中心的役割である。それは言語の出現に大きく先だつ、アウストラロピテクスの時代のはるか以前に進化した霊長類の前肢の特殊化と、高まった生存価値の理解の深まりに裏づけられている。

わたしが示すのは、言語の機能的起源がわかるだろうということである。エレクトゥスは人類の遺伝系統の保護期間のどこかで、手の進化的改造の最終バージョンを完了し、大きく増大した運動範囲と手の活動の先例のない可能性を開いたのだろう。それと並行する事件として、脳は認識的・交信的能力の基礎を築いた。わたしは古い五指構造の小さな修正が、マーリン・ドナルドのミメシス文化とその継承としての神話的文化*の狭いギャップを閉じたとか、閉鎖する触媒作用をはたしたと暗示するつもりはない。むしろ、この新しい手が一次的発見法の修正を反映すると同時に、状況によって生じた知識の新しいクラスをもちこんだのであり、そのクラスは手の未踏で不確定な使用に立脚した。それ自体による手の変化は、有用性をもつことから適応という地位をあたえられるまで突然変異にすぎなかった。くるべきものを欠く先行の変化は冷遇も促進もされなかっただろう。しかし、われわれは手の解剖学的変化につづく事件が、プロトキンの二次的発見法という第二の反復を推進したと推測することができる。第二の反復とは「手を使う知能」か、もう少しわかりやすくいえば「手の機敏さ」のことである。

この点で本書が引き受けるのは、この提案を検討し、批判的に検証する仕事だろう。雑役役の手は、たんなる客観的な世界の実情の探究者や発見者以上の役をはたした。それは分類し、結びつけ、枚挙し、解剖し、組み立てる役割だった。雑役役の手は愛情に満ちたり、攻撃的になったり、陽気になったりしたかもしれない。雑役役の手は最終的に、グルーミングという親密な接触に癒やしの力の秘密を探りだした。それはまた人間の言語の教唆役だったかもしれない。

ホモ・サピエンスは新しい手で、洗練された操作に適した道具・使用技能のための機械的能力を獲得しただけではない。かれらは時間がたって事件が展開するにつれ、脳の回路の構成を再設計するか再配置する起動力を獲得した。それを証明する証拠が増えている。世界をマッピングする新しい方法は、重力を理由とするロコモーションの不活発なコントロールにたいする、脳の要求を満たす古い神経表示の拡大だった。もちろん、基本的な物理的特性は大昔の哺乳類の脳と脊椎に書きこまれていたし、軽業的な天分とコンピュータを備えた磁石のような手をもつサルの手足もあったのである。しかし結局は、新しい物理的特性は手のコントロールのもとに動き、変化する対象の行動を記録し表現する新しい方法として、この脳にたどりつかなければならなかったのだろう。人間の言語の組織化のもっとも深いレベルで発見されるのは、まさにこのような表示システム——それぞれに始まりと、中間と、終わりをもつ物

＊それは約一五万年前から二〇万年前に始まるわれわれ（とネアンデルタール人類）のことである。マーリン・ドナルドはこの中心的主題を以下のように説明する。

われわれの用語でいう神話的文化は、説明的・調整的メタファーの統合的・集合的に維持された信条体系と考えられるかもしれない。精神は事件の一時的な知覚をこえ、エピソードの模倣的な再構成をこえて、人間の宇宙全体の広範囲なモデルの作成にまで勢力範囲を拡大した。因果関係の説明、予測、コントロール——神話は三つのすべての試みを構成し、生活のすべての局面が神話の浸透を受ける（『現代精神の起源』二一四ページ）。

ドナルドの著書の後半は神話的文化と、その（現在の）継承である現代の理論的精神文化の議論にさかれている。

語と実験の原因と結果の統語論——である。

すぐれたカナダの小説家ロバートソン・デイヴィス〔一九一三〜九五〕は『生まれつきしもの』のなかで、非常に挑発的な示唆をした。そのときのかれは「脳が手に話しかけるように、手が脳に『たしかに』話しかける[13]」ことに気づいたのだった。わたしはかれが画家や絵画について話しただけだとは思わない。かれは（またもや）脳、精神、言語、行動の支配的で強固に一方的な理論——わたしはそれらを脳中心的と呼ぶだろう——を修復するときがきたと伝えていたと考える。

3章☜ 人類が木からおろした腕

あの男の肩を見てみろよ！
――遊歩道で耳にした言葉
カリフォルニア州のヴェニス・ビーチ

類人猿と人間の手の解剖学的相違点は小さすぎるので、人類学者はごく最近まで、両者の手の機能的能力の重要性を考えなかった。しかし手だけに関心を集中すれば、進化史のとても重要な要素を見落とすことになる。つまり手の所有者が地上に移ったとき、腕は非常に洗練された道具になっていたので、手の全体を現在のような状態に変えるには――手の――終端に、それ以上のわずかな修正しか必要としなかったのである。身体的外見にとりつかれた社会で、肩と腕が美的ランクでどんなに価値があっても、ほんとうの魅力は皮膚の裏側の工学にある。

さしあたり、樹間の四足を用いるロコモーションの必勝方式を考えてみよう。いっそのこと外にでて、木の枝ごしにリスの反応を観察してみよう。サルは腕に安全な着地のためのより大きな負担をかけ、把握力をもつしっぽの安全保証の追加を中心として、中空旅行の方法に二〜三の策略を追加した。サルの手と腕の装備はロコモーションにたいする完全な満足感を証明したし（これが運動場の装置がきまって「モンキーバー」〔ジャングルジムのこと〕と呼ばれてきた理由である）、さらには一本の腕でぶらさがり、もう一本で餌をとって食べることができた。チンプも尾を差し引いたおなじ基本装備をもち、強化された腕と肩をもつ。ぶらさがり運動（ブラキエーション）は前腕の回外運動の範囲が拡大されたことで向上した。

チンプはこの肩と腕の工学を地上におろしたが、かれらの地表旅行は一種のドジな四足歩行であり、足の裏と手の指関節が歩行中の体重を支える。アウストラロピテクスが直立歩行を始めたとき、上肢はそれほど変化しなかったし、調節のメカニズムもちがっていたとは思えない。なにか大きな変化があったとすれば、腕が——たんなる装飾機能をもつ構造か、おそらくカンガルーの前肢のような縮んだバージョンに——格さげになる運命にあったと推測できるかもしれない。要するに、ロコモーションの根本的な負担をとりのぞかれたあとで、肩と腕はどうして後退しなかったのだろうか。

しかし、人類の腕は解剖学的・機能的に衰えなかった。それはどうしてだろうか。考えられるひとつの答えは、ブラキエーション用の腕が（独特の経験と能力をもたない哺乳類の前肢とちがって）すでに脳内に、それ自体のための主要な「実体」を確保していた——つまり、複雑な機能が中枢神経系内に拡大した感覚運動系に広く表示され、「ネットワーク化」されていた——ということである。地上生活の大きな危険性を考えると、ダーウィンの選択の原動力はほぼ確実に、この腕の機敏さと、この手の注目すべき器用さを地上で活用できた人類という二足動物の繁殖を優遇したのだろう。新しい生活には、この驚くべき構造に後退を許さない十二分の理由があったのである（たぶん、腕が縮んだばかりの新しい人類の種族もいただろう。かれらに幸運は微笑まなかったらしい）。

そこで、手の中心的な物語に欠くことのできない前置きとして、先行人類の腕がどんなもので、チンプとサルが腕を使ってなにをしたかを少々考えることにしよう。手はじめのもっとも有益な方法は、たぶん建設工事の世界を訪問することだろう。そこには腕の機械バージョンが豊富にあり、腕のほんとうに注目すべき能力をより正確に理解しやすい。われわれは連結、誘導、推進力について、ほんの少し学ぶことにしよう。

一九九二年の『ウォール・ストリート・ジャーナル』は、競走自動車としてのバックホー（掘削機）の使用法に関するある説を発表した。その見出しは「このロデオに勝つためには、人とバックホーが一体にならなければならない」というものだった。[1] これはアリゾナ州のフェニックスで開かれた第一回北米バックホーロデオ選手権をきっかけとする話題であり、ロデオで競う操縦士たちの豊富なコメントがついていた。それらのコメントは力強い必勝情報から、バックホーの専門技術にかかわるより思慮深い考察におよんでいた。コメントをまとめて考えてみると、バックホーの操縦士がもっとも地位の高い運動の専門家であることに疑いがなかった。

メイン州のバンガー水道局の従業員ジム・ハートは、バックホーのバケットで頭の大きい台所用のマッチをする試みをして決勝戦の練習をした。もうひとりの出場者は「バックホーの歯にテープでとめたテーブルスプーンを使って、サンドバケットから一個のタマゴをとりだす」練習をした。しかし、練習だけでは十分でなかった。

「バックホーが腕の先になるように、心をからっぽにして、なにも考えないようにしなくちゃならないんだ」（ルイス・ファーゲット、九歳のときにはじめてバックホーに乗ったケベック出身の建設工事作業員）

「人間は機械の一部なんだ。機械は人間の一部だよ」（ハーヴィー・ネイガム、競技会の優勝者）

バックホーと「一体になる」という着想は、ウマと一体になる騎手や、ハンマーと一体になる大工という着想以上に風変わりなわけではない。そして、この現象自体は木の枝と一体化するために数えきれないほどの時間をすごした、数えれないほどのサルに起源をもつのかもしれない。この神秘的な感触は機械との熟練した結びつきと、神経系のなにかとの組み合わせに由来し、神経系はからだの外の対象を、手足や（まれには）皮膚が接触するからだのべつの場所から生じたかのように感じとることができる。*

記事がでた直後に、わたしはクレーンの操縦士の訓練を職業とするカリフォルニア在住の若いリチャード・ヤングに、このバックホーの話を郵送した。[2] そして、人間の腕を思わすクレーンに興味をもってきたことを伝えた。腕は手に仕事をさせるために手の位置を定め、手を支え、動かさなければならない。クレーンにたいするリチャードの見方は、わたしの見方より現実的だった。かれはクレーンのほんとうに重要な問題は、倒れないようにすることにあるといってきた。クレーンはいまではより大きな積荷をより高くもちあげ、より接近したビルのあいだで作業をする。より多くの種類のおきるはずの過ちがあり、トラブルが発生すると、高度に熟練した操縦士でも十分に修正活動をする時間がないかもしれない。

なにかがおきて、操縦士がそのなにかを理解できなければ、可能性を予測していないかぎり、絶対に修正できないでしょう。かれはたぶん、つりあげ作業をしていてブーム〔張りだし棒〕をある角度にだし、載貨ラインをさげているところでしょう。クレーンは重い重量につながれていて、かれはそれをもちあげています。急になにかの理由で、たぶんブームの先かワイヤーロープがはずれたのでしょう。かれは一〇〇トンの積荷をもってすわっているし、積荷はほんの少しさがります。それでクレーンにしたたかな積荷の衝撃が伝わり、積荷は上下にゆれ始めます。そのとき突風が吹きあげて、積荷をゆらします。そこで操縦台にすわったこの男は、事態をくいとめる方法を知らなければなりません。しかし、かれはなにより、なにがおきているかを知らなければならないのです。そうでなければしくじります。ほとんどの事故はこのようにしておきます。実際には事故がおきるのに、多くのことが必要ではありません。

リチャードはクレーンの先端にある恒常的な危険要因を強調して、隠れたバランスの問題を提起した。直立した構造は重心からはずれた多様な距離で多様な重量の積荷を動かすときに、どのようにして垂直に立つのだろうか。バランスを崩したクレーンは、そのあいだずっと傾くはずなのに、どうして傾かないようにできるのだろう。重量の配分の力学的管理が決定的であり、予期しない重量の移動が急に予告もなくおきることがある。操縦士にできる修正手段は比較的大まかで、それを応用できる時間は非常に短い。

倒れる危険性があるため、クレーンの制御が複雑になるとすれば、問題はさらに広がるにちがいない。一袋の食料品を家に運びこんだり、片手にブリーフケースをもち、片手にコーヒーカップをもって約束の場所に小走りに走ったり、球技でボールをA点からB点へ落とさずに移したりすることも、なにかを

＊この結びつきがおこる脈絡には変化がありすぎるので、その過程と最終的な形式の数多くの変形を、ひとことで十分に伝えることはできない。それをあらわすかもしれない一語は「組みこみ」——からだになにかを導入し、それをからだの一部とすること——だろう。それは楽器を演奏し、フォークやはしを使って食べ、自転車に乗り、車を運転する人にはなじみ深い、ごくありふれた体験である。

もっていれば、ずっとむずかしくなるだろう。腕はバランスを処理するために、なにをしなければならないのだろうか。[3]

片方の肩にセメントの袋をかつぎ、一続きの階段をのぼる労働者を考えてみよう。かれはそれからハシゴをのぼって梁《はり》を伝い、そのあと一輪車かミキサーに袋の中身をあける。労働者は一歩ふみだすたびに荷物の支点を片足から片足に移すので、実際にはバランスを崩すことになる。どちらかの側に軽く傾くか、袋をべつの肩に移しかえるか、肩か腕のどこかに垂直か水平におきなおすかしても、おなじ結果になるだろう。濡れた面か、ほこりっぽい面に足をふみだせばすべるかもしれないし、そうすればすぐに荷物を安定させ直すか、倒れる危険を冒すかしなければならない。それと同時に、かれはまた筋骨格系から生じる感覚に気づかなければならない。荷物と緊張に耐える筋肉、骨、関節、靱帯の能力をこえれば、ひどいけがをするかもしれない。

この問題は神経筋系にとって複雑すぎるので、仕事の知覚面と調整面はほぼ完全に意識的な自覚なしに解決される。脳は接続角度と重量配分の情報が多すぎるので収集して分析できないし、慣性と力の方程式も多すぎて同時に手早く解決することができない。リチャードはかなりなプライドをもって、積荷のモーメント〔積率〕、ブーム角度、水平表示計器のようなクレーンの操縦法のいくつかの進歩を指摘した。この機械の操縦法の生物学的類似物は、われわれにも実在する。しかし、エンジニアは地上で動かないより大きく、より早く動くクレーンに、こうしたすべての操縦装置をとりつけた。そんなにじっとしていない人間のなかには、もっとむずかしい問題をもつ人たちがいる。

アウストラロピテクス属には現実に、上腕のバランスをとる新しい機能を考えだす必要はなかった。かれらは似たような生物学的に重要な理由から実在するようになったものを独占し、向上させたにすぎなかった。赤ん坊を運ぶメスのサルは、バランスを失わないで細い枝を伝って走り、枝から枝へジャンプできる必要があった。また幼いサルの生存はそれに左右されただろうから、このシステムは神経学的・生体力学的特色のある集合が可能にするかぎり遺伝性になった（または「組みこまれた」）にちがいない。現在、地上で暮らし、この贈り物を利用するある人たちにとって、もちあげたものを突っ立って運ぶ意識的な経験——またはダンスや床運動の故意に不安定化する運動——は、おもにバランスがとれているという主観的感覚の調整か、姿勢の反射能力が体重の移動についていけなくて「バランスを崩している」という驚くべき認識から成り立っている。倒れるときのわれわれには、着地に好ましそうな場所や、打撲傷と挫傷をもっとも気にしないですむからだの位置を決定する以外に、そんなにすべきことがのこされていない。だから転ぶまえに、ほぼいつも無力さを感じることには根拠がある。

　われわれの肩は単純にバランスをとる行為だけで、食料品を運んでいるわけではない。肩は綱渡りの曲芸師が棒を調節するように腕の位置を調節し、立った姿勢で踏みだす一歩ごとに兆候を示す転倒をくいとめようとする。クレーンの操縦士が非常に進んだ応用三角法と物理的問題の渦中にいるとすれば、なにかを運んだり、平坦でない地面を歩いたり、すべりやすい階段を降りたりするときのあなたも、おなじような状況にいる。数多くの世代の先祖が技量を研鑽したおかげで、あなたには計器板を見る必要はない。

　肩の関節が（不安定化する上半身の体重移動のバランスをとる手助けをして）からだのバランスをとるシステムに関係することを証明したわれわれは、つぎに少なくとも一般的な表現で、その仕組みを理解しようとする必要がある。人間は重心の移動にたいして無制限に近い自由をもつので、からだのほうも肩にできるだけ多くの運動の自由を許すよう設計されていると考えられるかもしれない。だから運動の範囲を制限する能力、つまり力学的な終点の完全さを維持する能力を失うことはないということになる。*もちろん、われわれもそのことに気づいているが、肩はからだのどんな関節の構造にも似ない方法

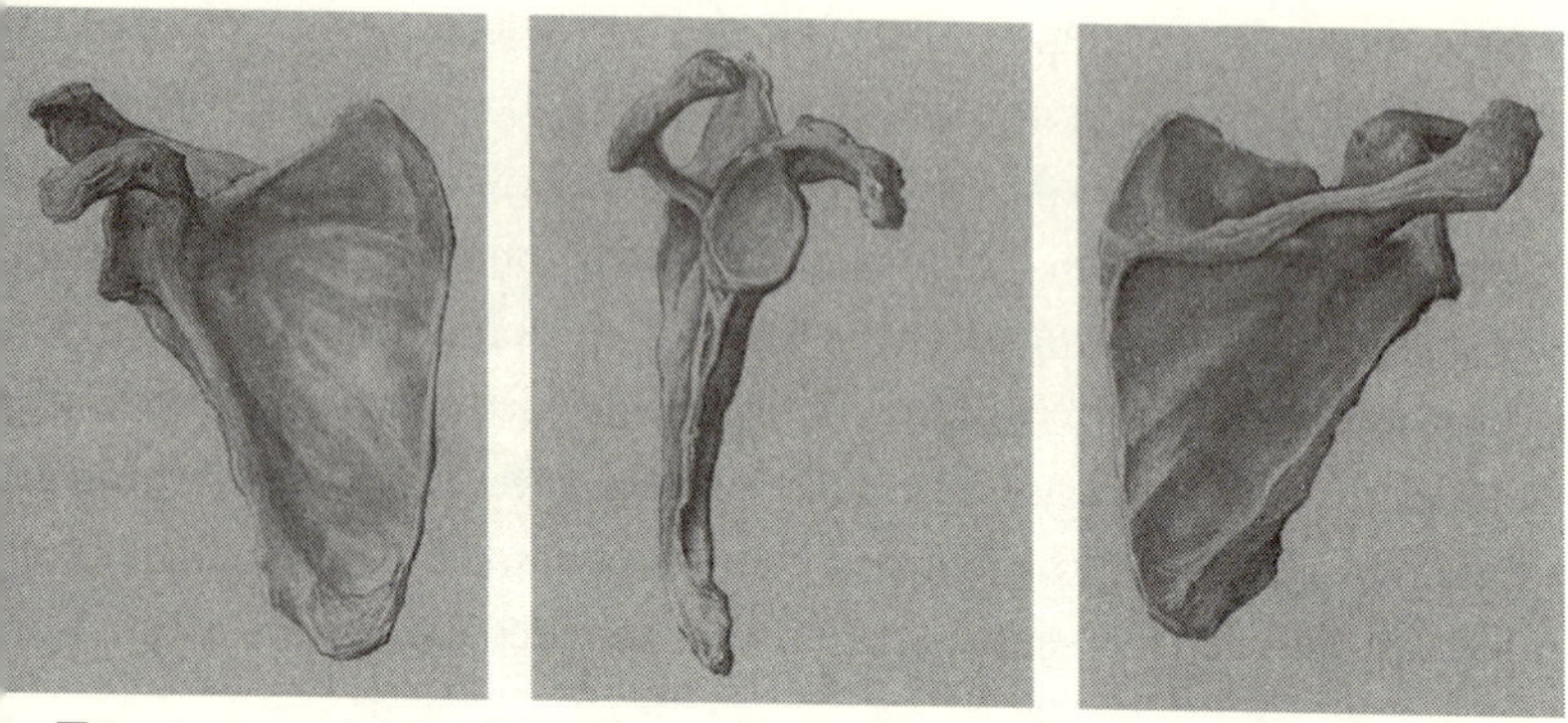

図3－1　3つの方向から見た人間の右側の肩甲骨。**左**；胸郭に適合する肩甲骨の内側。**中**；側面から見た肩甲骨。上腕骨の頂端にたいする広くて薄い窩と，その上に2本の弧を描く突起が見える。これら（肩峰と烏口突起）はともに上腕骨の先端部分を保護し制約する天蓋を供給し，上腕骨の基部に運動の最大の自由をあたえる。**右**；背後から見た肩甲骨。窩内の上腕骨の運動を支配する，重要なふたつの筋肉グループを分離する突出した骨が示されている。（ウェルナー・シュパルテホルツ『人間の解剖学のハンドアトラス』1923）

で完成されている。[4]

骨の芯で骨盤に密着する足とちがって、腕は実際には骨格と筋肉の付属部分を介して、からだから離れた――ぶらさがった――位置にある。上腕は肩で鎖骨の終端の中空の棒状の骨に固定されており、岩にくっつくアワビのようにぴったりと胸郭についている。からみあう筋肉のいくつかの層が、上腕を維持するか運動させる――ときには、こうしたすべてを同時におこなう。肩帯筋《けんたいきん》は名称どおり、すべて直接的か間接的に肩甲骨《けんこうこつ》に付着し、肩の構造上の中心になる。

だれかの背中を見るか、自分の背中を鏡で見ればよくわかるが、この骨のもっとも目だつ特徴は手の大きさのゆるやかにカーブするプレートだということにある。この目につく平らな部分――「肩甲骨」――は、背中の上部にぴたりとあうようにできている。やせた人では肩甲骨は、頭部をつきあわせた小型の二頭のバッファローの影絵を連想させる――それは一組のやさしい丸みを帯びた直角三角形で、先端は下方を向いている。肩甲骨の頂端近くの外側で、水平の突起が狭いでっぱりを形成する。そのでっぱりは肩の先端に近づくにつれて広がり、肩の先端で波頭のように上方に向けて丸くなる。この波頭の先端は肩峰《けんぽう》〔肩甲骨の外端〕と呼ばれる。** この突起の丸みをもつ底部は、小さいが非常に重要な筋肉（棘上筋《きょくじょうきん》）を支える。棘上筋は側面に腕をのばす運動を分担し、腕をさらに上方や、外側や、頭上に動かすほかの筋肉を支援する。肩甲骨がじかに接触する（関節でつながる）ただ二本の骨は、鎖骨と上腕骨である。このため肩甲骨は腕とからだのほかの部分とのあいだの骨と骨だけの接触の中心部という、非常に戦略的な位置にある。からだ側または内側の関節は肩鎖《けんさ》（AC）関節であり、それは側面にじかに面した大きな浅い受け口（関節窩《かんせつか》）のすぐうえにある。腕側または外側には関節窩上腕関節があり、この球窩《きゅうか》関節はコンピュータゲームの操作に使う「ジョイスティック」や、スポーツカーの手動変速レバーに似ていなくもない。*** 腕とからだのあいだの骨と骨の接触は、鎖骨が胸骨に出会う胸の前面で完了する。

ここで肩甲骨がないものと想像してみよう。胸の中央から始まって端から端まで横たわる、ほぼおなじ長さの三本の棒からなる多重接合の棒があるだろう。それは鎖骨から上腕骨につづき、上腕骨からひじに（上腕骨はひじで橈骨と尺骨に接触する）、ひじからさらに手首へとつづく。この三本のまっすぐな堅い部分を、仕事にあわせて手を動かすことのできる折りたたみ式のクレーンに変えたメカニズムが

---

*肩は脱臼しにくいし、脱臼がおきれば愉快ではない。しかし抑制メカニズムの完全な欠落にくらべれば、脱臼は問題にならないだろう。映画『エクソシスト』で悪魔にとりつかれた少女の首におきたことを思いだそう。

**だれかに肩をたたかれたときのように肩をつかむと、この解剖学的目印に容易に気づくことができる。正しい順番で手を肩の先端のほうに短い間隔でずらしていけば肩峰が見つかり、平坦な骨の端のような感じを受けるだろう。

***関節窩上腕関節自体は上腕骨の上部の終端と、肩先の大きな筋肉に完全に覆われているので感じとることはできないが、その働きを感じとることはできる。手を肩の後方（「なんでわたしの肩をたたくのよ」の位置）において、ウォームアップを始めるピッチャーのように肩を動かしてみよう。この関節を回転させると、手のしたで動くのがわかる筋肉が三角筋である。

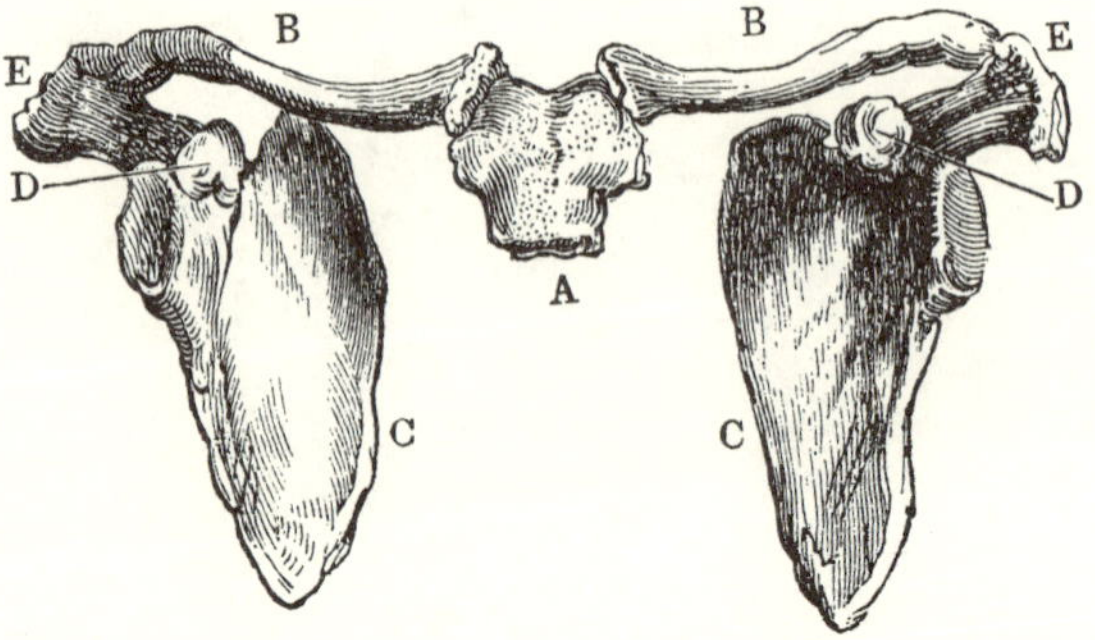

図3－2　胸郭帯の骨を示すチャールズ・ベルの絵。中心にあるAは胸骨で，上肢とからだのほかの部分のあいだの唯一の骨の接触部である。Bの鎖骨は圧縮材〔棒状の構造部材〕のように肩の先端に達し，その突起部の頂端または肩峰Eで肩甲骨に結びつく。肩甲骨Cの翼の内側の縁と烏口突起Dの先端は，ともに肩甲骨を脊柱と胸壁に筋肉で結びつける重要な部位である。（チャールズ・ベル『手』1840）

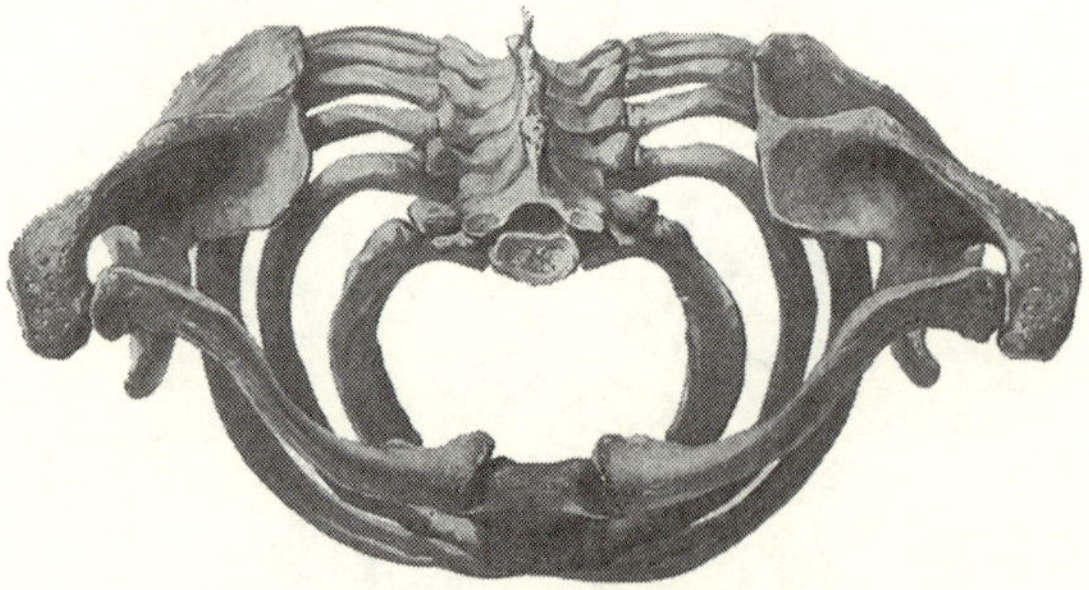

図3－3　上から見た胸郭帯。肩関節の頂端と，鎖骨，胸骨，肩甲骨の肩峰のあいだの接触がわかる。胸郭帯が胸郭や脊柱とともに，以前は最上部の肋骨だったものの漸進的な変化であり，湾曲して脊柱にくっつくかわりに外側に曲がったことを示すのかもしれない。それがあたっていれば，肩甲骨自体は最上部の胸椎の左右対称の拡張と分離を示さなければならないだろう。この見方はまた胸と脊柱に肩甲骨を結びつける筋肉が，肩の装置全体の安定性にとって非常に重要な理由を明らかにする。（ウェルナー・シュパルテホルツ『人間の解剖学のハンドアトラス』1923）

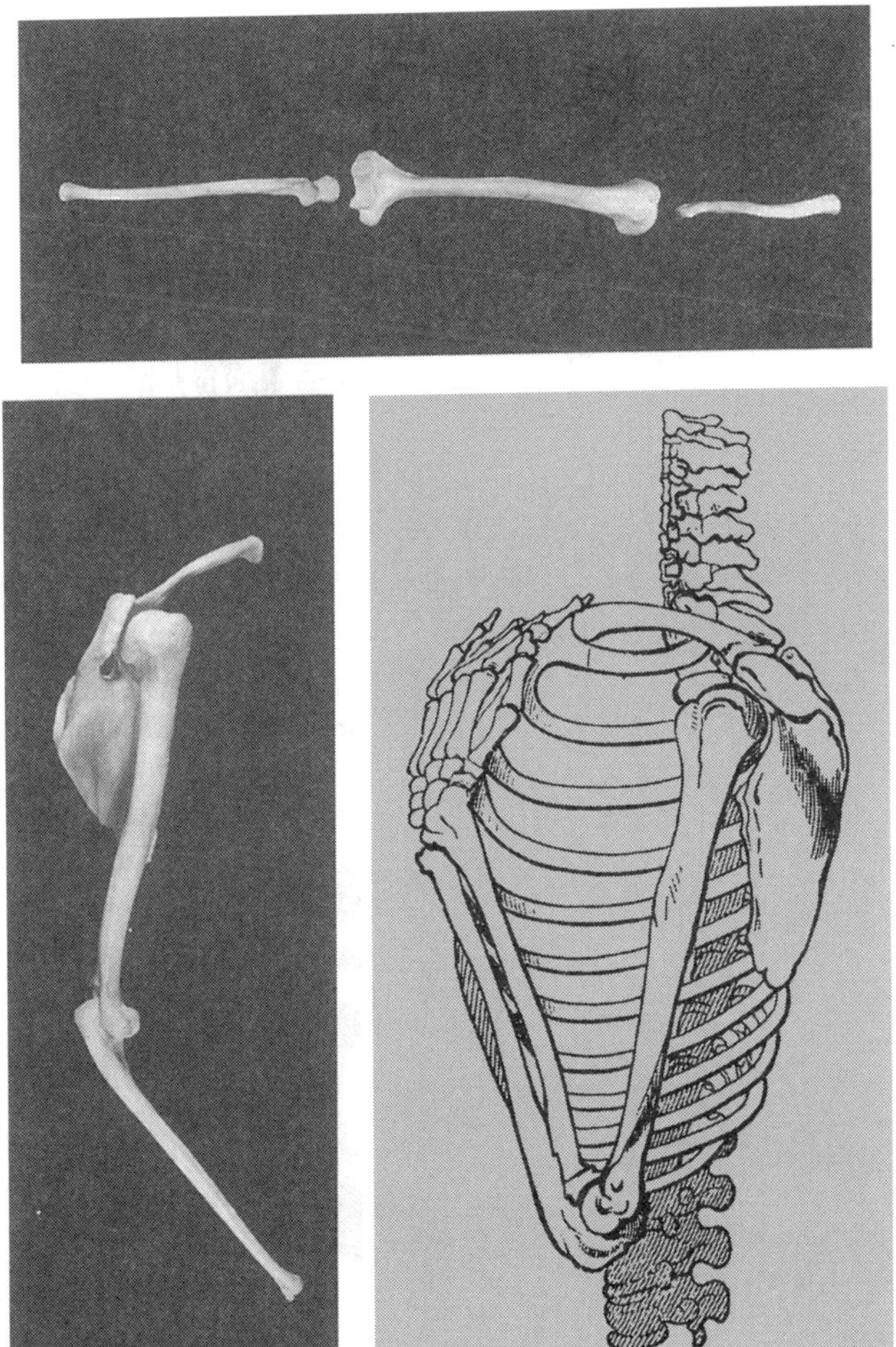

図3－4　人間の上肢の独特の3本の棒状の連鎖。**上**；分解された線状の骨が終端に向けてのびる（左から右へ尺骨，上腕骨，鎖骨）。**下左**；鎖骨と上腕骨のあいだにある肩甲骨と，結びついた関節とともに配置されたおなじ3本の骨。**下右**；胸，橈骨，手を結びつけたチャールズ・ベルの魅力的な表現。ベルがここで鎖骨の解剖学をごまかし，左の鎖骨を右側からだすエッシャーのようなだまし絵をつくりだしていることに注意しよう。（写真はダイアン・ホーキー，アリゾナ州立大学）

あるにちがいない。昔から果物や花を摘みとり、木にのぼり、赤ん坊にげっぷをさせるクレーンのような腕の働きを使うたくさんの仕事がある。またボールを打つラケットやバットやクラブを握ったり、クギを打つハンマーを使ったり、キルトを縫うためや指ならしのために細い針を動かしたり——なにも道具がいらない——野球のボールをオーバースローで投げたりするより新しい、より人間に特有の数多くの仕事がある。古い仕事と新しい仕事のどちらのばあいも、腕が重いものをもちあげて動かすにつれ、からだのバランスを維持する必要がある。肩甲骨とその筋組織は、これらすべての運動の準備と実践で静かな不可欠の参加者となる。

　これらの仕事では、手が目標に向かって動くあいだ腕の各部分をコントロールするために、まったくちがうが等しく厳密な要求が提示される。鎖骨は実質的には、それほど動かない。だから中央に近い部分がしっかりと固定されているのに、中央（上腕骨）と末端（橈骨と尺骨）の部分の動きをコントロールできることになる。手のひらに立てたホウキの柄——逆さに立てた、ごくふつうのホウキの柄——のバランスをとるところを想像してみよう。これはだれにとっても、かなりやさしい芸当だが、二本の棒（どちらも、ふつうのホウキの柄とほぼおなじ長さ）を使って、二本めの棒を一本めの棒の先に立てるよう要求されたと考えてみよう。あなたはこんな芸当をする人を見たことがあるかもしれないし、バランスをとる魔法使いなら達者にこなせるかもしれない。問題が二本めの棒の先に乗せた三本めの棒のバランスをとることになると、どんなことがおきるだろうか——これはとても、とてもむずかしい芸当だろう。それは一本めの棒の根元（鎖骨のこと）をしっかり握っていたとしても非常にむずかしい芸当であり、わたしはそんなことが実行されたことがあるとは本気で思わない。もちろん骨が折れるのは、三本めの棒の根元の運動をコントロールすることにある。*

　隣接する部分の接触点がそれぞれに「気のきいた継ぎ手」——意図的な動きにかかわる事前の情報と、

活動中の各部分の振る舞い方にかかわる現時点の情報と、隣接部分を調整して活動中のずれを訂正する能力をもつコンピュータ化されたジョイント制御装置――をもっていれば、三本のホウキの柄のバランスをとる芸当を習得するのは容易な仕事になるだろう。肩甲骨と筋肉の付属部分からなる肩という器官は、まさにこのような気のきいた継ぎ手である。** 肩の筋肉は活発な運動に先だって、肩の関節の方向を定める。つぎに（ひじや前腕と協力して）前腕骨の運動を調整し、行動の準備のできた手を目標に向ける。肩甲骨を動かす筋肉と、肩甲骨から上腕骨とひじにのびる筋肉は、活発な運動のまえに肩と上腕の方向を定める。そして活動する手を支える必要があれば方向を維持し、上腕骨の回転と方向の修正で連続する活発な運動に貢献する。肩の運動はほぼつねに手の運動を予測し、そのあとに支える。手の運動は目標に接触したあとの動きを準備した手が、予定の目標めがけて動くまで（運動システムの生理学者の用語では「移動する」まで）それ自体で動きだすことはできない。[6] 驚くべきことに、これらの筋肉の振る舞いを調整する意識的なメカニズムはまったくない。それはすべて完全に自動的におこなわれる。

　肩は手を移動する運動だけでなく、手の方向を定める運動にも貢献する。また、手の機能を本質的に支える役割に注目すれば、からだ自体にこうした機能のそのような分割作用や分離作用がないことを理解しなければならない。筋骨格系は完全に統合された方法で機能するので、全体としての運動はまとまりをもち、流暢である。現実には肩、腕、手の機能は神経や筋肉と生体力学的な面で相互に優美に同調し、適切に反応する。運動と情報にかかわる過程は、からだから手へと外側に向けておきると同時に、

＊狭い車道にトレーラーをバックでいれるトラックの運転手は、いずれも似たような問題に直面する。熟練した運転手なら、二台のトレーラーを連結したトラックを車道にバックでいれるのにあまり苦労しないが、一台のトラクターと三台のトレーラーを狭い車道でバックできるドライバーは何人いるだろうか。

＊＊ひじがそうであり、手首もまたそうである。

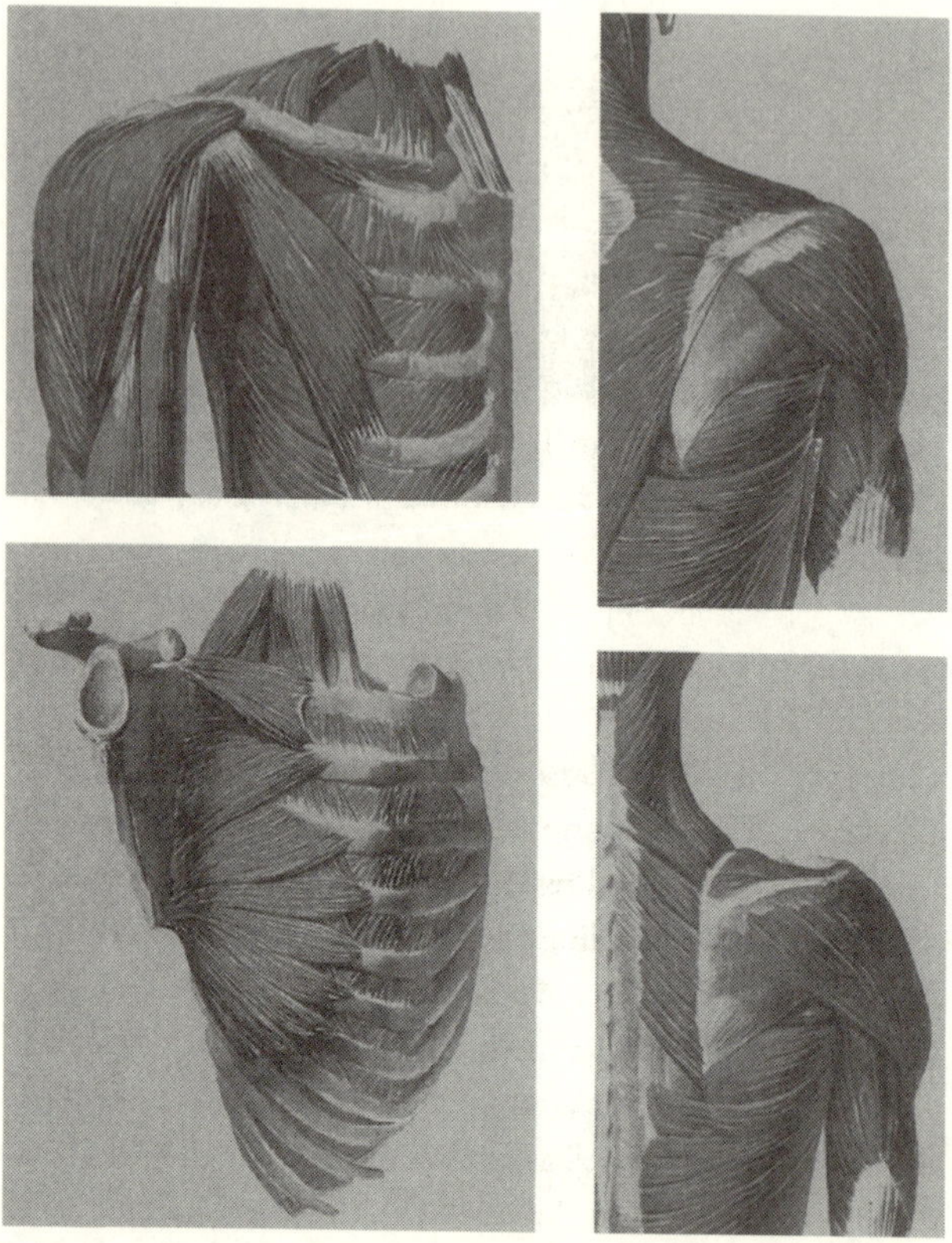

図3－5　「上肢はアワビが岩にしがみつくように，ぴったりと胸郭にしがみついている」。肩の4枚の図は，肩甲骨の上と周囲の筋肉の戦略的な力学的配置を示しており，肩甲骨は肩の関節で連結器の機能をはたすことができる。左の2枚の絵は正面から見た胸郭帯であり，右の2枚は背後から見た胸郭帯である。左上の絵では，肩から下方に走る筋肉が胸を横切っている。これは小胸筋であり，主要な筋肉は胸壁の前面に肩甲骨の烏口突起を固定する。左下の右半分の胸の絵では鎖骨と上腕骨がとりのぞかれ，肩甲骨は前鋸筋を示すために胸壁からもちあげられている。

右側の2枚の絵は，肩甲骨を脊椎にとりつける筋肉を示す。これらの筋肉は肩甲骨をもちあげ，押しさげ，回転させて上腕骨の頂端部の位置を定め，安定させる手助けをする。右下の絵は，僧帽筋をとりのぞいたあとの肩甲骨の筋肉を示す。（ウェルナー・シュパルテホルツ『人間の解剖学のハンドアトラス』1923）

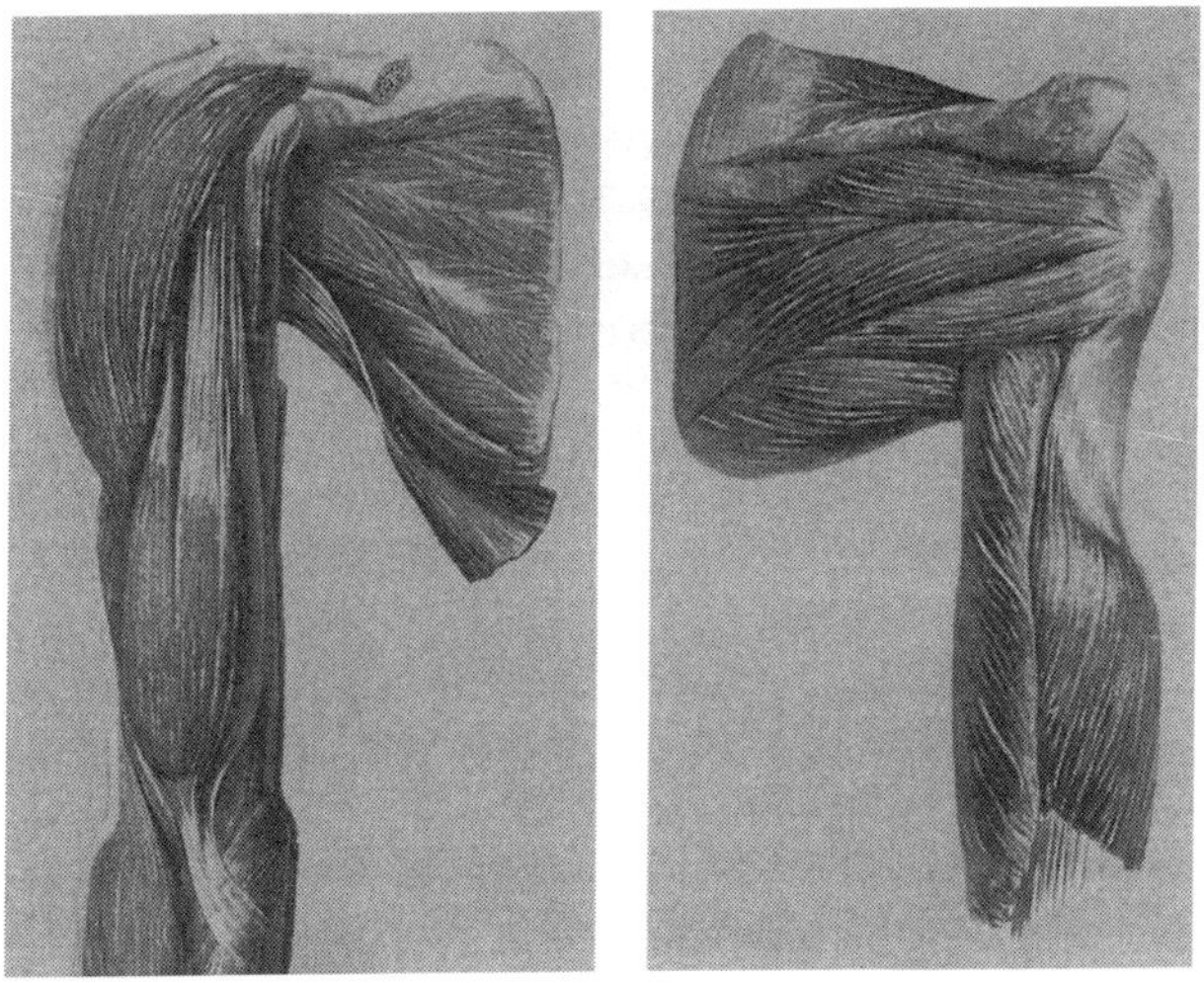

図3－6　肩甲骨を維持し動かす筋肉の外側のケープの下で，肩甲骨自体に固定された筋肉のべつの層が上腕に結びつき，前腕を前方，後方，側面にもちあげ，長軸にそって回転させる。左の絵は前方から見たところで，右の絵は後方から見たところ。（ウェルナー・シュパルテホルツ『人間の解剖学のハンドアトラス』1923）

手からからだへと内側に向けてもおきる。[7]

手の運動に影響する肩の機能的構造のとくに重要な特徴は、まさに関節窩関節のなかにある。上腕骨はふたつの異なる種類の運動ができる。つまり、まっすぐにさげた腕の位置から前方、側面、後方に弧を描いてまわすことと、* 腕の向きを変えないで長軸にそって縦にまわす（または回転させる）ことができる。**

腕がまっすぐに維持されていて（つまり、ひじがのびていて）、からだの前面にまっすぐのびていれば、手のひらを上方に向ける位置におくことができる。これが回外の位置であり、この位置では右手の親指は右側に向き、左手の親指はその反対で左側に向く。腕はこの回外の姿勢からスタートして、手のひらを下方に向けた位置か回内の位置に回転する（左手は時計回りで、右手は反時計回り）ことができる。この完全な回内運動のときに、両手は一八〇度回転する。また、ほとんどの人が親指を下方に向ける（「さらば、剣闘士よ」の）位置まで、さらに九〇度回転させることができる。これで回内運動と回外運動の範囲は二七〇度になる。この回転運動全体の三分の一は肩に由来し、三分の二はひじに由来する。あなたがこの運動をしても、肩と腕がべつべつに関係すると感じることはできないだろう。ちょうど側面から側面にかけての首の回転のように、一体化したスムーズな回転運動として体験される。

こんどは、ひじを正確に九〇度まげ、手を軽く上方にあげてみよう。前腕が時計の長針のように手軽に下方に回転し、からだの中線を手軽に横切ることに気づくだろう。左腕を使えば、時計の一二時の位置から三時の位置にいき、右腕を使えば（反時計回りに）一二時の位置から九時の位置にいくことになる。これであなたは肩がつくりだすことのできる二七〇度の回内・回外運動のうち、右にのべた可能な九〇度のすべてを完了した。もういちどひじを直角の位置にまげ、腕をもとの位置にもどしてみよう。そして、反対の方向に回転させてみよう。なにがおきただろうか。上腕骨が外回転範囲の終点に達したので、回転運動は約一五度をすぎて停止する。たしかに実際上は、あなたがスタートしたのはその位置だったのである！　あなたが生みだすことのできた最小の回転運動は、背中の上方を横切る肩甲骨の移動でおこり、肩甲骨をもちあげて脊椎の方向に中央に引っぱる筋肉によって引っぱられる。ほかのだれかの動きを見るか自分の動作を鏡で見て、この現象がおきるのを観察することができる。

回外はボウリングのボールを放すときの腕の位置であり、回内はバスケットボールをドリブルするときの腕の位置である。台の近くに立ってピンポンをすれば、バックハンドショットとフォアハンドショットの両方に備えてひじをまげがちになり、そのためボールにくわえようとする力のほぼすべてが、上腕骨の内回転と外回転のどちらかから生じるだろう。もっと離れて立てば立つほど、アンダーハンドかオーバーハンドのスライスを供給する回内と回外をともなって、あなたのスイングに手首とひじの関節の屈曲／伸長の力をくわえることになるだろう。

われわれは肩に関する本章を、直立した姿勢のバランスを改善する必要性があったことと、それが二足歩行の直接的な結果だったことを記す作業から開始した。いまでは肩が二足歩行を機能させる作戦行動にどれほどかかわったかを、ある程度くわしく理解した。肩はすでに樹間でからだを動かすときに、手を肩より高くあげて使うからだの推進方式の中心だった。二足歩行の第二の結果は、肩がまだ未開発の弾道学の世界に能力を移行するために——離れた目標めがけて手持ちのミサイルの推進を促進するために——すばらしく適していたことだった。われわれの想像では概して愛すべき、社会的で利口な日和《ひより》見《み》主義者の道化役であるチンプが、新しいいとこ——抜け目のない攻撃的で危険なハンターのいとこ——に追いやられる運命にあったのである。新しい骨盤に乗っかり、高度に進歩した視覚系と二足歩行の支援を受けた古い腕の所有者グループは、サバンナで生きる以外に現実的な選択肢がないという現実に刺激された。それが意味したのは、弾道学が新しい人類の生存戦略を始める最重要事項になることだった。かなりな大きさの岩をもち、ねらいを定めて振りかぶり、スピードと正確さを身上として飛ばす能力をもつこと……それは小動物を追跡して捕獲したり、ほかの捕食者がのこした食料の断片に頼って暮らしたりする必要がないことを意味していた。肩はもちろん、この複雑な行動上の進化の一部だっ

＊これを表現を変えていえば、上腕骨は前方から後方に向かう平面（矢状面）と、側面から側面に向かう平面（冠状面）と、これら両極のあいだの中間面で動くことができるということになる。腕の片方の端がつねに固定されているので、腕ののこりの部分（と手）は、腕の矢状面と冠状面の運動をするあいだ上下するだろう。

＊＊回転の総計は上腕骨が示す場所しだいで、円の約四分の一から約三分の一までとさまざまである。工学用語では、上腕骨は関節窩関節の矢状面の運動、冠状面の運動、長軸内の回転という自由の「三度」をもつといわれる。

ただけでなく、それ以上の修正をほとんど必要としない解放された構成要素のひとつだった。* ルーシーは接近戦で腕の長さの棍棒のかわりになる手をもっていなかったが、アウストラロピテクス属はヤリをつくって投げることができたかもしれない。

時間をかけて進展する（ロケットランチャーのような肩で例証される）マルチシステムの適応という概念の全体から、好奇心をかきたてる問題が提起される。二足動物の脳でおきた（たぶん不可避的だった）後肢の支配からの前肢の分離は、われわれが正しく評価しなかった結果だったり、潜在的に重要なことがらだったりする可能性があるのだろうか。樹上性で果実食と昆虫食だった霊長類は、平地に住むハンターの類人猿にでくわすかもしれない危険な状況にあった。この状況にたいする前肢の長い適応の過程は、筋骨格の意味深い重要性に結びついた。しかしこの変化に、筋肉と骨と関節以上にかかわったものがあった。つまり体格だけでなく、足と脳の複合体が地上の条件に適応しなければならなかったのである。

すでに学んだように上半身に重量をくわえ、その重量を移動させようとすれば、からだの重心の位置を定めて調整するために、高度に同調する反応の早い多目的システムが必要になる。また、このシステムはだれにでも、おなじように作用するわけではない。わたしは職業生活の初期の数年間、緊急治療室の患者を診察した。そしてそんな状況で、屋根職人のほうが大工より、けがをする機会が少ないと考えるようになった。しかし、これはかれらの仕事の観察から生じる予測とは反対だった。どうして、そのような結果になったのだろうか。わたしの考えでは、理由は大工仕事より屋根職人の仕事のほうに危険性が低いことにあるのではない。後者のほうがはるかに危険なので、屋根の仕事をしようとするのは、地上六メートルの高さで親指を使ってぶらさがることに完全に慣れたと感じる人間しかいない。たぶん、われわれは樹上性の霊長類に樹間で安全に活動して暮らせる手段をあたえた遺伝子を、いまだにもっているのだろう。それがどんな遺伝子だろうと、そのような個人がその遺伝子をもつか、解き放つかしたのだろう。

これは変異性の進化の遅れの一例——ホモ・サピエンスの脳の運動システムにおける上肢と下肢の分離——だった可能性があるのだろうか。そのとおりなら、この効果はたぶん屋根職人に限定されないだろう。ダンサーや、軽業師や、スケートボードの愛好家は、二足歩行動物として生体力学的・神経学的に十分に進化したように思われる。それにたいして、そのほかの人たちは人類の自動的にバランスをとる反射能力のレパートリーで、たよりにならない傾向をもちつづけてきたのである。二足歩行の脳の後者のモデルは重心にかかる積荷の急激な移動にたいして、足で自動的に反応する十分なレパートリーをもっていない。** あなたはつまずいて倒れる人が、シャガール〔一八八七～一九八五、フランスの画家〕の絵の人物のように見えるのに気づいたことがあるだろうか。いちど患者のひとりが、まさに右の表現で自分の転倒ぶりを説明したので、わたしは彼女が適切なことに気がついた。彼女は転ぼうとして腕をだし、はるか昔に別れた枝をつかもうとしたのである。この時代遅れの反応の結果は、ほぼ例外なく腕の骨折に結びつく。

わたしが暗示するのは、人間の脳が広い平坦な地表以上に、手足の運動のほうに適したロコモーション戦略のコピーを遺伝的に伝えつづけていることである。それはとくに樹間の生存が何百万年にわたって頼ってきた、深くしみこんだ運動制御のパターンについていうことができる。われわれの遠い先祖は、

---

*視覚系はこの変化で、もっとも遅れたかもしれない。それは曲芸に関する5章でとりあげる問題である。現代の野球の投球で最適に例証されるように、弾道学のスローイングは片腕のパフォーマンスではない。スローイングしない腕も速いオーバーハンドの投球に要求されるバランスと、すばやい体重移動の過程の全体に決定的な役割をはたす。

**私は二本のスキーや二足のスケートに完全な安心感をもつが、一本の水上スキー、スケートボード、サーフボードでは、つねに途方にくれてしまう。自転車はスピードが遅くなっても、はずみ車の効力で安定性がくわわるので、広い足場を必要とする地上生活者たちとっても、なんの問題もない。

からだで大きな重量を運ぶのになんの努力もしなかった。倒れるあいだ、四肢がこぞって枝をつかむために動員されたかもしれない。そして（ふつうは）倒れるあいだに枝につかまる十分な時間――と妥当な確率――があったのだろう。実際には、転倒はロコモーションの通常の様式だったのだ！　ことによると、それが非常に洗練された高度に有効な戦略だったので、遺伝子プールに浮遊しつづけていて、多くのばあいに屋根の仕事やサーカスで生きていくのに、ちょうどあわせて浮上したのかもしれない。

　樹間で成長し、地上レベルの自衛だけでなく攻撃の支えとなった肩が、いまではまったくべつの手にくっついている。ルーシーの手は進化の驚くべき肥沃な始まりを示すが、その手の有効性がアウストラロピテクス属自体にとって、どんなものだったかを知る方法はまったくない。もちろん手の機能的な実用性が、ヒト科の先祖から受けついだ肩と手の重要性を低めたとは思えない。以上の推測はラディカルな提案に結びつく。つまり人類の手の（そして手の新しい行動のレパートリーを支えた脳の）加速された発達は、新しい発明というより、地上におりるまえに腕ののこりの部分（と肩）ですでにあがっていた成果の完成のように思われる。

　当時もいまも人類の肩は、筋肉の能力を運動という仕事の巨大な範囲に適応させなければならなかった。人類はそのリストに時計の修理や円盤投げをくわえたが、いまだに堅い部分（骨）と一体化した筋肉、腱、靱帯を使って腕と手の方向を定め、仕事のときにからだをまっすぐに維持するために運動を調整し、そしてバランスをとっている。肩と脳はいまもダイナミックに、主として視覚と、関節の位置と、筋肉の運動感覚にもとづく筋肉の活動を支配しつづけている。そのことは少しも変わっていない。

　アウストラロピテクス属の手が、サバンナで出会う課題に十分な準備もしないで危険な冒険を試みたとしても、肩と腕と神経維持システムがすでに優位を占めていた可能性が高い。肩甲骨の回転運動と滑動運動は、前腕の完全な回外運動と協同したおかげで、手にもつ物体の頭ごしのスローイングを加速することができた。この弾道学の可能性を十分に利用するために生じたにちがいないべつの変化があり、そのなかでもっとも目だったのは進歩した視覚・運動制御システムだった。また、ものをすばやくつかむのも、まさに手（と脳）がはたした営みである。手と脳は――進化のタイムスケールでは――じつに早く、体重を支える義務から前肢を解放した生活の要求と可能性に出会っただけでなかった。それらを再評価しはじめたのである。

4章 アレクサンドリアとデュッセルドルフの人形の教訓

娘たちと息子たちは
糸のもつれをあとにして
マリオネットのショーから飛びだした
そして火のついていない観衆のなかに去った。

マキシヌ・クミン[1]

人形は神秘的な物語作家であり、実際に少なくとも六〇〇〇年前のインドと、ほぼおなじくらい古いエジプトで宗教思想の説得力をもつ使節だった。[2] 楽しませて教える人形の能力は顔と衣装に始まり、さらにそこに見物人の心をとらえて想像力をかきたてるための運動——生命のしるし——がくわわる。しかし、人形はたんなる人間の受動的なナレーターや、代役を務めるナレーターではない。腹話術師の人形はまた精彩にとむ相棒であり、人形と人形遣いのあいだの——たんに物理的でない——複雑な愛着の性質に気づかせてくれる。

もうひとつの人形のマリオネットは、人間の腕、足、筋肉、腱の仕組みを再現する。実のところ人形にたいするわたしの最初の関心は、マリオネットから始まった。わたしは書痙《しょけい》にかかった患者が筋肉の病気にかかりやすいように、マリオネットの糸はもつれやすいのではないかと考えた。勉強するにつれ、マリオネットは人間の手足について、ひとつどころでない教訓をもっていることがわかった。ふしぎにも偶然の一致で古代ギリシア語の名詞（*neurospastos*）が、筋肉系は神経に制御されるという二〇〇〇年以上前のアレクサンドリアの解剖学者の発見に結びつく。

書痙は強く引き締まる筋肉のどうにもならない発作を特徴とする状態である。だから *neurospastos* という名詞は、わたし自身の研究の話に異様に一致するように思われた。しかし、人形を指すこの古代ギリシア語は病理を意味しない。この言葉に出会うまでのわたしは、「ニューロン」にあたる古代ギリシア語がひもや繊維だったことを知らなかった。初期のマリオネットは「糸で引っぱられる」人形にすぎなかったのである。

こんなことがはっきりしたので、ギリシアの人形にそんな名称がついた理由と、その過程でわたしの職業上の文化的適応の小さな欠陥が訂正された経緯が明らかになった。ニューロンという語句はどんな神経学者も仕事で使うボキャブラリーのひとつだが、わたしは「ひも」や「繊維」が最初の意味では、体内のなにか白い強靭な組織だったことを知らなかったのだった。前四〇〇年ごろのヒポクラテス（前四六〇頃～前三七五頃、ギリシアの医学者）の時代まで、神経、腱、靭帯のあいだに区別はなかった。べつべつに扱う方法も、べつの役割をもつと推測する理由もなかったからである。しかしそのあと、前三世紀前半にアレクサンドリアで活動した先駆的解剖学者のヘロフィロスは、いくらかのニューロンが筋肉と脊髄を結んでいることを発見した。かれは生きた囚人の解剖で、特定のニューロンが切断されると運動と感覚の効力が失われることを証明できた。*現代の神経学者はそんな昔に感覚神経系について、それほど多くのことが客観的にわかっていたことに疑問をもつかもしれない。しかし、ヘロフィロスがこの機能的区分の作用方法を知らなかったとしても、「ニューロン」のなかに脳と脊髄に関連するものがあることと、ニューロンの運動か感覚にかかわる働きを証明できるのを知っていたことには疑問の余地はない。[3]

　この発見はちょっと早すぎたという以上のものだった。科学者がアレクサンドリアの解剖学者が確証したことや、プネウマ（空気か、なにかべつの生命の「精神」）が神経を介して筋肉に運ばれるという理論に憶測以上のものをくわえることができたのは、二〇〇〇年もたってからのことだった。ペルガモンのガレノス〔一二九頃～一九九、ギリシアの医学者〕が哺乳類の解剖の包括的な研究を始めた二世紀後半になって、はじめて筋肉の働くメカニズムを説明する新しい理論の基礎ができた。＊＊

　筋肉運動に関する最初の見識をもったガレノスは、一五七年に考えを発表して以来、随意筋の運動の理解を支配してきたと信じられている。[4] その原理は筋肉が直線状に引っぱられる（か伸長する）ことによってのみ影響力を行使できるという主張にもとづいていた。この原理によれば、どんな複雑な運動も綱引きの競技者のように、相互に引きあう体内に並んだ一対の筋肉の作用の組み合わせで達成されることになる。この「競技者」のイメージがじつに適切なことが証明されたので、対になったすべての筋肉にあたえられた主動筋と拮抗筋という名称に代わるものがなく、それがずっと使われてきた。[5]

＊ヘロフィロスと後継者のエラシストラトス〔前三〇四頃～前二五〇、ギリシアの解剖学者〕は、人体の構造と機能の研究のために人体解剖（生体解剖）に手をつけた最初で最後のギリシアの解剖学者だった。古代ギリシアでは人身の侵害にたいする宗教のタブーは強かったし、タブーにしたがおうとする議論は広く受けいれられていた。アレクサンドリア学派の解剖の「脱線」の明断で啓蒙的な議論については、以下を参照。Heinrich von Staden, "The Discovery of the Body: Human Dissection and Its Cultural Contexts in Ancient Greece," *Yale Jarnal of Biology and Medicine* 65 (1992): 223-41.

＊＊ギリシア（ときにローマ）の医師だったペルガモンのガレノスの研究は、全体として動物の解剖に立脚していた。一六世紀半ばになってから、ようやく人間の解剖が再開された（このときは死体が使用された）。アンドレアス・ヴェサリウス〔一五一四～六四、ベルギーの解剖学者〕の著作『人体解剖図』は一五四三年に発表された。

科学的調査の裏づけをもつ筋肉を活動させる神経のメカニズムに関する生理学的着想が発展したのは、実際には一七世紀のことだった。一六二六年にルネ・デカルト〔一五九六〜一六五〇、フランスの哲学者、数学者〕は、目の運動をおこす筋肉は謎めいた気体や動物の精神（プネウマ）でなく、液体の作用で動くと提唱した。かれが提案したのは、この活気づける液体が筋肉に充満して丸め、つまりより収縮させることで活性化するということだった。[6] だから脳と神経の役割は（動脈に血液を送る心臓のように）それ自体の精神を筋肉に送ることでなく、調水弁の方式を操って対立する筋肉間の前後に液体を流すことになった。相互制御装置というデカルトの着想は、主動筋と拮抗筋の自動的な配置を完全に補完したのである。かれは水力学では誤ったが、基礎をなす原理は本質的に正確だった。だから、二世紀後にベルは本物の真理にたどりつくことができたのである。[7]

筋肉の力の由来と制御方法を発見し、それを証明するには二世紀近くが必要だった。イギリスの生理学者フランシス・ギブソンは、一六四〇年に筋肉が神経の刺激で収縮することを証明した。脊髄にくっついた神経が切断されたときでさえそうだった。それは神経が筋肉自体にストックされたエネルギーの放出を介してのみ、作用できるということだった。それでも神経の作用がエネルギーを放出する方法は、まだだれにもわからなかった。

結局、ガルヴァーニ〔一七三七〜九八、イタリアの生理学者、解剖学者〕がカエルの足の筋肉の収縮に電気の力が関係することを示したのは、一五〇年近くのちのことだった。かれはこのようにして、行方不明だったジグソーパズルの最後の一片を突きとめたのである。随意運動の制御メカニズムには特殊な操作上の細部と無関係に、神経を介した電気刺激が必要とされるはずだった。筋肉の制御に関する研究はここから前進し、神経が影響力をふるうために電気の作用を利用する方法にかかわる問題に方向転換した。非常に短期間にチャールズ・ベル、フランソワ・マジャンディ〔一七八三〜一八五五、フランスの生理学者〕、エドガー・エイドリアン〔一八八九〜一九七七、イギリスの生理学者〕、チャールズ・シェリントン〔一八五七〜一九五二、イギリスの生理学者〕が基礎的な細部を解明し、脊髄のレベルで感覚・運動神経の相互作用を説明することができた。わかりやすくいえば一九〇〇年ごろまでに、医師がゴムのハンマーでひざをたたくと足があがる理由が、もはや謎ではなくなったのである。[8]

　ここでわれわれは関節の運動の仕組みにもどらなければならない。あなたが実生活上の上腕の運動を再現しようとして、動く人間の骨格を組み立てたいと考えたとしよう。さらに、現実の腕の筋肉の配置をまったく知らないと仮定してみよう。あなたの望みは、現実どおりに動く骨格をつくることにある。あなたはたぶん、ひとつの骨格の問題につづけざまに取り組むことになるだろう。

　骨格のなかでもっとも単純なのは、同一平面でしか動かない（またはドアのように、ひとつの固定軸を中心としてしか動かない）関節である。骨格の関節を制御するひとつの方法は、脊髄にもっとも近い骨の反対側に、二本の適度に弾力性をもつ糸（もとになるニューロン）を固定することだろう。[9]それを関節を横切って外側（末端）に通し、それぞれの糸を二番めの骨の両側にとりつける。この上腕二頭筋をあらわす一本の糸と、上腕三頭筋をあらわすもう一本の糸という配置で、ひじはぐあいよく動くだろう。あなたがこの関節をまげる（屈伸する）ためには、二本の糸のうちの一本を引っぱるだけですむだろう。この操作をすると、二本めの糸になにがおきるだろうか。二本めの糸はのびるはずであり、それは弾力性のつづくあいだ、引っぱられた糸が短くなるのと正確におなじ長さだけのびるだろう。

　フランスの有名な医師で神経学者のギヨーム・デュシェンヌ〔一八〇六〜七五〕は、実際に関節でつながった骨格のモデルを使って、手についた筋肉が指の動きに関係する仕組みを発見した。一八六七年に発表された運動の生理学に関するかれの論文の図は、モデルを使ったテストの様子を明らかにする[10]（図４－１）。このモデルは腕の関節を制御する糸が、すぐに非常にこみいってくることを十分に明らかにする。もちろん、人工の腕を動かす糸を使うもっと簡単なべつの方法がある。二本の糸を手首、ひじ、腕、肩、頭

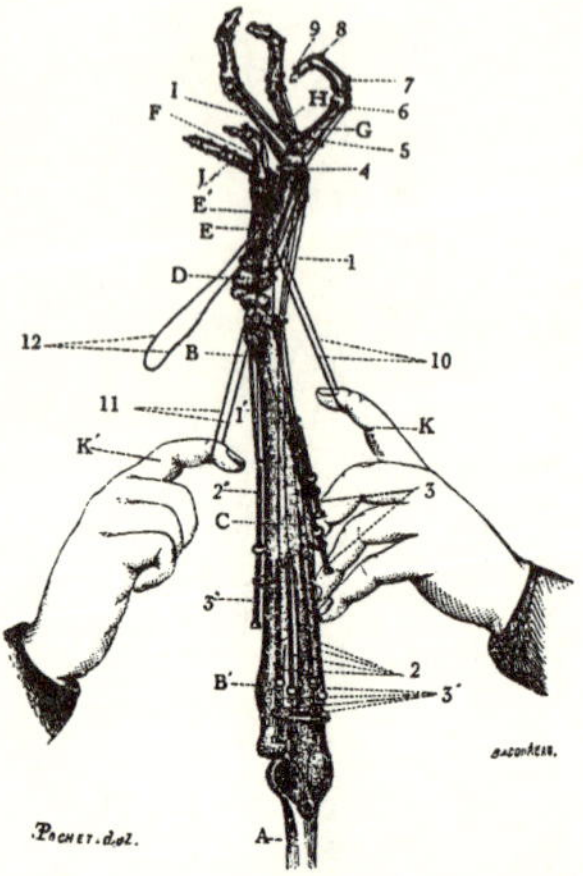

図４－１　フランスの神経学者ギヨーム・デュシェンヌは「指骨の自然な動きを再現するために製作できた……」という，ひもと滑車を使った人間の腕のモデルを考えた。（G.B. デュシェンヌ『運動の生理学』1867）

部につないで、マリオネットのように骨格の上側から引っぱることができる。

マリオネットを――人間のように――立てて動かすには、重力を克服しなければならない。われわれは体内の適度に堅いたくさんの骨に体重をかけ、足もとの堅い地表でバランスをとって重力の問題を解決する。マリオネットのほうは頭上の支えからぶらさがることで重力の問題を克服する。初期のエジプトの人形は固定した水平の棒で支えられていた。現代のもっと軽い人形は、人形遣いが操作するある種の手持ちの装置からぶらさがる。とくに一九世紀に仕事をしたヨーロッパの人形製作者は、コントローラーというさまざまな種類の数多くの装置を設計したが、どれも人形遣いの運動を人形の本物のような頭、からだ、手足に伝えるのが役割だった。こうした装置のなかで、もっとも知られているのはパドルである。

生きていると錯覚させるには運動がもっとも重要なので、コントローラーの設計者はなじみ深い姿勢と、頭、からだ、手足のしぐさや運動を再現しやすくする方法をますます捜し求めた。一九世紀半ばに（英語で「スランギング」と呼ばれた）パドルの設計と糸の仕組みの詳細が企業秘密として厳重に秘匿されたので、それらの進展ぶりについてはほとんど知られていない。[11] しかし、その原理はすごくわかりやすい。どんな人形にもついている手足の部分は前後や左右の面で動き、長軸をめぐって回転する。こうした運動は人形遣いの手のパドルの糸の作用で決定される。

パドルは中心軸から突きでた――われわれの前肢と後肢のように――左右対称の延長部分をもち、ボディーとウイングのさまざまな位置から対になった糸がさがる。それぞれに対になった糸は、つぎのような三つの方法で人形の関節（つまり、ひざやひじの関節）に作用する。(1) 両方の糸をおなじように引っぱる。(2) どちらかの糸が上がれば、反対側の糸が下がる。(3) どちらかの糸が上がるか下がるかすれば、反対側の糸はその反対になる。対になった一本の糸だけを上方に引っぱると、パドル全体が上がるか下がるかしないかぎり、反対側の糸はおなじ長さだけ下がる。

しかし、パドルはどんなに粗雑に見えても、メカニックな意味では精巧にできている。パドルの中心軸がまわると――現実の飛行機のローリングを考えてみよう――一方のウイングが上がり、もう一方のウイングがおなじ長さだけ下がる。だからパドルで操られる人形のばあい、ひざが持ち上がれば、おなじ長さだけ片方のひざが自動的に下がることになる。パドルの相互的な制御のメカニズムを維持することで、手足の同時におきる運動と、おなじ運動と、反対の運動をつくりだすことができる。

パドルを介した人形の手足の運動の自動的な相互制御で、われわれのからだの運動を支配するふたつの基本的メカニズムが再現される。第一の原理は、すでに論じたように関節のまわりで必然的に対立する筋肉であり、ガレノスは二〇〇〇年近い昔にそれに気づいて説明した。チャールズ・ベルが一八二九年に発見した第二の原理は、筋肉の「対立する」作用が現実に相補的で相関的だということだった。相互的なコントローラーは一方の筋肉か他方の筋肉に動けと命令するだけでなく、「オン」と「オフ」の両方のメッセージを同時に、二者択一のかたちでなく反作用をおこすかたちで発信する。主動筋と拮抗筋の収縮と伸長という相互作用は、このような方法で手足とからだの運動の洗練された制御の結果として発生する。

シェリントンはベルから七〇年後に、脊髄がこの相互作用のおきる場所であることを証明した。かれはまた、その結果としての筋肉の収縮の加速と力の連続的な制御が、迅速で流暢な運動の根底にある非常に重要なメカニズムであることも明らかにした。たとえば大腿四頭筋（大腿部の正面にある大きな筋肉）は階段をおりるとき、ひざに決定的なブレーキをかける作用をする。大腿四頭筋が一段ごとにひざの屈曲を制限するよう懸命に働かなければ、まっすぐに立ったままでは階下にたどりつけないだろう。[12]非常に早い――野球のボールを投げるような――運動では、拮抗筋に力が蓄積される一方で、主動筋が運動を抑制する（手足の運動はこのようにして、筋肉の活性化が直接的に関節の運動をおこすばあいより、ずっと早く加速することができる。抑制された力が解放されれば矢は弓を離れ、飛行機は空母からカタパルトを使って発進する）。

ふたつの筋肉がひとつの関節の屈伸を生みだす単純で理想的なケースでは、一対の筋肉が交互に伸長と収縮をくり返す。つまり、ひとつの筋肉が収縮の段階にはいると、対になる筋肉は伸長の段階にはいらなければならない。たとえば、あなたの腕で上腕二頭筋の収縮が始まると、上腕三頭筋がすぐに伸長し始めるので、わずかな力でひじをまげることができる。

二頭筋と三頭筋が上腕骨をはさんで引きあうときの両方の必然的なのびちぢみについては想像しやすい。しかし実生活上の主動筋と拮抗筋の活動の相互作用と制御は、二頭筋と三頭筋の二者択一の収縮と伸長の説明より、機構的にはずっと複雑で、生理的にはずっと流暢に作用する。それでも明らかに、全体としてのこのシステムの最高の機能的複雑さにたいする強力だが柔軟な基盤となるのは、（生理学的原理とおなじく）生体力学的原理の単純さである。そしてデカルトと目にもどれば、生体力学が原則的にいかに驚異的に単純かを理解することができる（図4－2）。

眼窩内の目の運動の幾何学は、肩の関節内の上腕骨頂端部の運動の幾何学と驚くほど一致する。脳は目を対象に向けるのとおなじく、正確に手と指を対象に向ける。だから、デカルトが一対として活動する自動的に対立する筋肉の相互的な制御の原理を説明しようとして目を選んだのは、はからずも適切

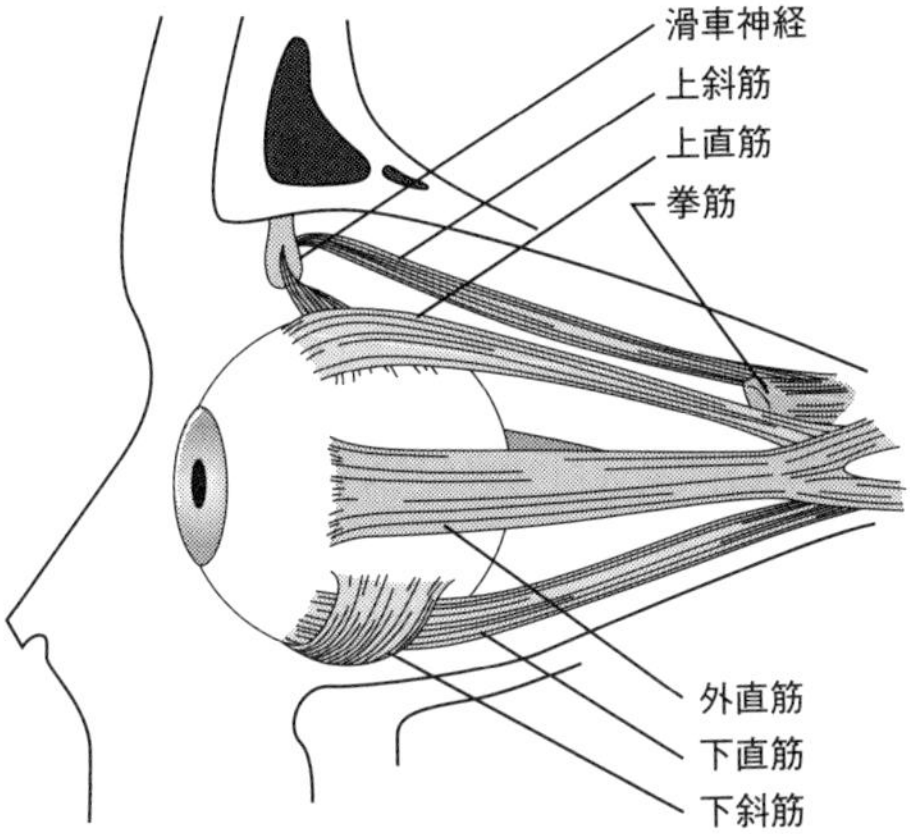

図4－2　主動筋と拮抗筋の相互作用による運動制御は，からだに共通した戦略である。目の回転運動の産出は，肩の筋肉のメカニズムと似た筋肉のメカニズムで達成され，正確にねらいをつけるためと，両方の構造の運動のために使用される神経学的計算の相補性を暗示する。本章の註13を参照。（デイヴィド・コーガン『眼筋の神経学』第2版［Springfield,Ill. : Charles C. Thomas, 1956］より作成）

だったのである。目と上腕骨は眼窩と肩で、それぞれ自由に前後（上下）左右の面と、長軸にそってまわる（動く）。また、どちらのばあいも右の運動のそれぞれに動力を供給する、一列に並ぶ付着した筋肉の正確な配列がある。筋肉は直線的にしか力を適用できないというのは事実だが、線状の力はレバーか滑車を介して自動的に方向を切り換える[13]（角度をもつ力かモーメントに変換する）。

筋骨格系が基本的に要求するのは、一対の主動筋と拮抗筋がひとつの関節で作用することである。だから筋骨格系のほかの部分にとっては、運動がどんなに複雑だろうと問題はない。実際問題としてどんな方法を選ぼうと、神経筋肉系は関節と筋肉の可能な相互作用の全体の範囲から自由に運動を構成する[14]。あなたは意識的に目標を定めることに集中し、それからそれに向かって動くか、（計画どおりに）できるだけ適切に運動を操作するだろう。しかし、どの特殊な筋肉がその仕事をするかを決める必要はない（実際には決めることができない）。

からだは望ましい運動を達成するために、適切な筋肉運動を使用する実質的に無制限の自由をもつ。だから、からだの個々の筋肉は際限のない変化と範囲を支えるために、脳の支援に服従する。特殊な行動上の要求――「あのボールをキャッチしろ！」――がおきても、ふつうは一連の広い生体力学的な代替案的解決で満たされる。この問題にたいする特殊な解決は、以下の理由から可能になるにほかならない。すなわち、中枢神経系は軍隊に命令する司令官のように骨格筋に命令し、いくつかの戦略的目標にあわせて利用できる戦力を編成する。中枢神経系はまた、それぞれに可能なことと、任務として要求されることを感じとり、その場かぎりのワーキンググループを連続的に再編成しつづける。* 意識的目標（「コートをとって着る」）は生体力学的・神経生理学的戦闘計画に変わったあとで、ようやく実現される。思考が自動的に行動に翻訳され、筋肉が長さを変えて隣りあう骨のあいだの関節の角度を変更して、そのあとにことが運ぶ。

クレーンとバックホーもまさにおなじ原理で動く。人間の操縦者が脳の代役を務め、モーターが筋肉の代わりになり、ケーブル（か水力かピストン）が腱を代行する。経験を積んだ操縦者は、結局はこの機械装置のすべてを「受けいれ」、機械のバケットを手元のスプーンのように扱い始める。かれは朝食のシリアルを食べる以上に複雑なことをしているわけではない。もちろん人形遣いには、もちあげる補助となるモーターは見あたらない。コントロールという視点からすれば、クレーンの操縦者とマリオネットの人形師には仕事をする現場の外見（スケール）に大きな違いがあるが、どちらも数多くのおなじ努力目標に直面する。すでに理解したように、クレーンの操縦者は機械と「一体となる」。それは人形遣いにとってもおなじことである。

デュッセルドルフ・マリオネット劇場の監督アントン・バッハライトナーは、ミュンヘンに近い小さな町バッド・トルツで一九五六年に生まれた。少年だったころのバッハライトナーは、バッド・トルツのアマチュア人形劇場で上演されたショーを見物し、帰宅してから見てきた人形のしぐさをまねた。家で人形の組み立て方を独習したかれは、そのあと劇場の作業場で人形をつくる男性の助手として働いた。人形の彫り方や彩色法を学んだのもここなら、一一歳になるまで自由な時間のすべてを費やしたのもここだった。最初のショーを上演したのは、一四歳のときのことだった。自分のつぎに若い演者は二〇歳だった。当時の一〇人の演者のなかで、最年長者は「たぶん六〇歳か七〇歳」だった。両親は最初のうち、かれの関心を支持したが、成長とともに本人の興味が深まると、両親の熱意はさめていった。大工だった父親は、息子に「現実的な」職業を身につけさせたがった。バッハライトナーは実際に二〇代のはじめの数年間、（父親のもとでではなかったが）大工の見習いとして働いた。しかし心のなかでは、すでに木彫りをすることに決めていた。「大工と木彫りの仕事はおなじじゃないんだよね。木を相手に仕事ができれば彫ることもできると考える人が多いけど、そんなことはないんだよ」

人形の劇的なインパクトから見て、頭と手の設計と彫りこみは中心的な重要性をもつ。バッハライトナーの仕事は、この技量でかなりな価値を証明した。表情と頭のニュアンスと手の表現は、重要な感情

＊この順応性を見ると理想的な配置に思えるかもしれないが、この配置は（現実の軍隊とおなじく）非常に高くつく。これは運動制御のかなり重要な理論的問題であり、のちにもう少しくわしく触れるが、目下のところ記憶すべき要点は以下のことだけである。つまり個々の筋肉の機能的順応性と互換性のために、中枢神経系は悪夢のような努力目標を設定される。脳がりっぱで有能な戦略家として指揮官のように行動を準備をしても、まず軍隊の居場所と能力をチェックしなければ、その運動を実行することができない。要するに筋肉が装備されていて、その仕事に使えるかどうかということと、命令がでた瞬間に筋肉がすることを示す最新の情報がなければ、どんな運動も始めることはできない。

的意味を伝える。頭のバランスは――あご、耳、鼻の大きさと形をふくむ――顔の設計から始まる。特定の方向に向けて運動を強調する特殊な場所にウエイトをかければ、頭のバランスをとりやすくなる。

パドルの設計とおなじく、糸の位置は運動の現実感を錯覚させるのに決定的に重要である。バッハライトナーはパドルと糸の配置を改良したおかげで、人形の前腕と手の運動をさらにコントロールできるようになった。かれはつぎのように説明した。

人間の人形には九本から一二本の糸がついてます。頭には――鼻と耳のうしろに――三本ついてるんです。肩とひざにも糸がついてるし、腰のまんなかにも一本と、両手にも二本ずつついています。足には一本もついていませんね。手の二本は手首に近い接合部の手前の穴を通っています。一本一本の糸を動かせば、それで手の向きを変えることができるんです[15]。ときには特別の効果をだす糸があって、たとえば口を動かしたいときがありますね。手に――指を握るような――どんな運動をさせるときも、舞台に黒い着物を着た人形遣いはいませんよ。*

人形遣いは舞台のうえにある移動式のブリッジで仕事をする。前かがみになって、おなかをしっかり横木にあて、からだを動かないようにする。ところで人形遣いは、このために声をだすことができない。わたしはバッハライトナーに、人形遣いがマリオネットの操作方法をどのようにして学ぶか、説明してほしいと依頼した。

人形遣いと名乗るまでには、少なくとも三年間の経験が必要です。技術的にもっともむずかしいのは、現実におきているように足が床についていると感じさせる仕事でしょう。人形を実際に歩いているように見せかけるただひとつの方法は、手を通じて、おきていることを感じとってもらうことです。あなたは実際には訓練することはできません。しかし、非常に長い実践と経験を通じてのみ気づくことができると思われるのは、あなた自身の視覚の変化です。

何年かの経験を積んだ最高の人形遣いは、舞台でおきていることを見て、まるで自分自身がほんとうは人形の頭のなかにいて、人形の目を通して見ているように感じます――かれは人形のなかにいることを学ばなければなりません。人形より二メートル高い位置にいる人形遣いは、舞台でおきていることを見て、人形の遠近法で動くことが必要です。この距離があっては、人形はあなたの指とおなじように動かないので、人形を動かすのは特別の問題になります。

それに舞台には同時に数体の人形がいることがあり、現実らしく見せるためには実生活のように、それぞれの人形が反応しあう必要があります。だから、人形遣いはまた自分自身を精神的に舞台において、役者が反応するように反応しなければなりません。これはわたし自身も説明できないのですが、人形遣いには以上のようにできることが非常に大切です。オペラでよく見られるように人形が飛んだり、ゴーレムのように穴に落ちたり、なにかふつうでないことをするいくつかの演題では、この問題はもっと大きくなります。これは糸のからまる危険性が非常に高くなる状況です。

マリオネットについてと、マリオネットと暮らす生活についてのバッハライトナーの説明が意味深いことがわかった。話しあいだけでは、かれの仕事ぶりを見て経験したことにたいする下準備にはならなかったのである。ゴーレム（デュッセルドルフ・マリオネット劇場でとりあげた古典的なイディッシュ

---

*バッハライトナーは最近のアジア旅行で、はじめて日本の文楽を見た。この伝統的な形式では、ふつうは三人の男性が一体の人形をコントロールする。主遣いが頭と肩と右手を引き受け、足遣いが足を、左遣いが左手を動かす。

〔ドイツ語にスラブ語やヘブライ語を交えたヘブライ文字で書く言語〕を使う演劇の主役）を操っているときのバッハライトナーは、まるで空中に浮いているように見えた。ゴーレムの生活の重みは、人形の悲しげな顔の輪郭に深く刻まれている。誇張された鼻は船のへさきのように見え、一筋の光明をとらえるまで苦労して闇のなかを少しずつ進む。この頭のちょっとした動きで、新しい変化がおきる。頭が軽くうなだれる——ゴーレムはなにか新たな問題を思いだして、ものうげにからだをまげる。肩が少しあがる——かれは肩をすくめている。片腕がゆっくりとあがるように見え、手のひらが上向きになって、ある決心をした合図になる。「わたしはいかなくてはならないんだ」。ためらいがちに片方の足が反応する。バッハライトナーとゴーレムは、なんどもなんども運動、思考、感情の統一性を確認する。この小さな人形が舞台にあらわれた瞬間から、どうしてこれほど人生と重力の錯覚が強くなるのだろうか。

本物の能力をもつ人の熟練した手と、目と、心の真下につるされた人形の運動は、生きる人間の運動をあまりにこまかく模倣するので、舞台を離れてくずおれた、活気のない人形にすぎない単独の操り人形を見ると衝撃を受ける。どうにか見える細い糸を通して、人形のからだにほんとうの人間のような生命が流れこむ。われわれはその糸が人間ではじめて発見されてから、ニューロンと呼んできた。人形は狭い舞台を横切って生き生きと動くが、活力のほんとうの発生源を知らないし、見る人たちの思考と感情にあたえる強い効果を気にしない。魅了された神経学者なら、バッハライトナーとゴーレムが実際に交信しあっていて、両者の結びつきは密接だと結論するだろう。その瞬間に、技術的な問題は消失する。かれらは相互的なので、現実にだれが糸を引いているかを聞いても役だたない。

われわれはヘロフィロス、ベル、シェリントンのような科学者の才能のおかげで、ニューロンがただの糸でなく生命線であることと、脊髄と脳にかかわることを知っている。それは筋肉を引っぱりも釣りあげもしないが、調整された運動が依存する収縮と伸長のバランスに必要な指令を送って、報告を受ける。こうして思考は行動になり、行動はまた思考になる。魅惑的な意味の一致で、人間だろうと人形だろうと腕を制御するのは「ニューロン」である。また、マリオネットのニューロンの影響は機械的で、人間のばあいは電気化学的だが、その結果としての行動の優雅さと雄弁さはまったく変わらない。

5章 手と目と空

かれがまわすたびに、
それは世界のまんなかに、
正確に着地する。

オクタヴィオ・パス[1]

一対一対応型のプッシュボタンは存在しないし、脳の運動野は結果として生じる外的な力と慣性の顕現のあいだをすばやく調整し、バランスをとって反応する。そして、たえず自己受容信号に反応すると同時に、異なる中枢サブシステムからくるインパルスを統合する。だから、おなじ運動の一〇回の継時性の反復は、相互にすべて異なる一〇回の継時性のインパルスを要求する。

ニコライ・ベルンシュタイン[2]

体操、パントマイム、喜劇、奇術の混合体であるジャッグル〔ボールなどをお手玉のように投げあげて受けとめる曲芸〕は、歴史時代の始まりから大衆娯楽の人気の高い形態でありつづけてきた。ジャッグラーは約一五〇〇年前のユスティニアヌス一世〔四八三〜五六五、東ローマ皇帝〕の治世のあいだ、コンスタンティノープル〔イスタンブールの旧称〕の四万席の演芸場で公演した。曲芸技能のコンテストはヨーロッパ人がくるずっとまえには、ネイティブアメリカンに人気の高いスポーツだった。[3]

ジャッグルはなにかを完了するわけではないので——投げられる物体は典型的な手順の最後に最初の場所にもどる——われわれは人気を軽視し、この技術の芸人をたんなる珍奇なものとして見過ごすかもしれない。しかしジャッグルを見れば、はじめは闘争の技術だったものが演技の一形式に変わったと考えるようになる。そこにはまた、スローイングを補完する技術にかかわる問題もある。人類の先祖はいつごろ、どういう理由でキャッチングを始めたのだろうか。

やり方がわからないことや、うまくできなかったことにからだを慣らそう（からだに教えこもう）とするときは、だれでも時間をかける。たぶん、あなたは子どものころに習得したいと思った技能を練習したのを思いだすだろう。はじめてスケート、サイクリング、縄跳び、水泳、靴ひもを結ぶことなどを試みたのを思いだすだろうか。それがたまたまどんなことだろうと、きっとほかのだれかの行動を見て真似ようとして失敗し、それから――援助があろうとなかろうと――だれかに見られてもいいようになるまで「練習」したのだろう。練習とはどんなことで、どうして練習が役にたつのだろうか。[4]学習方法の実際面のどんな疑問――成功するリハーサル戦略はどんな性質をもつか――にも、ずっとむずかしい問題がある。神経系自体の「学習」はなにを構成するのだろうか。神経科学者はジャッグルを習得したあとの脳と、それ以前の脳を区別できるのだろうか。[5]

わたしははじめてジャッグルを試みたときと理由をおぼえていないが、はじめからジャッグルを身体的な努力目標としてだけでなく、手続型の謎ときとして理解したことをおぼえている。中心となる謎はつぎのようなものだった。つまり、どちらの手にも一個のボールしかもたないようにして、三個のボールを左右の手で連続的に交換しつづけることができるだろうかということだった。反論できない明白な形式の謎の解決は、身体的な経験の領域にあった――それを口でいうのはむずかしい。その点でジャッグルを意味深長にセックスにたとえることができる。

一〇歳未満の子どもでは、ジャッグルにたいする本物の関心はめったに見られない。うんと小さな子どもは曲芸師のようにおどける父親を見て喜ぶかもしれないが、それは投げたものを落としたり、特別なおまけとして途中でなにかを壊したりするからである。おなじように子どもにとって、道化師が大きなカラフルなものを空中に投げるところを見るのは、視覚的ないたずらになる——多くのふつうの物体(たとえばネコ)は地上で正しいほうを上向きにして、しかるべきところにあるわけであり、それが空中を飛んで逆さになるのはふしぎな光景になる。子どもが中空で浮遊したり回転したりする多様な物体に熱中すれば、そのときの興味は危険な空想からやってくる。つまり浮かれ騒ぐタマゴが、いまにも割れそうになるのである。

子どもがジャッグルを謎かトリックだと思うようになるのは、もっと年上になって、目と手の調整の訓練に一〇年近くかかったあと、手慣れたスムーズな動きのレパートリーを取得してからのことである。あるいはスポーツや音楽やゲームの一定量の教育を受け、身体的技能の難点と喜びにたいする見方を身につけてからのことだろう。最初の一年めに、届く・触れる・握るという行為をためらったあと、スポーツで飛んでくるボールをキャッチする自信がもてるようになるまで、ジャッグルをほんとうに「ものにする」子どもはいない。

ジャッグルの技能が手と目の調整に決定的に依拠するというほど、直観的に明白なことはないだろう。それほど明らかでないのは、ほぼすべての身体的技能が、どの程度の視覚・運動的チェックに結びつく運動技能の円熟から生まれるかということである。チャールズ・ベルが手に関する論文で、この点をいかに明らかにしたかを知って驚くのはすばらしいことだろう。

子どもでは、ものを捜すこの能力はゆっくりと獲得される。また実際に目の運動は手の運動のように、ゆるやかなレベルで完成される。両方の器官に、ともに複雑な操作がある——感覚神経にもとづく印象には、筋肉活動を調整する意志的な努力が付随する。[6]

ベルはこの短い論述に、じつに多くのことがらを盛りこんだ。かれは手と目が訓練を介して、感覚器官のように発達すると主張した。このことが意味するのは、脳が手と目に共同作業を学ばせることを通じて、視覚的・触覚的知覚を合成する方法を脳自体に教えるということである。ベルによれば学習過程はかれのいう「筋肉の感覚」と、網膜（光）と皮膚（触覚）からくる感覚的情報の相関関係をふくまなければならない。[7] つまり、脳は積極的に関心をもつ目標のほうに目や手の受容器を向け、それから探索過程のあいだ受容器を正確に運動させる。結果として脳が構成するイメージは、必然的に網膜と／または皮膚の受容器からくるメッセージと、感覚的データの収集中におきた目と手足の運動の記録にもとづくにちがいない。これは極度に洗練された概念であり、この概念は知覚の機能的組織化にかかわる同時代の研究で強化された。

のちにチャールズ・シェリントンは、親指や人指し指の先の皮膚のもっとも感じやすい部分が、網膜のもっとも感じやすい（斑と呼ばれる）部分とおなじように、多くの点で脳の処理を受けると提唱した。シェリントンが仮定したのは、探索の最初の段階が随意的なコントロールのもとにないということだった。目は視覚的に同定しようとする視覚的特徴を捜しだすまえに、自動的に目標の方向に動いて追跡する。手は未知の物体を触覚的に把握して「直観的に」方向づけるか、目標の方向に向かう。そこで感覚的な指先が、より綿密な調査のために、もっとも目につく形状的特徴に接触する。[8]

動く調査器としての目と上肢のあいだの極度に重要なひとつの相違点は、関心をもつ目標に向かってセンサー（網膜か指先）を動かす生体力学的な（それゆえ「計算的な」）複雑さと関係するにちがいない。頭が好ましい位置にあると仮定すれば、目は光を目標から網膜に移すために、目標に向かって回転することだけを要求する。しかし手は複雑な生体力学的連関の終端にあって、現実に触れなければならない物体にたどりつく必要がある。最初にからだが目標のほうに動かなければならないかもしれない。近づくにつれて目標の形状を考え、さらに目標にたどりつけば、届いた腕は関節の角度と胴や前肢の筋肉の収縮・伸長のパターンとの組みあわせで、広い許容度を手にいれる。この組みあわせを物理的な目標と、手自体を接触させるためのものと仮定することができる。

　ベルが認めたように、子どもはこの技能をあたえられているのでなく、学ばなければならない。まだ寝ているうちから、幼児の身体的・精神的敏捷さに向かう長い歩みが開始される。目が捜査し研究する一方で、首の筋肉が頭を支えられるようになるまで、幼児は寝た姿勢をつづけなければならない。新生児は生後二週めになるまでに、まえにある物体に手をのばすだろう。首の筋肉が強くなって頭を支えられるようになれば、いちはやく立った姿勢で、手は正確に目標に届くようになる。これは小さな技術的ポイントだと思われるかもしれないが、そんなことはない。手は目の手引きで動くが、頭が視覚系にたいする頼れる基盤になるまで、こんな行動はとれないからである。興味深い実験が示したのは、五週めから八週めの赤ん坊が立った姿勢で頭を支えられるようになると、二〇週めの赤ん坊とおなじ正確さで手をのばすことだった。フランスの生理学者マルク・ジャヌローは「個人の外の空間に向かう運動にたいする有効なレファレンスシステムの構築で、頭の位置がはたす役割が、この観察で強調される」[9]といっている。もちろん、このシステムはまた視覚的世界の知覚の安定化に結びつくにちがいない。

　手と目の運動の連結作業は、子どもが足の裏を床からひきはがしたいと望むまえに、集中的にかかわらなければならない非常に複雑な学習課題である。子どもが立って歩くことができるまでに（立って歩く必要が生じるまでに）、脳は進行中の基礎にもとづく手足の運動の追跡のために多感覚応用のレファレンスシステムを発達させ、統合しなければならない――神経系はいつも両手がからだの中線、肩と中線の結びつき、片方の手、足、口、目と関係する位置を知らなければならない。このおなじ過程で必然的に、三次元空間にある外的な物体にたいする調整システムを確立しやすくなる。手は母親のおっぱい、おもちゃのガラガラ、子イヌの耳との関係でどこにあるのだろうか。探索の範囲が広がるおかげで、現実の世界の空間と物体にたいする身体運動を測定できるようになる。そして、こうしたすべてが進行するうちに、手は腕の終端で操作方法を学び、興味をもつ物体をとらえ始め、身近に引き寄せる。

指が独立して仕事を始めるまえに神経筋の発達で、ふたつの明らかにべつべつの決定的なできごとが必要になる。つまり、腕は目に誘導されて目標のほうに動く方法を学んだはずであり、手は目標をつかむ準備で手自体に関心を向け、方向を定めたにちがいない。こうした段階の第一段階は、ふつうは生後五か月以前に完了され、第二段階は一〇か月以前に完結される。手に生涯にわたる身体的探索の準備ができるのは、そのあとのことである。[10]

赤ん坊の脳が結果として生じる視覚・空間的情報の爆発的増加に対抗する準備ができるまで、小さな足の裏を持ち上げさせてもむだだというのが真実である。そのとき新たに順応性をもった脳が直接的な経験を通じて、それ自体の空間内の位置のたえまのない再決定と、水平と垂直の目印の不安定化と、目標の独立した運動の結果を発見するだろう。目標の運動は独自の軌道をもち、気にいればいつでもコースを変えることができるし、また変えようとする。脳がひとたび二本の足を切り離せば、からだの物理的状態と同時に、からだと世界の関係で直接的・連続的な変化がおきる。こうした変化を毎秒なんども計算しなおさなければならないだろう。*

手のなかにはいるボールをキャッチする方法を学ぶには一年近い準備が必要であり、それはまた神経学的発達の大きな目印になる。キャッチングが上達し、ますます早く動くようになるより小さなボールの方向に動いてキャッチするには――運動を予測し、遮断する戦略を立てて実行する方法を学ぶには――試行錯誤の数年の経験を必要とする。ジャッグルをするという着想が子どもに意味をもつためだけに、しばらく時間がかかるのはちょっとした驚きである。ジャッグルの技術が意味をもつには、ずっと長い時間がかかり、それを完成させるには、演技者の生涯の大きな部分を必要とする。

わたしがすばらしい才能をもつジャッグラーに会ったのは、数年前のことだった。かれはジャッグル芸の実際面のコツをガイドしてくれる鋭敏で、おまけに明晰な案内人であることがわかった。テニスのラケットのジャッグル芸を比類のない得意技とするベルギー人のセルジュ・ペルセリは、ニューヨーク市で開催されたビッグアップル・サーカスの一九九三年から九四年の公演で演技した[11]。

ペルセリは両親のあとを追ってサーカスの生活にはいった。父親は道化役で、母親は綱渡りの曲芸師であり、彼女の経歴はサーカスで生活をする家族の五代めだった。セルジュは一四歳になるまで祖父母と住んだスイスのジュネーブで育ったので、両親と会うのはサーカスが地元の公演にきた年に二〜三週のあいだだけだった。少年のころのかれはサーカスの仕事を手伝い、その雰囲気にうっとりしたことをおぼえている。椅子を動かしたり、リングを立てたりするだけでも、サーカスは魔法のような場所だった。両親が巡業しているときは、いつもかれらのことを考えた。じつのところ、少年にとってサーカスを夢見るのは、いっしょにいたい両親を夢見るもうひとつの方法にすぎなかった。

両親がはじめて巡業に同行するのを許したのは、一四歳のときのことだった。それがジャッグル芸の始まりであり、きっかけとなったのは（バッハライトナーがすぐに人形遣いになりたいと思ったように）演技を見たことだけだった。

＊成熟したからだがより早く、より複雑で、より即興的に動き始めるにつれ、脳にとって視覚世界の知覚的安定を「防衛する」ことがますます重要になる。つぎにチータが走るフィルムを見る機会があったら、からだが激しく動いても、頭自体はジブラルタル海峡の岩のように安定しつづけているのに注意しよう。

ジャッグラーのひとりの演技を見て、うっとりして――びっくりして――しまったんですね。そして、自分のしたいことがわかりました。才能があるかどうかわかりませんでしたが、ボールを買うまで待てませんでした――石で始めたんですよ。その日からいままで、とりこになってきましたね。

ペルセリが思いだすのは、ジャッグル芸を始めるのに二年前からしていたテニスの腕が役だったことと、動くボールを見るすぐれた視力があると思ったことだった。かれは早くから、テニスにたいする運動感覚と視力があるといわれていたという。

たいていのテニスの選手はラケットにあたるまでボールを見てますが、ぼくはそんなことをしたことがありません。ボールを見てなくても、どこにいくのかはっきりわかりました。ジャッグル芸でも、おなじことをすればいいんです。現実にすべてのものがちょっと見えるところで、どこか一点に焦点をあわさなくちゃなりませんし、それは練習をしなくちゃわかりません。ジャッグル芸をするときには、うまく投げたかそうでないかが、いつでもすぐにわかりますし、うまくキャッチできるかどうかも、すぐにわかりますよ。*

セルジュにラケットをテニスコートからサーカスのリングに移すよう提案したのは父親だった。それは観客が珍しいことを好み、ほかのサーカスで見られないものを要求するからだった。かれは最初に習得したときの格闘をはっきりおぼえている。

練習してコツがわかり、さらにべつの練習をして、どれもうまくいくようになります。もういちどやってみてうまくいけば、さらにやってみて、もっとうまくいくといったぐあいですね。翌日には、みんなできるようになりますよ。ゆっくりと上達するまで、おなじことがつづきます。仕事の緊張感がゆるめば、ゆっくりゆっくりと平均点がよくなります。

この現役の演技者の意見は、ハワード・オースティンの意見と共通する。オースティンはジャッグルの分析で、ＭＩＴ〔マサチューセッツ工科大学〕から電気工学とコンピュータの博士号を受けた。

もっとも著しいのは、ぜんぶの過程に不連続な性質が観察されることである。一連の個別的な試みで（または試みのあいだに）学習がおきるのに気づくのは、驚くべきことではない。ミスをすれば、再開するまで基本的な計画がつづく。しかし予想できなかったし、衝撃的でさえあったのは、試みごとにたびたび一〇〇〇パーセント以上の変動が観察されたことである。さらに合理的な基準を採用しても、ふつうは四〇〇パーセント以上の変動があった。ほぼすべての問題で、それまでの最高の努力の成果を二倍にも三倍にもする画期的成功があった。

心をうきうきさせるこうした画期的成功は、非常に関心をかきたてる難問だった。それは学習が

＊ペルセリの戦略は視覚的固定が選択の問題でないという、シェリントンの仮定に反するように思われる。しかし、この戦略はＭＩＴの研究の驚くべき発見に強い支持をあたえる（Austin, pp. 144-48. これについては、のちに本章で触れる）。つまりボールの軌道のわずか上をちょっと見れば——時間にすれば二〇分の一秒か、それ以下——実際にジャッグル芸ができるということである。

漸進的・連続的過程だという理論を支持する一連の数多い心理学的実験の反対である。現在のデータでは全体的な方向は漸進的向上の一例のように見えても、技術的向上が個別のエピソードの形式をとり、そのあいだにパフォーマンスに劇的な違いがおきるかもしれないという見方は大きく変わる。[12]

この学習様式は多くの獲得形式に共通するのかもしれない。つまり新しい技術を学ぶか古い技術を改良するたびに、パフォーマンスに乱雑な、まったく予測できないゆらぎがあるので、いい日もあれば悪い日もあるのだろう。これは運動技能の進歩に見られる自然な様式であるように思われる。*

ここでしばらく立ちどまって、よく検討すべきである。われわれは幼い子どもの観察から、環境内で無差別に動く物体のあいだで歩いたり動かしたりする準備のために、かれらの生涯の一年めに大量のことがおきるのを知っている。この発達で最初の非常に重要な里程標は、視覚系（首に支えられた頭）の安定した基盤ができて、目が上肢の運動を確実にリードできるようになることである。どんな子どもも脳が「相関的な移動」の問題を解くために必要な物理学の基本的方程式（距離＝速さ×時間）の操作に精通するまで、達者なハンター（か野球の三塁手か、スケーターか、テニスの選手）になることはできない。神経系は調整された運動が示す計算問題の解決のために、独自のライブラリーをつくりあげる。**この仕事は子どもの応用物理学――注意深く見て目と手で位置を定め、それから動く物体をさえぎること――のもっとも初期の経験に見ることができる。

このようなライブラリーの決定的な重要性が意味するのは、手をのばして握ろうとする（キャッチしようとする）衝動につづいて運動にひかれるようになる赤ん坊の本能が、人間の神経系でもっとも早い成熟を要求する至上命令だということである。赤ん坊は口でいわれたり、リハーサル戦略を説明されたりするわけではないが、このゲームをし、際限もないリハーサルをするだろう。赤ん坊はからだで処理しなければならない漸進的にむずかしくなる仕事を、自分自身に要請するかのようである。神経系は赤ん坊に物理学の具体的で経験的な感触を教えるために、このようなゲームをつくりだす。

からだに蓄積される物理学的教訓のもっとも重要な結果のひとつは、時間的な体内レファレンスシステム――生物時計――の確立であり、ジャッグルはまさに正確な体内時計がいかに重要かを明らかにする。ジャッグラーは一定の距離で上下する重さをもつ物体を投げあげ、それにキャッチの準備の時間をあわさざるをえない。なにが上がっていようと落ちてくるし、この落下のペースを変えるものはなにもない。ところが、このありふれて見える現象が、トスの正確さは投げあげるタイミングに左右されるというＭＩＴの研究のやや驚くべき発見に結びつく。それはオースティンのいうとおりである。「タイミングが決定的だと思われる。だから空間でおきたエラーのように見えること（トスの方向を誤ること）でさえ、ふつうは手を離すときのエラーに関係するはずである」。これはどういうことだろうか。筋肉

*それはまた成功と失敗の分析で、教師と生徒のあいだにある強い反発の説明になるのかもしれない。学習にたいする強い盲信的な姿勢をとる傾向については、いうまでもない。かつて、ある女優がわたしにいったことがある。「なにかがとてもうまくいくんですよ。それを突きとめようとすると、わからなくなります。だから、自分のすることを考えるべきではないと思うようになりますね。うまくいったことを分析すると、ミスに結びつくだけですよ」

**相関的な移動という問題は、航海の一般的状況で示される。夜中に勢いよく進んでいる船が、右舷のへさきから二〇度のところに明かりを見つけたとしよう。レーダーで見ると明かりのあるところに反応する目標（たぶん、べつの船）があり、現在地から一五キロほど離れていることがわかる。一五分後にも明かりはまだ右舷のへさきから二〇度のところにあるが、レーダーを見ると、こんどは八マイルしか離れていないことがわかる。二隻の船が現実にどれくらいのスピードで、どちらに向かっていようと、両方の相関的な移動は八ノットのスピードでたがいに直進しており、どちらかがコースかスピードを変えなければ大ごとになるだろう。数字はちがうが、飛ぶボールを追いかける外野手は、まったくおなじ問題にぶつかる。ただこのばあいは（グラブとボールの）衝突がなければ大ごとになるだろう。

の活動のタイミングを支配する体内時計の測定が完全でなければ、目標にあたるほど正確に投げられないということである。われわれが一歳未満の赤ん坊の通常の行動で学んだことに準拠すれば、体内時計は頭が支配されるまでセットされないか、あてにされることはない。そして、そのときがくれば時計のセットと測定は、子どものキャッチングゲームをふくむ活発な運動を通じて組織される。

セルジュ・ペルセリとオースティンはまた、単純な反復がパフォーマンスのいくつかの面を向上させるが、熟練したパフォーマンスには、それ以上のことが要求されるという点で一致する。どんなハイレベルの技能の進展も、よく設計された計画にあわせた反復という気のきいたリハーサルを必要とする。それはオースティンの観察のとおりである。

だれかに口でいうだけでは、アイデアは実行されないだろう。真実の理解には膨大な訓練と特別な訓練が要求される。これが障害にならないのは、多くの人が一般に注目するほどの結果もでないのに、運動技能の訓練に膨大な時間をかけるからである。[13]

セルジュは苦しい方法で勉強した。

いちばん辛かったのは、教えてくれる人がひとりもいなかったことで、そのため、ときには問題がますます技術的な解決を必要とするようになりました。なかにはすごく複雑な芸もあって、好きなだけジャッグラーを見ることはできるのですが、しぐさが早すぎてわからないんですよ。

オースティンは比較のために人工知能のモデルを使って、研究のなかで正式な教育の問題にとりくんだ。そして、つぎのような結論にたどりついた。

全体的なプログラムを変更するもっとも強力な技術は、手の問題で専門的なアドバイスができる専門家を訪ねることである。すぐれたアドバイスに気づく能力や、それを身につける能力は、運動をプログラミングする過程の決定的な部分になる。現在の理論ではアドバイス技術と、技能モデルと、さまざまなハイレベルの編集記事が、新しい運動プログラムの構成で支配的な役割をはたす。これらは現存する本来的に知的な活動であり、だから、いわゆる身体技能が広い意味で精神活動だという主張に結びつく[14]（傍点は筆者）。

つまり教師は途切れずに発達する技能のために、順番にマスターしなければならない要素を整理するベストの方法についての非常に重要な情報をもっている。かれらは穴ぼこのまわりを案内し、予測できる過ちの際限もないくり返しから救ってくれるだろう[15]。

それでは、すでに習得した技能を維持する訓練についてはどうだろうか。それが真実である理由については、だれにも明確な考えはないが、パフォーマンスの精度を極度に要求すると非常に高い維持コストがつきまとうように思われる。ペルセリの経験の説明からわかるのは、いいバイオリンのようにからだは調子を維持しなければならないことである。体内時計をあわせなおし、パフォーマンスの直前に筋肉（と目）を体内時計と完全に同調させる必要がある。

これほどの年月をかけたあとでも、まだうまくいかないことがあるからびっくりしますよ。ことによるとショーの一時間前か一時間半前になってさえ、準備運動以上のことができないんじゃないかと感じることがあります。身体的にも精神的にも、それ以上のことができないんじゃないかってね。でも準備運動をつづけてると、ゆっくりと少しずつよくなってきて、最後にふだんのレベルにもどります。最後に、そのレベルにいくんですよ。

幕の陰で準備運動をしますが、それが二〜三回ですむ日もありますね。そんな日は、はっきりと芸が見えて順調なんです。ときには一〇回やっても二〇回やっても、まだいいと思えない日もあります。一年前には、丸一週間も足の調子の悪いことがありましたよ。落としただけでなく、あやふやだったんです。いつも少しばかりの幸運を願わずにはおれませんでした。ぜんぜんコントロールできませんでしたね。

ぜんぶうまくいったショーのあとでも、ときどき五本のラケットを拾えないことがありますよ。きっと筋肉と緊張感が離れていくんでしょう。目も練習をつづけなければなりませんね。二〜三日練習をやめても、からだと腕には問題がないんですが、目はもういちど、ぜんぶを見ることに慣れる必要があります。目のことは、とてもとてもだいじです。

ジャッグル芸の技能を維持するために、目の「リハーサル」が必要だというもっともらしい事情に説明がつくのだろうか。人生の初期の手と目の調整の確立に触れたおりに、わたしはわざと頭自体が動くときの視覚的固定という問題をとりあげなかった。オースティンは（おなじくMITにいる）エミリオ・ビジィーの研究に触れている。ビジィーは目の運動がジャイロスコープのように作用する中耳の部分とのフィードバック・システムを介して、頭の運動を補正することを証明した。[16] ひょっとすると、このシステムがあまりにみごとに調整されているので、頻繁な再測定が必要になるのかもしれない。

ほかにも、おなじような可能性をもつ説明がある。現時点で極端に活発な研究分野は、運動の視覚的コントロールと関連する脳細胞と回路の機能の特殊化に関係する。たとえば脳細胞のなかには、特定の方向をもつか、特殊な速度の範囲内で動く光にしか反応しない細胞がある。つまり脳と目はまさにペルセリが口にして実行するように、速く動く物体を実際には「見すえ」ないで反応するか、追跡することができる。マルク・ジャヌローが指摘するように「こうした運動は網膜に映った目標の位置、目標と関係する目／手の位置、頭／からだの位置、腕／からだの位置、および腕の位置をコード化するためのメカニズムを必要とする」[17]。

ジャヌローは新著『行動の認知神経科学』で、いまではこの学問分野の研究者のあいだに定着している非常に重要な概念を検討する。一九六〇年代後半に具体化し始めたこの新しい概念化は、人間の視覚を視覚の定位機能と同定機能の分離を起源とする過程に支配されるものとして描きだす。ほとんどの動物が視覚を使用するのは（たいていは脅威か食事の接近を意味する）運動を検出し、運動システムに結びつけて、目標に関連する運動を方角的に適切にするためである。非常に古くからあるこの定位システムは、脊椎視覚系と呼ばれるものを構成する。そのおもな仕事は（ジャヌローが「移動にかかわる動的な形式」といった）運動の形状と呼ばれそうなものをつくりだすために、視覚的データを処理することにある。より高位の霊長類と人間では、このシステムは目標の単純な追跡と同定にとっても――その結果、腕と手は目標をさえぎるために動くことができる――物体と接触した直後に予想される仕事を完遂できるような手の事前の形成の先導にとっても、決定的に重要である。脊椎系のこの新しいモデルは「もはや運動の視覚的コード化のモダリティーでなく、運動の目的の表現様式に準拠」する。

人間の脊椎視覚系と腹部視覚系の機能上の区別ははっきり定義されていないが、腹部系の結びつきは新しいグリップの行動学的開発を特有の形式で支えることができるようなものであり、それが使えるようになったのは、尺骨の対置がヒト科の手に導入されたのちのことだった。腹部系では対象の色と表面的な特徴にかかわる情報が側頭葉の言語野にアクセスし、ジャヌローはこれを「意味の処理システム」――「対象の操作と同定と変換」にかかわる情報のチャンネル――と呼ぶ。[18] つまり、腹部系は対象の明確な特性の認知（または「ラベリング」）に依存する移動活動と視覚の高レベルの統合か、認知的に複雑な仕事をする能力に関係する正確な手と指のグリップと運動の事前のプランニングに参加する。この概念の魅力は手の技能の拡大するレパートリーに関連する、視覚の大きな下位区分に出現する特殊化を暗示することである。脊椎系は対象を方向づける運動のアプローチの段階に参加することが知られている。それはまた慣れた仕事にかかわる手の能力のための情報チャンネルとして作用するのかもしれない。それにたいして腹部系は、さらに詳細か正確な分類の入手に関心がある対象か、不慣れな物体の使用に関係する視覚的・感覚運動的情報に適したチャンネルになるのかもしれない。後頭皮質と側頭皮質を接続するこのチャンネルで運ばれる情報は、脳の認知と行動にかかわる生成装置の全体にアクセスし、つまり影響するのかもしれない。*

　理論家オースティンと実践家ペルセリのあいだの注目すべき、ちょっと驚くようなもうひとつの一致点は、ミスを犯す問題に関係するにちがいない。ペルセリは自分の上達ぶりを話したとき、つぎのようにいった。

> ぼくもずいぶん失敗しましたけど、最後になにかを学ぶときになると、失敗しないでできたばあいより二倍も学ぶことになるんです。だから、ぼくにとって失敗はいいことだってわかったんですよ。はじめはすごく辛かったんですが、いまではいいことになっています。

人はさらにさらに正確な運動をするようにすれば、直観的にいい訓練になると思うかもしれない。つまり、いつもおなじ高さで正確にボールをトスするということである。しかし、この種の訓練はどうしてもジャッグラーの進歩をきびしく制限することになるので、大きな誤りであることがはっきりしている。長くつづく完全なトスを期待して組み立てられた柔軟性のない課題では、投げあげる物体がそれると深い傷になる。オースティンは初心者にありがちな欠陥をもつこの戦略を「ある高さに熱中する戦略」といっている。この問題では「トスの高さが少しずれると、期待された位置と実際の位置の不一致で、パターンがよく混乱してミスにつながる十分な理由になる」とかれはいう。オースティンは「予防薬」として学生に特定の実技のあいだに、広い範囲の高さをとりまぜて投げさせることを提案する。かれはまた、つぎのように主張する。「ジャッグルの上達のかげには、たいていエラーのさらに垢ぬけた補正がふくまれる。これは計算の理論家たちにとってさえ、じつに驚くべきことにちがいない」[19]

いいかえれば上達というのは、間違ったときに手を打つレパートリーがふえるということである。ペルセリはそれに心から深く同意する。

過ちは自分のしてることのほんの一部だってことがわかりますよ。おなじ箇所では、絶対にミス

＊手の運動の神経制御にかかわる研究技術では、人間と人間でない霊長類は大きくちがうので、直接的な比較ができないことを理解する必要がある。より完全な議論として、ジャヌロー（一九九七年、とくに三章と五章）を参照。手の運動にかかわる脳活動の研究の革新的なひとつの方法である陽電子放射断層撮影法では、脳は個々の指の運動のコントロールで、どれほどの計算上の要求を強いられるかが示される。UCLAの医学部で、スコット・グラフトン、ジョン・マツィオッタ、ロジャー・ウッズ、マイケル・フェルプスが示したのは、コンピュータの画面で動くドットを一本の指で追跡するという「単純な」作業が、感覚運動皮質の主要部分と前小脳を活性化することだった。補助的な運動皮質の活性化パターンは、被験者に運動の準備をする時間があるときに、いっそう高くなりさえした。以下を参照。"Human Functional Anatomy of Visually Guided Finger Movements," *Brain* 115(1992): 565-87.

を犯しません。おなじ芸のなかでミスをしても、それはちがう瞬間におきるんです。ぼくはこの何年もの練習のあいだ、正確におなじ瞬間に落としたことはいちどもありません。いつも状況がちがうので、ちがう対処法が必要になります。ミスはジャッグル芸の大きな部分だし、想像以上に落としますから、それに対応する必要があるんです。

ペルセリは運動技能の基本が――ボールのトスと交換の技のマスターが――たやすい部分であることを明らかにする。かれはそのレベルで知る必要があることを学びとるのに、せいぜいで三〇分しかかからなかった。しかし、それからハードワーク、思考、追加、削除、大成功、失望というさらにべつの一〇年間を費やした。そのあとのかれは確実だと知った地点、技術的に熟練したというだけでなく、非常に興味をそそることをしているとわかる地点に到達した。そのときになってはじめていったのは「文句なしだ。これでいい。気にいったよ」ということだった。

ペルセリはこんどはジャッグル芸に興味をもつようになった経緯、独習した方法、現実の世界にでる準備のための経験の活用法、技能の維持の仕方を説明した。わたしの最後の質問は、どうしても演技者としてのかれ自身の創意工夫の処理方法にならざるをえなかった。それはパフォーマンスのアイデアがどこからくるのか、そしてアイデアはどのようにして演技に結びつくのかということだった。

ジャッグル芸は実際にはだれが考えついたものでもなく、ほとんどが訓練から生まれてきたんです。日に七時間の訓練をすれば、思いつくことは、なんでもやってみようという気分になりますよ。なんでもやってみるだけです。なにを実験してるのか――試しているだけで――実際には気にならないんですよ。

でも、ほんとうに好きなのは芸でなく、ぜんぶを組み立てることなんですね。することが変わるわけではないんですけど、毎年、どれくらいうまくなったかわかります。そして、そんなことがおきるのは、なにかむずかしいことを演技にとりいれたからでなくて、まさに適切な方法で――自分だけでなく観客をもっと喜ばせる方法で――演技になにかをとりいれたからですよ。わたしは自分が見たかった演技を、なんとかしてやろうとしているだけなんです。

セルジュ・ペルセリ、ハワード・オースティン、マルク・ジャヌローの大きな手助けをえて、ジャッグルはわれわれを神経科学研究のフロンティアに直接的に結びつけた。それはまたわれわれを、人間の教育の前提に対決させる。教育はあまりに深く教育理論と実践に組みこまれているので、ほとんど批判的に検討されることがない。それは知能が純粋に精神的現象であり、心はからだを関与させずに教育されるという前提を問題視するよう要求する。たしかにペルセリの説明のように、ジャッグル芸の学び方は極度に興味深い方法で、からだと心の二分法に挑戦する。

6章 過去のグリップ

父親は子どものもっとも幼い時期からいちはやく、直観的に抵抗と自立の中心部を補強する粗雑さ、厳格さを体験させる。まったくの幼児に、すぐれた随意神経節の摩擦活動と自立活動を開始させ、よりのちに人生そのものとなる自立をうながす最初のインパルスをあたえるのは、たいてい父親の荒々しく厳格な存在であり、声の振動である。

D・H・ローレンス[1]

デイヴィド・ホール牧師は現在、カリフォルニア州北部にあるシャスタ山の近くに住んでいる。かれはまた大工とハンターのほかに、無傷のままりっぱに引退したロッククライマーである。デイヴィドはわたしがこれまでに会った、はじめての本物の存命中のロッククライマーであり、最初のインタビューのきっかけになったのはその体験だった。わたしは——一〇年にわたる音楽家の手の治療に関連する生体力学を理解したあと——手がロッククライミングとピアノの演奏のような、まったくちがうふたつの作業をたくみにこなした方法を知りたかった。そこで本気で求めたのが手のストーリーだったのである。

ピアニストについて考えてみよう。鍵盤におく手の最適のポーズは非常にゆるやかな曲線になる。それはちょうどリラックスした腕がからだのわきにさがるときの手か、バスケットボールにのせて休んでいる手のように見えるだろう。打鍵は理想的には指のつけ根の指関節の支点からおこなわれ、指自体のふたつの関節の屈曲は最小限に維持される必要がある。ピアニストにはタッチと呼ばれるものを発達させることがもっとも重要な問題になる。つまりピアニストの経歴では、鍵盤、ハンマー、弦から音楽的なニュアンスを引きだせる手をもつかどうかで、かれや彼女の風評に完全な浮き沈みが生じることがある。タッチ——指の天分——はピアニストの死活を規制する。

ロッククライマーのばあい、生死はおなじく指に依存するが、理由はちがうし方法もまったくちがう。ここで要求される技能は把握力であり、とくに指の関節をまげて全体重の牽引力に対抗する位置で関節を維持する能力になる。ピアノの音をだすに十分なだけ鍵盤を押しさげるときに必要な力は一オンス〔約八五グラム〕（一ポンド〔約四五三グラム〕の一〇分の一では少し不足する）以下で、三本指でつかまるロッククライマーの指の腹を通じて伝達される力は一平方インチ〔約二・五四平方センチメートル〕あたり約八〇ポンドである。音楽の早いパッセージでは、指は秒速二〇回近い打鍵率で連続的に鍵盤を押すかもしれない。それと対照的に推測できるのは、クライマーが手と腕に不安を感じて眼下の渓谷の美しさから注意をそらすまでに、一平方インチあたり八〇ポンドの重量を四〇秒間維持する必要があるかもしれないということである。だから——そして、わたしが一点をおおげさにしているだけだということを理解いただきたい——とりあえずおおまかな概算をすれば、この対照的な作業の時間と力はパフォーマンスのスケールの両端で調整されており、その大きさは八〇〇係数もちがってくる。このようなパフォーマンスの範囲が、どのようにしておなじ前肢に組みこまれるのだろうか。

ロッククライミングとピアノ演奏は、少なくとも理論上は正確におなじ身体器官を使って遂行される。

もちろん現実には、さまざまな発達と訓練で構成された生得的な解剖学的変異の組みあわせ効果があるので、本格的なピアニストと本格的なロッククライマーは大きくちがう手をもつことになる。本格的なクラシック音楽のピアニストのあいだでは、ギターをひくことさえ手を容認できない障害にさらす危険性があると見られている。さらに悪いことには、鍵盤技術のよどみのなさを阻害するしぐさを身につける危険性があるというのである。

デイヴィドはワシントン州東部のコルファックスという小さな町で成長した。両親は町から三〇キロほど離れた小さな農場の家で六人の子どもたちを育てた。父親はテネシー州から幌馬車隊で移住し、コルファックス近郊にホームステッド法〔五年間定住した西部の入植者に公有地を約六五ヘクタール払いさげた一八六二年の連邦立法〕にもとづいて定住した家族のなかで大きくなった。「かれらは開拓者だったんです、とてもタフなね」。そして、デイヴィドはその鋳型にぴったりだった。かれは少年のころからでさえ人並み以上の身体的傾向を示した。

> ぼくがまだ歩けないうちから、兄はいつも自分にできないことをさせようとけしかけました。母は歩けもしないぼくが高いところにいるのを見つけて、肝をつぶす思いをした話をしますね。生後八か月か九か月ごろには、鏡台のてっぺんまでのぼることができました。歩けないのになんとかして、たんすによじのぼることもできたんです。だれもできないのに、ぼくにいつもできたことのひとつは、五、六階の高さがあるうちの納屋の壁をよじのぼることでした。七歳ごろには手を使って、一二メートルから一五メートルくらいあった干し草置き場の屋根までのぼってました。鳥の巣なんかを見つけにいってたんですよ。
>
> ぼくの手は異常に強かったんだと思います。小学校では、やせた小柄な子どもでしたが、腕は太かったんです。あるとき図書館でテーブルに腕をのせていたら、司書の先生が「あなた、ポパイ

そっくりじゃない！」といったことがありますよ。きたえようとして、なにか特別のことをしたわけじゃないのに、前腕がいつも過剰発達してたんだと思いますね。
遺伝的なものでしょう――からだの大きさにくらべて、腕と手にすごい力があるたちなんです。上半身は細いし足も細いのに、この腕と手は強いんですよ。公園にいくと、父がきまって懸垂《けんすい》をしたのをおぼえてます。ぼくらは二本の腕でしてるのに、父は片手でやってましたね。父のように片手で懸垂できるようになるのが目標でした。

デイヴィドの父親は力が強いだけでなかった。一族のほかの開拓者とおなじようにタフだったのである。

父は鎮痛剤を使ったことがありませんでした――そんなものは弱さのしるしだから、いらないというんです。歯をぬくか、虫歯の穴を埋めるかしたとしますよね――そんなときも鎮痛剤を使わないんです。あるとき、父がドリルで手に穴をあけたのを見てました――一センチちょっとの穴でしたね。ドリルをぬいた父は手にタオルをまいて、予定どおり仕事を終えました。ぼくは物心ついたはじめから、こういう極端な環境で育ったんです。

デイヴィドの母親はまったくちがう家系の出身だった。

母の家系はもっとアカデミックでした。祖母は修士号をもって、インドで英語を教えてました。母は一六歳で父と結婚したんです。最初の子どもを亡くしましたが、四人めのいちばんしたの弟を生んだときは二〇歳でした。だから、はじめっから荒っぽかったんですね。

教育にたいする家族の姿勢の違いは、両親の結婚当初、大きな不和のタネにならなかった。しかしデイヴィドが一〇歳になるかなりまえから、母親はしだいに孤独感と満たされない思いをもちはじめていた。父親がアイダホ州に小さな農場を買ったころ、結婚生活は急速な下降線をたどりはじめた。

父には大きなチャンスだと思われたんですが、うまくいきませんでした。ひどい冷害の冬が二年つづいて、とうとう農場を手放しました。それが両親の関係に大きなトラウマになって、ちょっと大きすぎたのだと思います。ある年の冬――一九六八年だったと思いますが――三週間通して雪が降りつづいたことがありました。あまりにひどすぎたので、母はとうとう参ってしまったんです。母は口数が多くて、父は無口でした。責めたてられた父は抑えがきかないほどになりましたね。かれは生涯、酒に手をだしませんでしたが、そういう状況では、かんしゃくと怒りがひどくなりました。

一家はコルファックスにもどり、両親は離婚した。デイヴィドは高校生活のあいだ鬱屈《うっくつ》した思いをもちつづけた。まわりでかれの困惑に気づいた人はほとんどいなかったと思われる。たしかに一〇代のかれは成長しつづけ、数多くの成功をおさめた。子どものころから熱心な犬小屋のつくり手だったかれは、農場の機械設備のメンテナンスに強い関心をもつ生徒だった。高校二年のときまでに、ほかの人の家で木工家具をつくってすえつけた。デイヴィドはまた高校と大学でレスリングの選手だった。自分をおなじウエイトのクラスのレスリング選手ほど力があると思わなかったが、不利な点をうまくおぎなった。

高校時代のレスリングでだれかに手を触れるとき、最初の接触で相手に強力なメッセージを送って、こちらに勝てないと気づかせる理論をあみだしました。手で相手に負けないと伝えられれば、精神的に負かすことができるだろうと考えたんです。相手のヘッドギアにちょっと手をのばし、頭にすばやく小さな一発を見舞うことも学びました。たいしたことだと思えないんですが、調子を狂わすには十分でした。そして、いつも相手を怒らせましたよ。

ほかによく使ったのは相手の頭に手をのばし、首のうしろをつかむ技——ぼくらは金縛りって呼んでましたけど——でした。首をつかむと同時に、ひじが相手の胸骨にぶつかるんです。ゴツンって！　それがインパクトになります。なにも見えないでしょうけど、すごく強い挨拶になるんですね。それに首をつかんだときに、ふつうは相手の頭を頭同士がぶつかるほど手前に引っぱります。激しい頭突きをくわすつもりじゃないんですが、「気をつけたほうがいいぜ」というようなインパクトをあたえます。だから相手は耳と、胸のまんなかと、頭のまんなかでぼくのメッセージを受けとるわけですよ。そうすると、始まるまえから冷静さを失っちゃうんですね。

ぼくにべつの身体的特徴があるか、もっと強いか動きが早いかすれば、そんなふうにはしなかったでしょう——でも、そうじゃなかったんですね。ぼくには手がありましたし、平静さがありました。それに精神的・心理的な鋭さがあったんですね。

デイヴィドは農場で育ったので、動物とかなりな接触をもつ生活だったことは驚くにあたらない。

ぼくはウマを育ててましたし、ウマとの関係の多くは手を通じて生じるんです。小型のアパルーサ種を飼っていて、それが生んだ数頭の子ウマを育てました。手でさわったり、近づいて手で誘導したりしたことをおぼえてますよ。ウマと仕事をするときは、手でウマの全体をコントロールします。ウマの飼育家は「軽い手」をもつ人たちという表現をしますよね。じつに繊細な手でウマを誘導し、交信することができるんです。さんざん笞でぶったり、どなったりするより、手を使うか接触したほうが信頼関係を築けますよ。手には恐ろしい力がありますね。[2]

デイヴィドはいまでは、この時期の暗い面もずっとらくに話せるようになっている。その時代を再現し分析するには、とても長い時間がかかったという。

いまになって気づくのは、一二歳のころのぼくの生活に死の願望があったことです。一七か一八歳になるまで、この辛さを処理できませんでした。父もときどき、苦しみつづけるよりは、おしまいにしたほうがらくだと感じていたと思います。ぼくにできるただひとつの方法は危険に身をさらすことで、どうしても死ななきゃならないほど自分を追いつめることでした。でも、できそうなことをなんでもやっている過程で、できないことがほとんどないのに気づきました。なんでもできると思うようになったんです。

　高校の高学年になってから旅行やキャンプにいくようになり、なにも考えずに岩に向かってのぼってました。友だちがのぼろうと思いもしないのに、ぼくはルートを見つけてはのぼってたんです。危険を冒そうと思ってたわけじゃないんですが、ぼくの行動は友だちをすごく怖がらせましたね。

デイヴィドは大学でより正式のロッククライミングを学び、数多くのハンティングや、ハイキングや、バックパックを背負った登山をした。サマーキャンプで働くのは、とくに楽しいと感じた経験だった。

非行少年をつれて、ずいぶんバックパックを背負った登山をしましたね。投獄されていた子どもたちのグループとシエラネヴァダ山脈にのぼったこともあります。若い人たちに新しい環境で新しい経験をさせるのが好きでした。あれやこれや——手の使用、新しい技能の紹介、ロッククライミングと洞窟探検、テントの設営と料理をふくむキャンプの技能——を考えると、子どもたちの内側に眠っていたものを目ざめさせていたのはたしかですね。かれらは両親や社会から食事をあたえられ、甘やかされてました。自分の衣類を洗ったことも食事の準備をしたこともなく、満足感をおぼえるようななにかをしたことがなかったんです。だからぼくは手を通じて、かれらになにができるのか、自分がどんな人間なのかを考えさせるために働きましたよ。

デイヴィドの手の技能の発達をより以上に理解するには、人間の把握力——岩壁にしがみつくのに現実に必要とされるもの——について知らなければならない。

ジョン・ネイピアは一九五六年に、手の機能と手の障害の結果を臨床的に評価する方法の簡略化を目的とした論考で、「力強いグリップ」と「正確なグリップ」という用語を導入した。かれが最初に区別したのは「ものをつかめる」運動と「ものをつかめない」運動だった。* ものをつかめる運動とは、ある物体の部分か全体を手におさめる運動のことであり、ものをつかめない運動とは、手や指がその物体を扱うことができても、つかめない運動のことである。髪をブラシでとくのは前者の一例になり、パソコンをうったり、ピアノをひいたりするのは後者の実例になる。

ものをつかめる運動に焦点をしぼったネイピアは、手のひらを支えに使って保有するポーズを力強いグリップと定義した。四本の指に対置する親指を組みあわせて使うそれ以外のグリップは、正確なグリップと命名された。[3] ネイピアが気づいたのは、人間のばあいグリップを決めるのは道具でなく、課業だということだった。手にもつ物体の形状に関係なく、意図的な使用が運動の力と規模の大きさ（つまり力と正確さ）の期待範囲を自動的に規定する。グリップのポーズは少しも偶発的ではない。それは実際には、課業の生体力学的要求にたいする神経学的準備の高度に正確な表示である。[4] たとえばハンマーの速く力強いスイングでは、柄を握る四本の指と親指に最大の圧力が要求され、指は柄を手のひらに固定するために握りしめる必要がある。ひとたびスイング運動が始まれば、手のなかのハンマーの運動の微調整より、皮膚と柄のあいだのスリップを減少させるほうにハンマーの感覚的チェックが要求される。[5]

力強いグリップでハンマーをコントロールするのが小さな問題でないことがわかる。ジャヌローはつぎのようにいう。

物体を持ちあげることには一連の調整事象がふくまれており、そこでは把握力（物体をつかむこと）と負荷力（物体を持ちあげること）が同時進行で変化する。把握力／負荷力の比率はスリップの比率をこえなければならないし、スリップの比率自体は皮膚と物体の表面の摩擦係数で決定される。把握力の正確さにたいする予想メカニズムと反射的調整の役割については、幅広く研究されてきた。把握力の適応的変化は触覚の求心性の信号に強く依存するように思われる。[6]

＊「理解 prehension」という言葉は、「つかむ」を意味するラテン語に由来する。

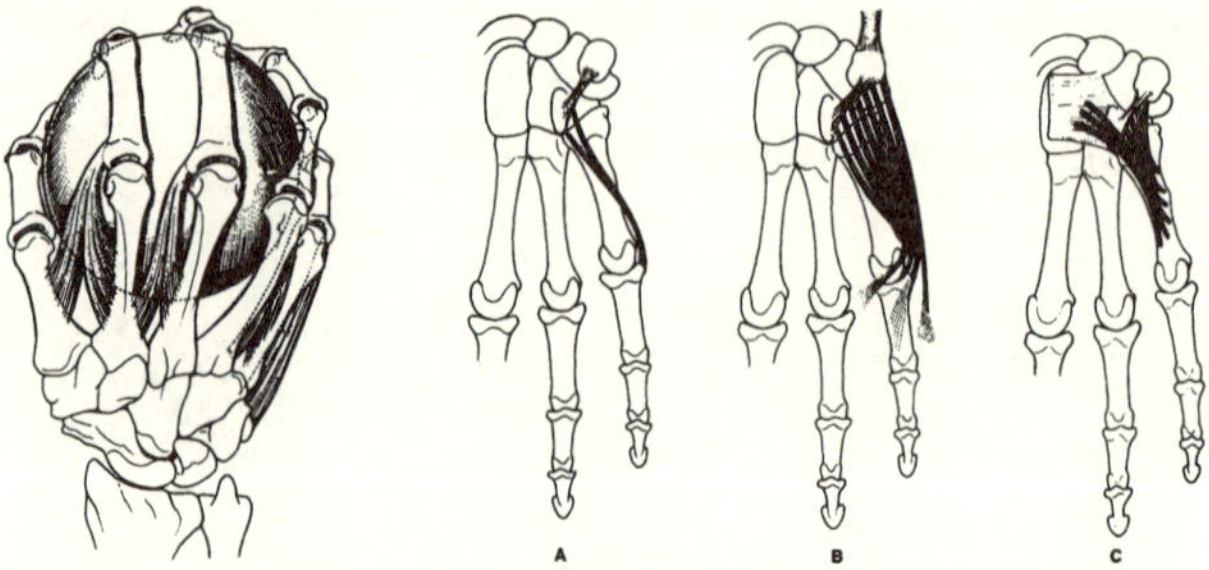

図6－1　大きな球体に適応する手の能力は，小さいが強力な手の内筋の作用の一部によっており，内筋がアーチを維持する支えとなる。左端；甲側から見た右手は，背側の骨間関係を示す。右図A，B，Cは手のひら側から見た右手で，尺骨の内筋を示す。これらの筋肉は尺骨の対置にとって重要であり，斜め方向に握りしめるグリップに作用する。

オハイオ州のクリーヴランドにあるケースウェスタンリザーブ大学のチャールズ・ロングと同僚たちは、一九七〇年にさまざまな手を使う課業で、手と前腕の筋肉活動の網羅的な筋電計のマッピングを実行した。そこにはまた、ハンマーの一撃で腕を振りあげる行動もふくまれた。実質的には力強いグリップのあらゆる事例で前腕のすべての筋肉が活性化し、課業の特色にあわせて軽い変化が生じただけだった。手自体のなかにある筋肉——内筋——の活性化のパターンは、特殊な課業でかなり変化した。[7]

さらにわれわれが考えなければならない、もうひとつの一連の興味深い重要な発見があった。それは歩くまえに家具によじのぼったことをおぼえていた少年の前例のない早熟ぶりを連想させる。ストックホルムにあるカロリンスカ研究所のH・フォルスベルクと同僚たちは、一九九一～九五年のあいだに発表した一連の論文で、子どもの正確なグリップの発達を報告した。これらのなかのもっとも最近の論文では、摩擦力と関連してグリップをコントロールする能力（すでにジャヌローが説明したような問題）の成熟の研究が報告された。かれらが気づいたのは摩擦にたいする適応が二歳で発達しはじめるが、それがゆっくり進行することだった。この適応は過度の把握力の使用、つまり持ちあげる行動に「高い安全限界収益点」をあたえることで補償される（このことは本書の2章の「表示」の議論に結びつく）。

予測できないことがつづくと、もっとも幼い子どもたちには予想コントロールが欠如する。これは摩擦の感覚表示の未熟さと、摩擦特性にかかわる感覚運動記憶の情報をストックし／または検索する能力の未熟さを示すのかもしれない。そのような子どもたちは摩擦条件に関連して有効な記憶表示を確立するまでに、どうやらなんども持ちあげなければならないらしい。これはいちど持ちあげればすむ成人と対照的である。[8]

デイヴィドが二歳になるまえに、実際に手でおこなったことについては確実でない。しかし、かれが歩けるまえに鏡台のてっぺんまでからだを持ちあげたとすれば、把握力／負荷力の比率の安全限界収益点を増大させる大きな能力をもっていたにちがいない。*

手のひらも親指も必要としない力強いグリップの一形式がある。それはいわゆるフックグリップと呼ばれる、ブリーフケースやスーツケースを持ち歩くすべての人になじみ深い形式である。それはブラキエーションに使われた一般的なグリップなので、ものをつかめる力強いグリップの未分化のバージョンをあらわすのかもしれない。のちにこれに親指と尺骨対置の洗練がくわわったのだろう。デイヴィドがふたたび裏づけたのは、人間はもはやこの移動様式を使わなくなったのに、ロッククライマーがこの技

＊デイヴィドはまた開拓者の先祖から物語作家の才能を継承したかもしれないが、わたしはこの点については、かれの真実性を疑うべきでないと考える。ここにある親にたいする実践的教訓は有用なように思われる。小さな男の子がミルクのはいったコップを落としたら、喜ばなければならない。その子は不器用なのでなく、測定しようとしているのである！

術を再現できることだった。

> ロッククライミングで使える指をかける場所には、二種類のものがありますよ。突出したこぶと、割れ目かフィンガージャムのことで、こぶは足がかりになることもありますね。割れ目かこぶにしがみついて、よじのぼるためには、たいていそこで体重を「持ちあげ」なくてはなりません。ぼくらはドアを使って練習しました。ほかの人の家にいって――自分の体重を支えられるくらい頑丈かどうかを調べるために――ドアのかまちをテストしたことをおぼえてますよ。それから指の強さを維持するために、懸垂をするわけです。[9]

われわれが計算できたところでは、セルジュ・ペルセリはショーで働いた年月を通じて何千時間もジャッグル芸をした。左腕の「筋肉の発達」が弱いという理由から、背中のほうで、左腕を使ってジャッグル芸をするほうがやりやすいというかれの発見は注目に値する。かれは何年にもわたって長時間の訓練をしたが、結果として筋肉の量がふえるとか力が増大したという傾向はまったく見られなかった。訓練が増大させたのは運動のなめらかさと多様さであり、演技の流れのなかで悪いトスをするか「落とすかした」ときに、それを解消する手ぎわのよさだった。

デイヴィド・ホールはロッククライマーとして、べつの課業に対面した。かれはテニスのラケットを投げあげてキャッチすることでなく、指に体重をかけてぶらさがり、ときには片手の指だけでからだを持ちあげた。前腕と手の筋肉をきたえたが、それは力をつけるためだった。それでも腕と手と、筋肉と運動の発達に集中したふたりの男性の訓練は、べつべつの進路をとった。早くて反復性のある正確なタイミングの運動を求めたセルジュにたいして、デイヴィドは維持する力を求めたのである。

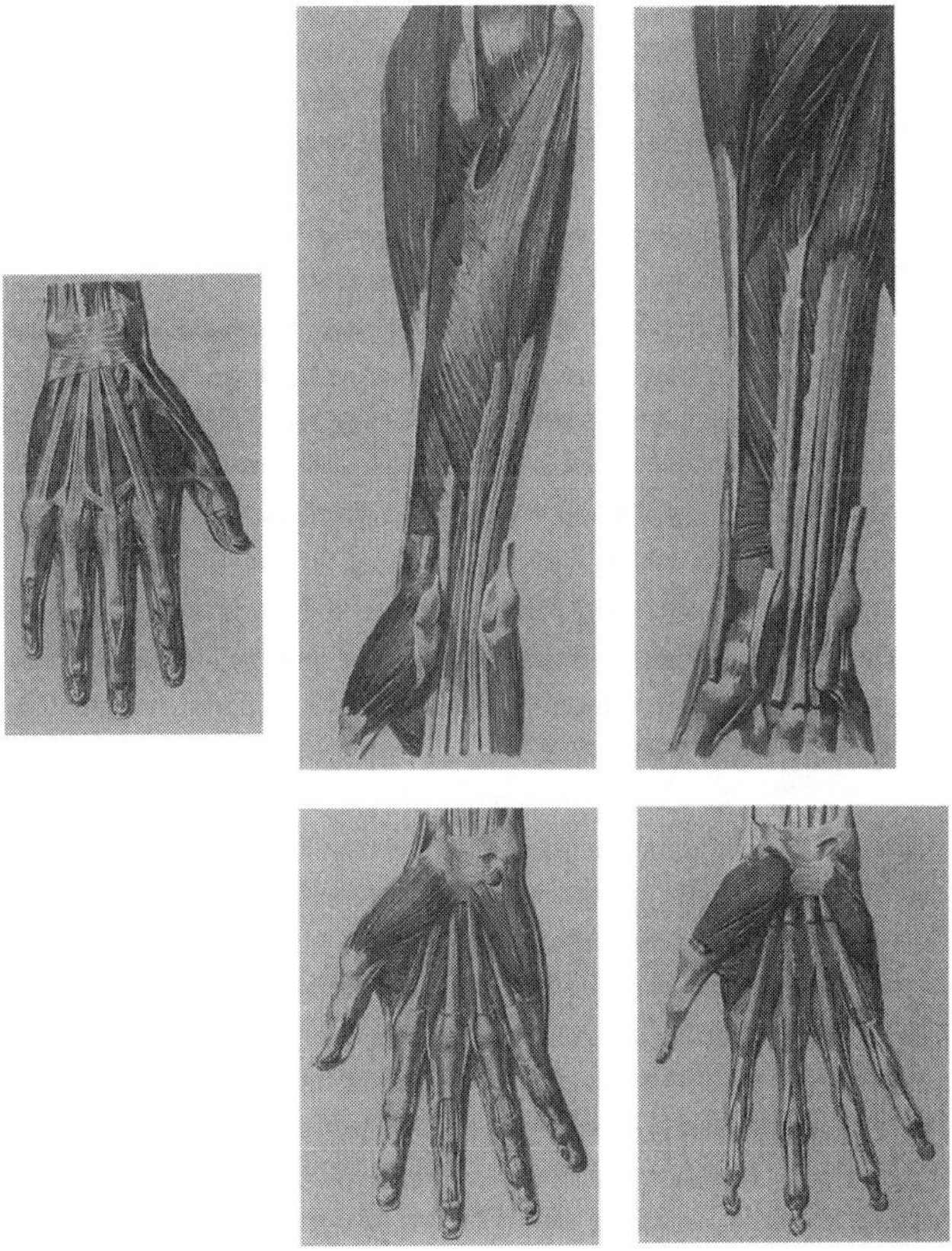

図6－2　前腕，手，親指の筋肉（手のひら側）。前腕の屈筋側にある二層の筋肉は，手根隧道という手首の狭い通路をとおって手に結びつく。**上中**；屈筋の表層。**下中**；手にのびた屈筋の腱。**上右と下右**；屈筋の深層と手にのびた屈筋の腱。**上左**；手の甲側。伸筋の腱と内筋（図6-1参照）。これらの筋肉の機能と相互作用は非常に複雑であり，すべては力強いグリップと正確なグリップに関係し，それらの能力は訓練の結果に高度に支配される。（ウェルナー・シュパルテホルツ『人間の解剖学のハンドアトラス』1923）

子どものころのデイヴィドは、身体的・心理的苦痛を無視しようと自覚した。たしかに父親のストイシズムがほぼ確実に結婚の破綻の原因になったし、家族の全員を苦しみのどん底に追いこんだのである。デイヴィドはその苦しみを認め、反応し、解決するのに何年も必要とした。ティーンエージャーだったデイヴィドのロッククライミングには隠された意味があり、のちにかれはそれを死の願望として認識した。結局のところ、かれは若者の相談相手と聖職者としてロッククライミングをし、ほかの人たちが力をつけ、生活上の不安を克服する手助けをした。最初は子どものころの遊びとして表現された生得的な身体能力の変化が、思春期に怒りと無力さの表現の力強い脈絡になり、最終的に若い人たちに人生について教える触媒になったのである。ここでは「ただの」身体的関心が成熟を迎え、非常に重要な知的・心理的過程に統合された。

また友人や対戦相手やウマにさえ、力と信頼と優しさを伝えるデイヴィドの手の使用についてはどうだろうか。かれはこのじつに直接的な交信手段をだれから聞いたわけでもなかったし、応用方法や改良方法でレッスンを受けたこともなかった。それにいったん気づいたかれは、思慮深いだけでなく創意にとむ観察者として手の意味論の独自の個人的な辞書をつくりあげたのだった。

われわれはのちに育児と子どもの教育にたいする社会戦略をとりあげるが、デイヴィドの話はこの戦略にかかわる問題を先どりする。現代の親は強迫ではないにしても、子どもをできるだけ早く特定の方向に進めることに関心をもつ傾向がある。他人を追いこすのがアメリカ人の生活の新しい目的なら、子どもにほかの子どもを追いこさせるのが象徴的な当然の結果になるだろう。適切なおもちゃや適切な就学前活動や、あれこれするのに多くの時間をかけ、なんとかパブリックスクール制のタイムテーブルを打ち負かそうとする。われわれはデイヴィドで、より昔の教育モデルを理解する。それは直接的な生活状態に根ざした、自己依存と創意工夫に報いる非常に豊かなモデルだった。デイヴィドは開放型の「農作業」で、実生活の要求（と現実の困窮）に備える計画がおおざっぱに組み立てられる環境で成長した。そこでは幼い子どもにとって多くの分岐点と、多くの予測できない経験と、生来的な好奇心にもとづく興味を探索し追求する多くの機会があった。このモデルは時代遅れだろうか。

そして、われわれはプロローグで提起した問題にもどることになる。遺伝は性やサイズや色あいという身体的表現だけでなく、特定の身体技能に重要な特殊な筋肉群の優先的な発達をも支配するのだろうか。デイヴィドが歩くまえに鏡台のてっぺんによじのぼることができたのは、ただの発育上の逸脱だろうか。それとも神経筋の「事前の配線」が、特殊なグリップと運動の共働作用で強化された潜在能力に準拠する優先作業面で、運動技能の青写真を表現したのだろうか。力強いグリップが遺伝の個人的パッケージだったせいか、たんに「ポパイ」の腕がミルクのバケツでつくられたせいかで、デイヴィドはロッククライミングと大工仕事に傾斜したのだろうか。

われわれはアントン・バッハライトナーやセルジュ・ペルセリとおなじく、デイヴィドの話で生活のなかに見られる自己の漸進的変化を思いだす。からだと精神が一体化するこの神秘的な過程では、個人の成長と学習という独特の主題が厳然として主張される。われわれの進路には、つねに苦難——と好機——があるだろう。だから進路の途上で、それぞれに自己のジャッグル行為を完成しなければならない。それは古いものと新しいものを——家族と部族の日常業務で満たされ、少数の即興ナンバーで味つけされたホモ・サピエンス・サピエンスのレパートリーをベースにしてスタンダードナンバーを——ミックスする行為だろう。人類にとって生きるという「行為」は、しだいに予測できない変換的な新しい行動の不可避的な発生を意味するようになった。遊戯を愛し、はてしない実践を通じて方法の理解を先鋭化し、なにか思いつくことを試みるような生物を考えれば、新しい技能か新しい技能の組みあわせが定期的に考案されるだろうと期待せざるをえない。また、それらの有用性が証明され、ほかの同属に教えること（または、あるべつの方法で伝えること）ができれば、レパートリーの一部になるだろうと期待しなければならない。

7章 二四カラットの親指

手は上肢に重要性と独創性をあたえる。
ラウル・テュビアナ 1

親指の運動は手にできるすべての熟練した手順の基礎となる。
ジョン・ネイピア 2

とくに人間の手は、霊長類の祖先の手とどこがちがうのだろうか。現代のロッククライマーを生んだ古代の青写真の存在と、持続的影響力を認めることはそう困難ではない。しかし人形遣いやジャッグラーと、外科医やエンジンの製作技術はどこに由来するのだろう。熟練した活動家たちは人類の来歴も、人類が現在の位置を占めるのに必要だった条件も、したいと望んだことも知っていない。霊長類の進化はこのような熟練した活動家の多彩なリストを、どのようにして産出できたのだろうか。

この疑問にたいする進化論者の答えは明白であり、どのような例外も存在しない。つまり、われわれに共通する遺伝プログラムの完全な状態に、間断なく見られた変異の連続が数えきれない期間にわたって作用し、その変異の連続がわれわれのすべてに、この生活の余地を開いたというのである。また、環境条件はときとともに予測不能な変動を見せる。そのときに適応度を介した選択が原動力となって、無作為な遺伝上の突然変異を長期的に大きく成功する生存戦略に変えるという。[3]

新しい手と、その手に調和する新しい脳の受容に関連する人類の運命に驚くべき変化がおきたと仮定すれば、（3章で論じた）人類学者の答えの生々しい衝撃は脚注のような性格を帯びるだろう。人間の手と類人猿の手を区別する特徴はほとんど感じとれないほどであり、実際にごく最近になって解剖学者が認めた程度である。人間の手の使用が動物界にあてはまらないことには議論の余地がなかった。しかし、人間の手の設計*になにか特別なものがあるとは、だれひとり考えなかったのである。

「われわれは人間の手に道具としてのあらゆる仕上がりの完成を見る」[4]といったサー・チャールズ・ベルは、手の構造と機能にかかわる近代的研究の舞台を設定した。フレデリック・ウッド・ジョーンズは一〇〇年後に、手の力と多用途性の真実の説明は脳に見いだされるにちがいないと明言した。「完全なのは手でなく、手の運動が呼びさまし、共・調整し、コントロールした神経メカニズムの全体である」[5]ジョーンズは脳については正しかったが、手については誤っていた。一九八九年に、解剖学者のO・J・ルイスはつぎのように説明した。

> 解剖学者は一般に人間の手を原始的だと考える。しかし、手は十分な特徴をもつし、手の特徴は繊細な操作器官として特殊化した手の役割とりっぱに調和する。人間が出現するには、手のつかむレパートリーを拡大する進展があったにちがいない。[6]

解剖学者と人類学者は「手のつかむレパートリー」で、小さな解剖学的変異がはたした決定的な役割を高く評価した。たしかにそれまで、人間の手の明確な特徴の重要性は注目されなかった。もっともなことだが、それ以前のストーリーは親指をめぐって終始した。それはジョン・ネイピアがいったとおりである。

六〇〇〇万年前には、親指は独立した運動のできないただ一本の指にすぎなかった。親指がなければ、手は進化の六〇〇〇万年前の時代にもどることになる。それほど目だたない霊長類の背景から人類が出現するには、拇指《ぼし》対向性は重要だった。[7]

しかし現実に、親指の過去を最初に検討したのはネイピアだった。かれの霊長類の手の構造と機能の関係にかかわる画期的研究は、進化する霊長類の行動でグリップがはたした決定的重要性に人類学者の注意を向けた。ドナルド・ジョハンソンとオーウェン・ラヴジョイ〔人類学者、ケント州立大学教授〕が早い時期にルーシーの腕に関心をもったのは、ネイピアの影響力の反映だった。ラヴジョイははじめてこの標本を見たとき、つぎのように書きとめた。

それは完全に対置する人間の親指をもっていたとはいえ、親指のつけ根の筋肉は小さかったように思われる。親指とほかの指のあいだの正確なグリップではすぐれていただろうが、親指と手全体

＊進化にかかわる本格的な議論では、「設計」という用語はスローガンである。ダーウィン以前に著作を執筆したベルは、人間の手の条件が人間の外部に通じる知性の証拠であり、人間の言葉でいえば人間は設計の「匿名の作家」だと完全に明確にいいきった。リチャード・ドーキンスは『盲目の時計職人』〔中嶋康裕他訳／日高敏隆監修、早川書房〕のなかで、またダニエル・デネットは『ダーウィンの危険な思想——生命の意味と進化』〔山口泰司監訳／石川幹人他訳、青土社〕のなかで、それぞれ設計に対立するケースを論じている。

が関係する力強いグリップは弱かっただろう。[8]

ネイピアは正確なグリップと力強いグリップの画期的な研究で、操作的な手の運動は恣意的なものでなく、すべての運動の生体力学的・神経生理学的制約にたいする連続的で統合的な解決を完結するために演出されたものだと立証した。かれのモデルはこうした運動の身体的合理性を明らかにしただけでなかった。かれが示したのは運動のポーズ、力、速度、持続性、軌道に巨大な変動性があっても、根底にあるコントロールの原則は単純で優雅だったということだった。

この原則の発見は実際にはたいへん重要だった。それがいかに重要だったかを、ネイピア——か、この問題を考えたほかのだれか——が気づいたかどうかははっきりしない。しかし、かれの発見は現代の生物学的思考で、美と力のほんとうに輝かしい実例のひとつになっている。関節で連結された手のコントロールは、霊長類の上肢のすべての進化的体験の近時点の完成事項であり、選択の純化する過程を通じた基本的修復の一例の発見を期待できるほど明白である。

ネイピアにつづいてメアリー・マーズキーは、グリップの背後にある力学の解明と、グリップが操作、投擲、打撲ではたす役割の人類学的研究に焦点をしぼって、大きな影響をおよぼした。ルーシーの手首と手の骨の分析から着手したマーズキーは、不連続な構造上の修正に関連するヒト科の手の進化を綿密に記録した。[9] マーズキーが結論したのはルーシーが新奇な方法で小石をつかむ能力をもっていたことであり、かれらはこの方法のおかげで小型の石器を製作し、小さくて単純な切る道具として使うことができたという。三つの決定的に重要なグリップは以下のとおりである。

●親指を横にそえるグリップ。人指し指の側面に親指の先を押しつけるグリップ——新しいグリップのかたちではないが、筋肉の変化でより強力になったので、たぶん機能上の変化があったのだろう。利点は切る仕事に使う刃をつけた小さな石を、しっかりとつかめることにある。

●あごをつまむ三本指、または「野球用」のグリップ。野球でボールをもつように、親指、人指し指、中指でつかむこと——親指と人指し指の運動の自由度が大きくなったことと、中指のつけ根の衝撃を吸収する能力が向上したことで可能になった新しいグリップ。利点はハンマー役の石をしっかり握って、もうひとつべつの硬い物体を強く打つか、石を投げるまえにしっかりともてる能力にある。

●五本の指であごを支えるグリップ。手のひらを上向きにして開き、指をまげるグリップ。利点はある物体を親指と四本の指で動かしながら、手のひらで支えられる能力にある。*

人類の手（つまりルーシーの手）におきたもっとも初期の機能上の変化で、手はブラキエーションとナックルウォークという古い役割から、物体を扱って使う新しい役割に向けてラディカルな移行を開始した。マーズキーは現代人の手に先立つ漸進的変化の累積を、石器の製造と使用に付随する長期の拡大された経験と依存関係に帰属させる。彼女は人間と人間でない霊長類の種を区別するぜんぶで八つの特徴を特定した。そして、これらの形態学的特徴が「われわれの実験では、有効な道具製作に非常に重要だと思われる正確にはさむグリップと、正確な取り扱いを完成するのに好都合なあるパターンを形成する」[10]と書きしるした。こうした新しい特徴には、より長い親指、広がった指先の腹、親指のつけ根の筋肉の修正、より強くより独立した長い母指屈筋、中手骨と手首の骨の小さいが重要な変化がふくまれる。

＊人間の五本の指であごを支えるグリップ——こんどは、あごをつかむ五本指——は大きな前進だった。なぜなら、そのおかげで手のなかの物体を、おなじように支えられるだけでなく、親指と尺骨の対置の両方をもつことで操作範囲が拡大したため、小さくて不規則なかたちの物体を正確に扱う選択肢が大きく広がったからである。

マーズキーは実験によって人間の石器の製作と使用を分析したあと、つぎのように書きとめた。「手にもつ石を使う力強くて正確な打撲には、安定した正確なグリップが必要になる。安定した正確なグリップで、手のなかの石の維持力と、親指とほかの指による方向づけの微調整が確実になる……親指と、ほかの指と、手のひらを使う石のしっかりしたグリップやコントロールされた操作は、手の比率と関節・筋肉の配置の独特のパターンで促進され、そのおかげで手をカップ状にしたり、グリップを幅広く変えたりすることができるようになった」。人間に利用できるもっとも重要な新しいグリップのなかには、手のひらを受動的な支えとするグリップと、手のひらにたいして物体を能動的に強く握る指のグリップと、使用する物体を操作する指のグリップ（移行と回転に付随する正確な扱い）がある。斜めに強く握るグリップには腕の長軸をのばし、棍棒やハンマーの一撃をより強くする付加的な利点がある。[11] マーズキーはこれら変化の効果を以下のように要約する。

先史時代の石器を効果的に使おうとすれば、手を自然の物体の形状にあわさなければならなかった。また、手にもつ持ち手のない物体が引きおこす衝撃に耐える能力が必要だった。数百万年にわたってつづいたこうした活動が、人間の手のかたちを決めたにちがいない。われわれが使う現在の道具は、先史時代の道具の使用と製作にあわせて進化した手のために設計されている。

親指をふくむ現代人の手のもっとも独特の特徴を、手の部分の配置、力の行使、応力の許容という特殊な要求にグリップが適応した結果として考えることができる。このような変化は石器の操作にあわせてグリップを使ったことでおきたのだろう。[12]

類人猿とサルの手を比較の基礎としたマーズキーは、手の構造の特殊な修正を同定した。それは人間のもっとも初期の二足歩行の先祖が使ったグリップのリストを延長したものだった。人間の親指は人指し指にくらべてチンプより長く、広い鞍関節《あんかんせつ》を支えとする。また第二中手骨《ちゅうしゅこつ》と第三中手骨（人指し指と中指を支える硬い骨）、手首の大多角骨《だいたかくこつ》、手首の小多角骨、有頭骨（手首で人指し指の中手骨のつけ根を形成する三個の骨）のあいだにちょっと変化した接触面がある。こうした変化の組みあわせ効果で、ルーシーの手の橈骨側（親指側）は人間の手に非常に近くなっている。ルーシーの手は物体の大きさとかたちの変化にあわせて、それら物体をしっかりつかみ、操作し、打ちつける能力をもっていたというのである。[13]

　この整合性を増す進化のストーリーは、満足できると同時に危険である。その危険性はわれわれに事件が避けがたく人間を目指す方向に動いた――ある目に見えない圧力が活力を結集し、先行人類の変化のたえまのない累積で人間に向かう道を準備した――と考えさせて、魅了する可能性から生じる。これらの事件の関係を探ることは好ましいだけでなく当然だが、われわれは介在する数百万年の歴史の優位な位置からストーリーを語るので、こうした変化――人間の手の形態学か、われわれに結びつく「前適応」――の背後にある目的をどのように推理しても正しいとは認められない。われわれは既得の知識から生じる改変された偏りをほとんど逃れることはできない。真実は人間の対置できる親指が成立したのは、完全に期待はずれの事件だったということにある。われわれはそのことについて語ろうとして、たまたま現時点にいるのだから――たまたま現時点にいるにすぎないのだから――これはわれわれの視点から見る転換点だったのである。それをマーズキーはつぎのようにいう。

> 　日常的活動をする人間の技能をほかの動物の技能と比較すれば、原始的な生物が進化の過程の頂点をあらわす親指をもつ高等な生物に進歩した証拠だと思われるかもしれない。しかし、人間の親

指は進化の時間の一点で折衷案としてあられた器官であり、この運動性をもつ器官は石器の使用を通じて操作的な器官に変化した。親指は原始的で独自性をもつ構造のモザイクであり、その機能は進化する手や脳と結びついて促進され、制約を受けてきた。[14]

古い手のこのような小さな修正が、なぜか現在のわれわれを人間独自の歴史に結びつける一連の事件のきっかけとなった。その極端な非蓋然性《ひがいぜんせい》を計算しはじめようとしても、計算方法を知ることさえむずかしいだろう。つまり手の創造が非蓋然的だとすれば、そのときから手をたまたま利用したにちがいないすべてのことが非蓋然的か、いっそう非蓋然的だろう。* アウストラロピテクス属の出現と最初の現生人類の出現のあいだのある時期に、どうやら石器の製作と使用が規則的な慣行になったらしい。この移行的（で変化する）行動の出現を一括するためにルーシーとホモ・ハビリスを利用すれば、それは大まかに見て四〇〇万年前と二〇〇万年前のあいだのタイムスパンでおきたのだろう。

ホモ・エレクトゥスが出現したのは、約二〇〇万年前までのことだった。こうしてわれわれの親指と、親指の所有者と、所有者の石器の世界規模の移住が始まった。ホモ・エレクトゥスは石器を使用し、囲い地をつくり、火を使用した。これはたしかに進歩か方向づけの証拠のように見えるだろう。しかし、まさにスティーヴン・ジェイ・グールドが「奇妙な配置」** と呼んだものが、知れば知るほどふしぎな手の「前適応」だったと思えるようになる。『ネアンデルタールの謎』〔名谷一郎訳、角川書店〕の著者ジェームズ・シュリーヴは、つぎのように書いている。

エレクトゥスの先祖がつくった石器は鋭い薄片か、たたき割って刃をつけたずんぐりした石にすぎなかった。エレクトゥスは対照的に、アシュール文化の相称的なハンドアックスに代表される、より手数をかけてつくる多様な道具を製作した。***石英かフリント製の美しい石器は、一五〇万年前の考古学的記録のなかにはいる。非常に重要な視点から見た厄介な問題は、エレクトゥスがつづく一〇〇万年ものあいだ、おなじハンドアックスとほかの道具をつくりつづけたことにある。この視点からすればエレクトゥスと結びつくアシュール期の全体に、豊かで弾力性をもつ知能の出現は見あたらない。それはある考古学者がいったように「想像できないほど一本調子」の時代を象徴する。[15]

エレクトゥスの時代までに人類の手は広がっていた。しかしすでに指摘したように、われわれはいまだに現在の構造が完成された時期と、こうした修正（とくに親指の長い屈筋の分離と尺骨の対置）に保存価値があった理由を理解していない。進化論者は進化の目的を見つけようとするわれわれの情熱を抑制しようと適切に警告するが、現に実在するものにたいする称賛を控えなければならない理由はない。親指は肩とおなじく、構造を介して実現した用途の広さの驚くべき実例である。親指のもっとも重要な運動を調査する価値は十分にある。

進化には親指に対置関係で動く能力をあたえるために、解決しなければならないふたつの問題があった。第一の問題は、親指がほかの指の先に届くほど長くなる必要があることだった。[16]第二の問題は親指

*リチャード・ドーキンズは『ありそうにない登山』（一九九六）で、やみくもな人間中心的感情に必要なチェックをした。たとえば、かれはわれわれが強く望むかもしれないある適応——（つまりプロペラをつけずに）飛ぶ能力——を、蓋然性がどのようにして除外したかを説明する。

**読者は本書の1章のはじめに引用した（グールドの）エピグラフ〔二五ページ〕に、もういちど目を通されたほうがいいだろう。

***考古学者はホモ・エレクトゥスに帰属する進歩した石器のコレクションを「アシュール文化の石器産業」と呼ぶ。アシュール文化とは、フランスのサンタシュール遺跡でおこなわれた発見を理由とする命名である。

と手首の連結と、親指を動かす筋肉と腱を修正しなければならないことだった。そのおかげで位置を決めなおすことができた親指は、現在のように指先の腹を四本の指先の腹と接触できるようになったのである。以上の運動を個別の構成要素に分解することができる。

●第一中手骨が親指の手根部関節で外転する。
●外転のあいだに親指の柱《はしら》（中手骨と二個の指骨）が回内し、テュビアナ〔パリ大学ベルレル研究センター所長〕のいう前方転位をつくりだす。
●手首がのびて、親指の柱を遠位に突きだす。
●親指の二個の遠位関節（ＭＰ関節とＩＰ関節）がまがり、親指の先を四本のどの指の先にも接触させる。

発達するどのグリップも、力強いグリップか正確なグリップ（または両方のある組みあわせ）に使用されるのかもしれない。また、グリップが適応しなければならない物体の大きさはさまざまである。だから親指は回内運動、屈曲運動、伸張運動、内転運動、外転運動のおこりうるすべての変化で、親指自体を調整するのかもしれない。もちろん以上の運動をおこなう親指の能力は、骨と靱帯の位置や関節の方向とおなじくらい筋肉の配置に依存する。親指を引っぱる筋肉の配置を、メイポールをめぐる長いひもの配列に似たものとして思い描くことができる。とはいえ、親指は硬直したポールではない。親指の複雑な運動を生みだすのは対抗する牽引力のバランスをとる相互作用と、親指をかこむ力の波のような流動性である。親指には、付着する八つ（ときには九つ）の筋肉がある（図７‐１）。

このうちの四つの筋肉は前腕から始まる。それら筋肉の三本の腱は母指伸筋《ぼししんきん》側（親指のつめ側）で親

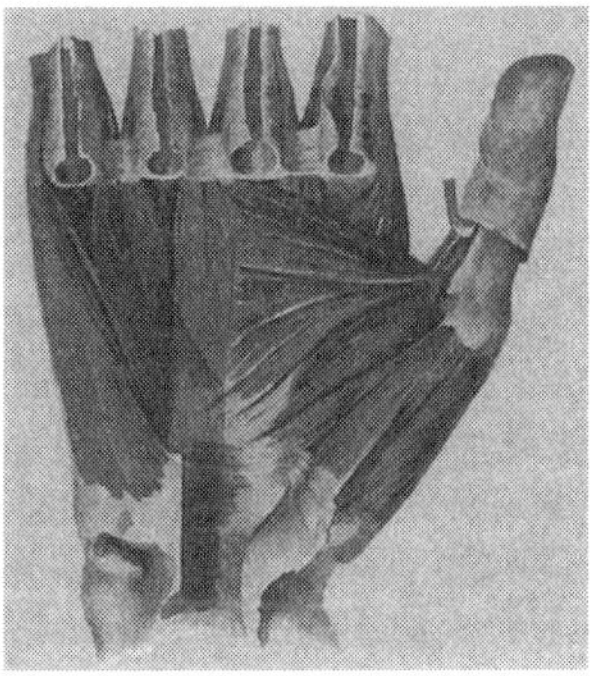

図7－1　親指の複雑な運動は，前腕（外筋）と手（内筋）から親指に結びつく7本の筋肉の調整の結果である。図は現実の内筋の解剖学的調整。（ウェルナー・シュパルテホルツ『人間の解剖学のハンドアトラス』1923）

指にくわわり、おもに親指を対置の位置から離すために機能する（親指には長母指伸筋、短母指伸筋、長母指外転筋がある）。これらの筋肉は親指の曲線を形成し、人指し指との間隔を広げて、手をより大きい物体に順応させる役にたつ。これらの筋肉はまた（ピアニストが一オクターブに手をのばすときのように）手を平たく広げるときに親指を外側に引っぱり、さらに（仕事を進めるときに必要な金銭交換を暗示する象徴的な身振りのように）親指の先を手の尺骨側から橈骨側に移す「ブラッシング」や「ものを回転させる」運動にも関係する。これらの筋肉はもちろん（野球で）バッターやランナーに「アウト！」と宣告するアンパイアの手助けもする。

　前腕から生じる四つめの筋肉（長母指屈筋）は親指の屈筋側（腹側）から親指にさしかかり、親指のもっとも強力な単独の筋肉となる。この筋肉のふたつの主要な仕事は（ハンマーをもつときのように）斜めに強く握るグリップで親指をほかの指の背にからめる役にたつことと、指先同士を対置させるつまむグリップで親指の先をほかの指の先にまっすぐ向けて、その位置で維持することにある。親指ののこりの筋肉は一括して手自体のなかにあり（だから内筋と呼ばれる）、それらのうちの三つの筋肉は対置関係の秘密兵器になる。つまり、ひとつの筋肉（対立筋）は動きをおこし、ほかのふたつの筋肉（外転筋と短母指屈筋）はその動きを補完して、長指屈筋がほかの指先に力を適用できるように親指の先の位置を定める。内転筋と呼ばれる四つめの内筋のおもな役割は、指の側面でつまむグリップを使うときに人指し指に親指をしっかり引きつけることにある。

親指は手の指のなかで回転の自由をもつただ一本の指であり、ほかのどの指の運動とも無関係にどんな運動でもできる。だれもがいうように親指は、力、独立性、用途の広さの組みあわせできわだっている。われわれが学ぼうとしているように、親指の能力は独特なので必要なときには単独行動をつづけることもできる。

カリフォルニア州のギルロイに生まれたジョージ・マクリーンは、九歳になるころまでギルロイの小さな農場で生活した。カリフォルニア州の州兵の指揮官だった父親は、ジョージが二歳のときに亡くなった。かれはひとりでいることが多かった幼年時代をおぼえている。

看護師だったジョージの母親はたいてい家にいなかったので、父親が亡くなったあと、叔母がサウスダコタ州からきて手助けをしてくれた。叔母は自然に亡くなった父親の代役を務めた。

　起きてから寝るまで彼女につきまとっていましたね。彼女はいつも仕事の仕方――もののつくり方――を教えてくれました。短いあいだ結婚していて、サウスダコタの銀行に勤めていたんです。家が田舎だったもんですから、町にいくにはウマに乗ったそうですよ。だから動物を育てるのに慣れていて、わたしの家にきてからも牧場の切り盛りをしていました。その牧場も、父が亡くなった四年めに売却しましたけどね。

一家はそのあとギルロイからカリフォルニア州のサンノゼに移り、ジョージはそこで高校時代をすごした。高校の工作の作業は「論理的」に思えたので、工作の授業が楽しかったことをおぼえている。短大で言語学と化学を専攻しようとしたが断念したあと、適性試験を受けて、美術コースをとったほうがいいと勧められた。このアドバイスにしたがったかれはスタンフォード大学に入学し、美術の学士号をとった。それからロサンジェルスにいって、車のデザインと工業デザインを学んだ。海軍の短い勤務を終えたあと、またスタンフォード大学に復学し、美術と美術教育の修士課程で勉強した。そして、この期間の一九五九年に惨事に見舞われた。

自宅の作業場で日曜大工の仕事をしてました。ある日、いつもべつの機器でやってるように、ふだんの方法で機械——電動ノコギリ——をとめようとして右手をのばしたんです。そのとき、スイッチが反対側にあることに気づきました。そこで、刃から手をそらそうとしたんです。もちろんすぐに、じつにばかなことをしたのに気づきました。思わず目を閉じて、出血をとめようと左手で右手をつかみましたよ。いっしょにいた義理の弟にたのんで止血帯をしてもらい、救急車を呼んでもらいました。そのあいだに「ひとつだけ知りたいんだ——親指はまだついてるかい」と聞きますと、かれは「ついてるよ」といいましたね。わたしは「親指を見たような気がしたよ。よかったなあ」といいました。

かれはその瞬間に親指がのこっていればものをもてるだろうし、握る能力があるだろうと考えた。親指はあったが、右手にあった四本の指はなくなっていた。病院にいったかれは手術を受けた。翌日、回診にきた外科医が、そのあとの方針を説明した。左手の使い方を練習する必要があるだろうということだった。外科医は右手の代役をする左手のリハビリを始めさせようとして、指先を交差させながら五〇セント硬貨を動かす「昔からの訓練法」をさせた。

三〇分かけただけで、コインを落とさないで左から右にも右から左にも動かせるようになりました。つぎの三〇分のあいだに、一〇セント硬貨でもおなじことができるようになりましたね。朝食には、カップにはいったカラつきのゆでタマゴがでてきました。人手を借りたくなかったので、カラを割ってタマゴをとりだす方法を見つけましたよ。もうきっぱり決心してたんです。一、二日のうちに左手で字を書きはじめ、逆さにも反対側からも書けることに気づきました。字の傾き方がちょっとちがいましたが、右手で書くのとそんなにちがいませんでしたね。

ジョージはそれまで右手でできたことを、なんでも左手でできるようになりたいと考えた。そこには逆さに絵を描くこともふくまれていた。

われわれは学校で正確な遠近法で描く能力を身につけるために、正しいほうを逆にして車を描いてたんです。そのことは空間的な位置関係の正確さを身につけるのに、決定的に役だちました。中学で活字を組むのが好きだったことも、いっておかなくてはなりませんね。活字というのは逆向きになっていて、反対方向から並べていくんです。

事故から回復したあとのジョージは、イギリスでフリーのアーティストとして働き、一年にわたって生活した。そして、一九六二年からカリフォルニア州のパロアルトの中学で美術を教え始めた。生徒にせがまれてアクセサリーづくりの授業を始めたところ、たちまち体内のなにかが動きだして支配的になるように思われた。三年後に最初のアクセサリー店を開いたジョージは、それから——三〇年以上も——アクセサリーをつくってきた。かれは一九七九年に、有名なアクセサリーの職業訓練所であるサンフランシスコのリヴィア・アカデミーの教員団にくわわり、のちにそこのカリキュラムの責任者になった。わたしはその学校ではじめてジョージ・マクリーンに会い、たくさんの仕事の話を聞いただけでなく、かれが道具を使うところも見ることができた。

アクセサリーをつくるようになったのは、右手にけがをして五年くらいたったころのことでした。ものをつかむのに右手を使いだしてすぐに、それまでの絵の訓練がいかに重要だったかに気づきました。われわれは腕のおもな筋肉を使って描くことを教わったんです。わずかな細部を描くにも指先を使いませんでした。それはすでにわたしが多少なりと親指を使って、ものをもつ訓練をしてきたということです。わたしが気づいたのは道具をもつのは右手で、使いこなすのは左手だということでした。いつもおなじことができるようにするには、道具を正確にもたなくてはなりません。作品のほうを必要な位置にまわします。

非常に細かい仕事をするときは、胸にハンマーをあてがいます。左手でハンマーを使うことはほとんどありません。製作中の作品を手でもつ必要がありますから、ハンマーを使いにくいんですね。アクセサリーづくりの道具の使い方は、二、三か月もあれば学べます。それに多少の感覚がどうしても必要です。道具がほかのものにどう接触してるかを感じとる感覚とおなじく、聴覚も関係します。たとえば溶接用のブローランプを使ってなにかを融かさない程度に加熱するときは、しっかり目を使います。しかし、ブローランプで製作するときは音のほうも感じとります。ブローランプの位置しだいで酸素とガスの混ざりぐあいの変化が聞こえるんですよ。もちろん視覚はだいじですが、適切な位置で適切な仕事をするには身体感覚も必要ですね。

やすりをかけても、ハンマーを使っても音がでます。ひとりの人間が、こうしたあらゆる感覚をもつ必要があるんですね。道具というのは、とても身体感覚的なものなんです。やすりをかけることも、みがくことも、色をつけることも非常に身体的で官能的ですよ。やすりをかけるのは、まるでネコをなでるような仕事です。

いちばん単純な指輪をつくってうまくいったときに、きまって気分がよくなります。仕事に集中して、それ以外の世界を閉めだすんです。わたしはものをつくるのが好きなんですね。教えた人間のほとんどが、アクセサリーで有意義な経験を積んでいます。かれらはわたしが道具感覚と呼ぶ能力を、きっとすでに身につけているんでしょう。それに強い忍耐力と適切な自己批判の能力をもち、いくぶん内向的であれば、ひとりで仕事をするのが好きになって、ほんとうに仕事に集中できるでしょうね。

バッハライトナー、ペルセリ、ホールはそれぞれ幼いころに、特殊な身体技能の注目すべき早熟性を証明した。おとなになってからのかれらの仕事は、子どものころに「生まれつき得意」だったことを強く先どりしていたように思われる。それと対照的にジョージがアクセサリーの仕事を発見したのは、三〇代になってからのことだった。しかし、少年のころのかれが見せた強い関心と親近感は年とともに集束し、金属細工業を発見したときまでに、すでにほんとうの意味のアクセサリー製作者になっていた。そのことは表層を深く掘りさげなくてもわかるにちがいない。

ジョージは子どものころから手のこんだ模型を中心として、細部まで縮尺比率にあわせた構造をもつ組み立て作業をするのが大好きだった。本書の15章で考えるように、かれは組み立て作業をしながら、高度に成功したプロの彫刻家集団の子ども時代の経験に張りあっていたのである。[17] かれは絵と彫刻の道具を使って頭にある形状やイメージを実現し、道具を使う仕事が明白に身体感覚的経験になることに気がついた。小型の道具を使う特定の技能をもつかれは、そうした道具類を使いこなすときに、ほぼいつも四本の指のない右手をあてにする。読むときと絵を描くときには高度に発達した空間視覚能力を楽しむし、一連の非常に特定の幾何学的イメージがたえず素材として役にたつ。かれはその素材を通じて強い創造意欲を発揮するわけである。ジョージはひとりだけの瞑想的な環境で快適に仕事をし、忍耐強く想像力にとんだ聞き手と解釈者として、事故のあとに大きく成功したアクセサリー製作者になった。表面的に見ればあの事故で、かれは一瞬のうちに、生涯の仕事になった営みに完全に失格するはずだったのである。いまの職業にたどりついた道の説明を聞くと、かれが事故のあと、両方の親指もふくめていまも持ちつづけているものがはっきりする。

ジョージが一群の技能をもって金属細工業に結びついたことには、可能な数多くの理由がある。独自の方向性と意味をもつ一生の仕事に向かう作業の漸進的円熟というのは、もうひとつべつの問題である。かれは仕事に強く引きつけられたおかげで、クライアントの重要な、ときには極度に私的な感情と記憶を有形の象徴に変えることができるのだろう。わたしはかれとなんども話しあったあと、そのように思うようになった。

　アクセサリーはよく人生のセレモニーに結びつきます。結婚指輪がアクセサリー製作者の仕事の中心みたいになるのは、こうした理由からですよ。個人のためにデザインをする仕事では、たくさんの話を聞き、その人が感じていることに気づこうとします――クライアントや、そのパートナーや、いっしょになりたい人たちのあいだにおきることは、たいていじつに個人的な問題です。わたしはそのことに気づいてきました。

ジョージは仕事の話しあいのなかで、アクセサリーが神秘的なノンバーバル・ランゲージの達成であるかのように「視覚的ボキャブラリー」に触れた。説明によれば、かれの作品が素材と構成要素を配分する内在化のルールから流出することには、ほとんど疑いの余地がない。そこでは意味を取得し、かれの私的な刻印を帯びることになる方法が使用される。作家のストーリーは単語から生産され、単語は関係を支配する文法にしたがって結びつく。ジョージの過程は作家の過程とどのようにちがうのだろうか。作家が紙に単語を書きつけるように、意味を固形の形状に書きしるすのが職人の動作に属する熟練した手の運動だろうか。このようなアナロジーは、どれくらい行き過ぎだろう。実際にこのようなアナロジーは脳自体の活動に、対応物を見つけることができるのだろうか。

ジョージの話からわれわれは、つぎに考えなければならない三つの大きな問題をもつことになる。

- 両手が補完的な協力関係に変わる。安定した終生の行動上の特色として、ほぼ遍在する脳機能の左右分化という特殊化（利き手をもつ傾向か手の「優位性」）が付随する。
- 手が思想を表現できる器官に変わる。
- 手と脳の複雑な感覚・知覚運動的結合が出現し、ふつうは仕事に特有の学習に結びついて、技能の適性と達成の遺伝的要因と経験的要因の相互作用を暗示する。

以上の問題は構造と機能が相互依存し、共進化するというダーウィンの思想の基本的前提を鮮明にする。脳は手になすべき新しい営みをあたえつづけ、脳がすでに方法を承知している行動について新しい方法をあたえつづける。こんどは手のほうが脳に古い仕事にアプローチする新しい方法と、新しい仕事に着手し習得する可能性を提示する。脳のほうからすれば、それで世界を表現し規定する新しい方法を獲得できることになる。

われわれはこの考えを頭にいれて、つぎに手と脳の共進化の無数の結果という、もっとも扱いにくい難解な問題に向かうことにしよう。認知科学者たちはほとんど一様に、この問題を人間の前段言語的適応というもっとも重大な問題として考える。ジョージがつぎのようにいったとき、われわれのストーリーのこの部分のための段階が設定された。「わたしが気づいたのは道具をもつのは右手で、使いこなすのが左手だということでした。いつもおなじことができるようにするには、道具を正確にもたなくてはなりません。作品のほうを必要な位置にまわすんです」

それでは人間の利き手をもつ傾向という謎に向かうことにしよう。

8章☞ 右手には左手がしたばかりのことがわかる

左右に分化した手の機能の発達は、通常言語や、認知的・社会的・感情的・知覚的・運動的発達と同時に、ある種の異常発達と身体障害の早期発見に重要だと考えられてきた。左右に分化した手の機能のほんとうの適切さは、この機能的発達の左右分化が誕生以前ではないにしても、誕生と同時に始まって生涯つづくことを認める注意深い研究でしか確かめられないだろう。

ジェラルド・ヤング[1]

人間の手は社会的相互作用の手段と、社会的注意の対象という両面で、おそろしく長い歴史をもっている。どんな文化圏と言語圏でも、話しことばで伝わらないような意味のニュアンスは動作で伝達される。社会の成員の資格、地位、義務にともなう儀礼的コードが認められており、そのコードは合図、挨拶、手のポーズで強調される。手と指の飾り（手袋、指輪、入れ墨、装飾されたつめ）は個人のアイデンティティと結びつきの内密な、ときには複雑なメッセージを伝達する。社会的慣例と社会的意味は手だけでなく、とくに左手と右手に結びつく。どんな社会でも、この解剖学的な組みあわせが発見された（か備わっていた）らしい。この組みあわせは強力であり、人間の性質の基本的なコントラストにたいする象徴的意味を呼びおこすので、ほとんどどんな人のばあいも、どんな場所でも、容易に以下のような一覧表をつくることができる。

左	右
世俗的	神聖
不吉	幸先のよい
不運	幸運
不純	清潔
ぎこちない	器用
のろい	手早い
弱い	強い
ぶざまな	才覚のある

われわれの社会では、右利きの人間は以上のような対比を軽く考えるかもしれないが、左利きの人間はどこにいても、この対比の実際の意味と重要性をはっきりと理解する。わたしは数年前に、患者のひとりから聞いた話にとくに驚いた。七〇代前半のこの男性は脳卒中から回復したが、右手に麻痺がのこっていた。わたしの注意を引いたのは手の直接的な問題でなく（手は実際には、かなりよくなっていた）、かれが幼年時代に手の問題で相当ひどい苦労をしたことだった。イギリスの船員だった父親が、まだ一歳になるかならないかの息子に左利きの傾向があるのに気づいたという。父親はこの「欠点」で

終生苦しまないように願って、息子の左手を布切れでしばり、妻に命じて矯正の努力をさせたのだった。患者はこの時代のことをまったく記憶していなかったが、のちに脳卒中の発作がおきたので思いだしたというのである。

父親の戦略は少なくとも最初のうちは成功し、学校にはいるころのかれは完全な右利きになっていた。しかし、不幸なことに本を早く読めないことがわかり、文字の書き方も拙《つたな》かった。最初の教師はかれを怠け者だと叱責し、放課後に居残りをさせて、うまく書けるようになれと命令した。そのあと、かれは右手に重いけがをした。通りを横断している最中につまづいて車のまえに倒れ、右手をひかれてしまったのである。けがは思った以上に悪かったらしく、数か月間、右手を使うことができなくなった。この逆境のなかに射した一筋の光は、生涯ではじめて左手で書くのを許されたことだった。

かれの文字の書き方は短期間に進歩し、学業のほうも向上した。未就学時代に強制的に右利きにされた記憶がなかったので、こんな変化がおきたことが奇蹟のように思われた。かれは右手のけがが治ったあとも左手で書きつづけた。父親はもう家にいなかったし、母親も反対しなかった。

翌年の学期はじめに、母親はべつの村に引っ越した。厳格な人柄だった新しい教師は、父親とおなじく左手を使うことに強く反対した。信じられないことに、かれは生涯に二度も左手で書いたり、道具をもったりすることを禁じられたのである。その学年度が終わるまでに、かれはふたたび右利きになり、劣った能力を嘲笑されるようになった。

つづく数年間は深まる挫折感と、学校から疎外されたという感覚に苦しんだ。そして一〇歳ごろに、とうとう家出した。家につれもどされたかれは新しい学校に転校し、温かくて思いやりのある女性教師に教わった。意外なことに彼女は、生徒の学業不振の原因を左利きにたいする偏見にあると見ぬき、利き手をもとにもどすことができるし、もどすべきだと考えた。あいにくと彼女の創意と忍耐心も、本人の熱心な努力もむくわれなかった。一〇歳になって時機を失していたかれは、その場しのぎの独特の両手使いの状態になったのである。それはどちらの手も不器用だという状況だった。そしてこの状況は、どのようにしても改善されなかった。かれはわたしに向かって、幼いころの手におえない読み書きの難儀さと、学校から受けた疎外感に悩まなければ、さらに高等教育を受けていたにちがいない——工学の学位さえとっていたかもしれない——と訴えた。

手の機能的な不均衡についてのわれわれの考えははっきりしないが、個人的な経験からすれば優勢でないほうの手が、どういうわけか優勢な手か「いいほうの」手にくらべて、無能力扱いされてきたことがわかる。われわれのほとんどに、いつも学校で苦労しているように見えた左利きの子どもの記憶があるにちがいない。どうして左利きの子どもは、苦労しなければならなかったのだろう。ヒト科の手のなにか注目すべき能力が、進化の結果として失われたのだろうか。また、その逆が真実なら——われわれが人類でない先祖と比較できるような技能を獲得したということ——どうして一方の手だけが利益を受けるのだろう。そして学業に、このすべてと関係するなにがあるのだろうか。

わたしの患者の奇妙で不幸なストーリーから、以下のような一連の関連する疑問が提起される。われわれのほぼ全員が手の技能を必要とする仕事をするとき、どうしていつも、おなじほうの手を使うのだろうか。われわれが両手利きなら、もっと意味があるのではないだろうか。一方の手が利き手であることに適切な理由があるとしても、どうしてそれが圧倒的大多数にとって右手なのだろう。また、利き手が実際に読む能力や知能に影響するとすれば、どのようにして、そんな結果になるのだろうか。*

われわれのほとんどが生涯の早い時期に、自分の利き手に気づいて適応するので、目の色に頭を悩まさないのとおなじく、この傾向に悩むことはない。しかし、利き手をもつ傾向は人間に特有であり、ホモ・サピエンスに特有の行動上の特色として、言葉や道具の使用と比肩される。種としての人間と人間

利き手でない手	利き手
不器用	器用
遅い	早い
弱い	強い

だけが、さまざまな手を使う仕事で、おなじ手——左手か右手——を使う強い好みを見せる。[2] われわれはまた両手を使う仕事では、紋切り型に両手の作業を区別するし、道具の正確な調節を必要とする片手の仕事では、もっぱら「優勢な」手を使う強い傾向を示す。

　基本的には生物学的影響と過程のひとつの発現としての性質に、随所にある右利きを強制する社会的圧力が（前記の一覧表のように）反映される。社会的圧力はまた、この性質を粉飾し、強調する。さらに過去にどんな実際のインパクトがあって、それが現在までつづいていても、左利きにたいする社会的烙印《らくいん》があるだけで現実の疑問が目にとまらない。現実の疑問は左利きの人間の態度と性格にかかわる難癖をのぞいた、右利きと左利きの特質の一覧表からあらわれる。この訂正した一覧表で、両手の完全に明確な能力の基準がわかり、二本の手が客観的にちがって見えてくる。そして、われわれは説明を要する人間の構成のなにか基本的なもの——「手の能力の不均衡」——に注目するようになる。

　この簡単な一覧表でさえ（ここではもう、右手が「いいほうの」手だといっていない）現実の差異を強調しすぎるか、誤って伝える可能性がある。

＊さらに寿命に関係する予想外の新しい疑問がある。年齢の相関的要素として右利きと左利きの分布状況を確定しようとした最近のいくつかの試みで、意外にも八〇歳以上の人のなかに左利きがほとんどいないことが発見された。さまざまな専門家が争ってこの主張を立証するか論破しようとし、（正しいとわかれば）説明しようとする。この魅力的な話題を概観するには、以下を参照のこと。M. Peters, "Handedness and Its Relation to Other Indices of Cerebral Lateralization," in Davidson & Hugdahl, eds., *Brain Asymmetry* (Cambridge, Mass.: MIT Press, 1995).

しかしこの一覧表には、少なくとも客観的にテストできる性質が列挙されている。以上の測定できる差異か、ほかの測定できる差異を有意的な矛盾のない性質として示すことができれば、ホモ・サピエンスを「不均衡なサル」[3]と呼んだ心理学者ミシェル・コルバリス〔ニュージーランドのオークランド大学教授〕に同意するかどうかが決まるだろう。この問題でわれわれが確実に知っているのは、利き手についての社会的・科学的見解が長いあいだ、雑多な神話と偏見のシチュー同然だったということである。それらの見解には、まじめな科学的思索や科学的観察の手ごたえのある成果が欠けることが多かった。人間に特有の特色と、その神経学的基礎の歴史については、本質的な意味でまだなにもわかっていない。しかし、人間の手の不均衡性は早々と、霊長類学、人類学、遺伝学、神経学、発達心理学、言語学の調査の大きな問題点になってきた[4]。

二足歩行は人類の発達を決定し、のちの歴史の方向を決定づけた。生物学の研究では利き手が二足性とほぼおなじくらい古く、影響力をもったかもしれないという証拠がしだいにふえている。右手の優位性が霊長類の二足性で根づいたと考える位置には、少なくとも多少の理由がある。つまり四足歩行でなく、二足歩行の地上生活を選んだ特定の系統のサルが、新しい環境内の（したがって行動上の）ニッチ〔生態的地位〕を自発的に決め始めたときに、どちらかの手の優位性が始まったかもしれないのである。投擲《とうてき》行為が大脳半球の分化の初期の刺激になったかもしれないと最初に指摘したラルフ・ホロウェイにならって、神経生理学者のウィリアム・カルヴィン〔シアトルのワシントン大学教授〕は、利き手の出現——とくに極端な右利きの傾向——にたいして刺激的な解答を提出した。かれが提唱したのは、女性が中心的なハンターだったことと、彼女たちが左腕に赤ん坊を抱いて運んだということであり、左腕で抱かれた幼児は心臓の鼓動で落ちつき、安心しただろうといっている。

カルヴィンは——ホロウェイとおなじく——魅力ある（が検証不能な）この仮説を推進し、脳機能の左右分化の進化に結びつきそうな利き手をもつ傾向の説明を求めた。現在では左半球（右腕の運動に強い影響力をもつ）が、複雑な種類の連続運動に必要な時間的正確さを支配することが知られているので、脳機能の左右分化は考えなければならない重要な可能性であり、このような連続運動には支配的な手がとくに適するように思われる。

　カルヴィンが提唱した右腕を使う習慣的な投擲には、左半球の非常に正確な「時計」が必要になるか、時計の支えが欠かせない。右腕を使う投擲は、左半球の時計――と正確に時間を測った運動を引き受ける有利な右腕――を、遺伝的な保存価値のあるものにする理想的な行動になる。[5] ルーシーや姉妹や娘たちが、腕に（とくに左腕に）子どもを抱いて狩りをしたかどうかはわからない。しかし、人類の利き手をもつ傾向の説明を、地上で生きのびる確率を高めようとする新しい行動か、初期人類の祖先の行動におく点で、カルヴィンはほぼ確実に正しいだろう。

　左右に分化した上肢の習慣的な技能が確立したおかげで、競合的な環境に住んでいたアウストラロピテクス類に、生存上の決定的な利点が生じたというのは、実際に理解しやすいことがらである。投擲の技量が基本的な武器になったとすれば、左右の分化がおきたにちがいない。この変化には子どもを育てる母親も、霊長類の脳内のなにか新しい特性も必要ではなかっただろう。必要なすべてがここに――この結果に無関係な環境もふくめて――すでにあったわけである。

　ぜんぶではないにしても、ほとんどの霊長類の四肢の随意の連続運動は、反復するにつれて流暢さと正確さをもつようになる。[6] 複雑な運動のばあいでも、それはおなじことである。初期のヒト科の集団の生存が、熟練した岩石の投げ手としてのハンターに頼っていたとすれば、常習的におなじ腕で投げる方法を会得したハンターのいる集団のほうに、競合上の大きな利点があっただろう。（ほかのことはすべておなじでも）このようなハンターは投擲の速度を増す方向、距離、正確さをいちはやく最大限に利用しただろう。それは獲物をしとめ、競合するヒト科の集団のハンターをだしぬき、ときには抹殺しさえするのに必要な条件だったのである。

もちろん投擲に関係しなくても、なにかの理由で左か右の腕が優位に立てば、投擲戦争で有利になっただろうし[7]、どちらにしても結果はおなじだっただろう。岩石や、味のいい標的や、競合相手が多かったと仮定し、この霊長類の感覚運動皮質――それはすでにルーシーがもっていた四肢と骨盤の特殊な生体力学的配列を操作する組織になっていた――に複雑化とプログラム化の可能性（「可塑《かそ》性」）があったと仮定すれば、われわれの祖先がその時代以前にどんな両手使いの能力を享受していたとしても、その能力は消滅の運命にあったように思われる。いずれにしても両手使いの能力は、少なくともオーバースローという手の能力の遺伝性の大きな非相称に譲歩せざるをえなかっただろう。*この特定の策略は昔もいまも、左利きにも右利きにも、おなじように役だつことに注意しよう。

われわれは現実には、なにが利き手をもとうとする歩みのきっかけになったかを知ることはできない。しかし少なくとも、東アフリカにいたルーシーの時代のわずか一〇〇万年後のヒト科のなかに、もうひとつの明確に区別できる手の能力の重要な非相称が出現していた証拠がある。その証拠は石器の製造でできた剥片《はくへん》（石核をストーンハンマーで打ったときにできる破片）の収集のなかから見つかったのである。

人類学者のニコラス・トスは一九七〇年代の最初の七年間に、ケニアのコービフォラとスペインのアンブロナの遺跡から回収した剥片を調査した。ケニアの遺跡は放射性炭素年代測定で一四〇万～一九〇万年前ごろまでさかのぼり、当時のこの地にはホモ・ハビリスとホモ・エレクトゥスが共存していたようである。スペインの遺跡のほうは三〇万～四〇万年前と推定され、その人工物はホモ・エレクトゥスのものとされる。トスと同僚たちはある技術を考えだし、左手と右手のストーンハンマーでできた剥片を識別した。トスは石器をつくった（「ナッピング」という）実験から、どちらの手にストーンハンマーをもつかで、個々の剝片の表面のパターンがちがうことを知ったのである。石器時代のナッパーたちにあったとされる利き手をもつ傾向とは無関係に、この過程で石核《せっかく》を無作為に使えば、平均して同数の左方向と右方向の剝片がでた（これは剝片の全生産量の約四分の一にすぎず、のこりの方向ははっきりしなかった）。しかし、一個の石核を連続的に打ち欠いて、つながりのある多様な剝片がでれば、右利きの手による生産量の圧倒的多数が「右向き」の剝片になり、左利きのばあいと反対の結果になった。自分のナッピングと同僚のナッピングを比較したトスは、右利きの人間が見分けのつく右と左の剝片を五六対四四の比率でつくることに気がついた。かれらがコービフォラ（一四〇万～一九〇万年前の遺跡）の一五〇〇以上の剝片を分析したところ、右対左の剝片の比率は五七対四三になり、これは現代の熟練したナッパーの比率とおなじだった。もちろん以上の数字は、手のべつの可能な非相称についてはなにも意味しないいし、われわれが理解したような利き手をもつ傾向が更新世初期に見られたことを示すわけでもない。[8]

どうして利き手をもつ傾向が、石器の製造で有利になるのだろうか。たしかにハンターの立場で、遠くの目標に狙いをつけて石を投げるために、片方の上肢だけを訓練するのがすぐれた戦略になれば、ストーンハンマーを握って狙いをつける左右の安定性をはかるのも、おなじくすぐれた戦略になるだろう。手にストーンハンマーか投擲物をもって狙いを定め、目標物に向かって素早く腕をふる動作は生理学的に複雑すぎるので、予行演習が必要になる。現代の野球のピッチャーもダイヤモンドの研磨工も、おなじように長い時間をかけてトップレベルをめざし、トップレベルに達したあとも、地位の維持のために

＊どうして遺伝的なのだろうか。本章の註7を参照。

長時間の訓練を重ねる。目標物が近くにあろうと遠くにあろうと、標的であることに変わりはないのである。

準備して・狙いをつけ・投げるという策略には人の関心を引くなにかがあり、特別のコントロールの要求に注意が向くにちがいない。準備段階（ワインドアップ）のあいだ、利き腕は「後方で準備を整える」――つまり、準備を整える位置に向かったあと、力をこめて停止し、そのあいだに筋肉の緊張を高めようとして、筋肉内の化学エネルギーが放出される。弓矢やパチンコ（投擲と似た働きをする投擲器）とおなじように、収縮した筋肉内に潜在的エネルギーが十分に蓄積され、「投擲」の瞬間に急激に腕を加速できるようになるまで、運動の開始を延期しなければならない。いったん、ブレーキがはずれて運動がはじまれば、腕の近位筋《きんいきん》は瞬間的に弛緩する。

しかし、遠位筋《えんいきん》は少なくとも腕のスウィングの過程の一部で、手にもつ物体を適切に保持する必要があるので、運動が始まってもゆるむことはできない。手は実際には、腕の加速運動のあいだグリップを強める必要がある。そうでなければ、手にもつ物体の管理能力を失うことになるかもしれない。投げる物体が岩石なら、決定的に重要なつぎの管理対象は、腕から離れたあとの数千分の一秒という正確に計測されたリリース――グリップをゆるめること――になる。岩石をストーンハンマーとして使うときは、つづけてグリップを維持する必要があり、前腕と手の筋肉は緊張して「ショックアブソーバー」の配置を整える。以上の作業が神経系に要求する複雑な調整問題を考えてみよう。いずれのばあいも上腕と下腕と手に、収縮と弛緩の別々の図面を作成しなければならない。腕のふたつの部分はある意味で、おなじ腕でさえないような扱いを受けるはずだろう。*

相互に作用する筋肉のおなじ収縮と弛緩を連続させるには、行動全体の開始時と停止時の完全な調節が必要になる。この調節で、こんどは関係する腕の部分の運動が決まり、腕の運動コースと終点にいたる収縮状態までが調節される。至近弾ではポイントは稼げないし、失敗したときのペナルティーがかなり高くつくこともある。素早い短時間の（当然のことだが）極度に正確な運動を完了しようとすれば、非常にむずかしい作業になる。このときのすべての切り替えに必要な「オン」と「オフ」のタイミングの調節が、明らかに難問中の難問になる。この調節の問題がたぶんさらに複雑になるのは、同時に遠位の部分に向かう潜在的に矛盾するか対立する指令から、近位の部分に送る指令を切り離さなければならないからである。こんな運動に訓練が必要になるのは当然のことだろう。この運動が非常に複雑なひとたび完成すれば――不変の活性化の図式になれば、神経系が筋肉に指令を「記憶させようとする」ように思えるのも驚くほどのことではないだろう。[9]

おなじ腕でおなじような技能や運動を実行すれば、ひとつの技能に慣れた調節力は、より急激な学習曲線を描くはずであり、そのとき両方の腕にべつの作業を不均等に割りふる確率も高くなるにちがいない。その確率が高ければ、上記の戦略で最適に解決できそうな作業にぶつかるたびに、脳内に目ざめる特殊な目的をもつ神経学的戦略を生みだす確率も高くなるだろう。つまり脳は、脳自体にA、B、Cという能力の図面に見あうすべての作業の捜し方（見きわめ方）を教えこみ、適切な機会がくると仕事の面倒を見ようとして、所定のA、B、Cを「呼びだす」作業をするだけかもしれない。脳は実際には特定の共通した種類の演算を標準化し、スピードアップするために（コンピュータの数値計算コプロセッサのような）「チップ」をつくりだすのかもしれない。もちろん、このような「チップ」は持ち手が死亡すれば消滅するだろう。しかし、このような特殊な技能が種の必要な数の世代に生存価値をもてば、

＊この生理学的な連続運動の説明は、わたし自身の考えにもとづいており――生理学的な教育を受けた人間の推測にすぎない――上肢の機能の近位・遠位という観念は、かつてやや詳細に考察された考え方である。このような提案のひとつ――そして、ふたつの反論――の再検討には、本章の註17を参照。

高いレベルの技能をもつ成員の特殊な地位は、一般の個体群にたいする遺伝子の発現と伝播に有利に作用するだろう。[10]

われわれの利き手をもつ傾向が、ほんとうにヒト科の系統に出現した上肢の運動の新しいクラスにたいする、環境の要求と機会からなる累積的進化の結果の反映にすぎないとしよう。そうすれば、アウストラロピテクス類の時代から始まるこの過程で、優勢でないほうの腕と手になにがおきたかを考えなければならない。それらは不活発になっただけだろうか。手の能力の非相称が確実になるように、なにかの理由で「レベルダウン」したのだろうか。あるいは、われわれが見逃したような方法で、優勢でない上肢自体が特殊化したのだろうか。この問題では、大脳半球に関する詳細な神経学の発表が見られた初期の時代から、優勢でない半球（たいていは右半球）が不必要なものであるかのような扱いを受けてきたことを思いだす必要がある。しかし現在では、特殊な機能に差異があっても脳の両側は調和した全体として機能し、相補的だと考えられている。それは左脳と右脳の作業区分の本物の結合であり、二本の手のほうも、たぶんおなじことだろう。

自己申告制による成人の利き手の非公式な調査では、右利きと左利きの比率は概算で九対一となり、男性の左利きの比率のほうが女性よりも少し高い。しかし、利き手を正確に明らかにしようとしたり、ほんとうの発生率を見積もろうとしたりする真摯な試みでは、個人が自分にはったラベルをあてにすることはできない。R・C・オールドフィールドは一九七一年に、習慣的な手の使用に関する一〇の質問（両手を使う必要のある三つの作業がふくまれていた）をもとに、一一〇〇人の青年を対象にした利き手の調査を発表した。[11]この調査の結果を見たオールドフィールドは「左右差比率」を提唱し、左右の手を使う作業数を根拠に利き手の強度を説明しようとした。この種のべつの調査では利き手や技能の比較可能な変異性が示され、研究者たちは強い右利きから両手を使う人たちを経由して、強い左利きにいたるまで広い幅があると推測するようになった。[12]

この考え方の根底には「ライトシフト」の遺伝子があるというたぐいの理論があったのである。この理論では、利き手をもつ傾向の行動にかかわる細部を説明することはできないが、少なくとも人間の利き手の変異性にたいする理論的な説明はできる。この説明は統計と矛盾しなかったし、一卵性双生児に逆の利き手が見られるという表面的には逆説的な現象とも両立した。[13] しかし、一九八〇年代のはじめに大勢の研究者たちが、利き手をもつ傾向はかつて考えられた以上に複雑な現象だという可能性を真剣に検討しはじめた。

ごく最近の研究をもとにした理解では、長年の一般化のほぼすべてに効力がないとされる。手の技能（器用さ）を一面的で一方的な特色とする「十分な理解にもとづく」生理学的な見方でさえ、事実を説明できないというのである。この問題に関係する学者たちは、人間以外の霊長類の利き手をもつ傾向――とくに姿勢と手を使用するパターンとの関係[14]――のより綿密な調査と、子どもの手の使用が安定する過程の研究が必要だという点で一致してきた。手の機能が変わる「無動作症」という神経症候群と、手の理論との関係の進んだ説明も必要になる。[15] しかし手の運動と使用や、熟練した運動の原動力となる生体力学と神経筋とのかかわりを包括的に説明し、分析する学問分野がなにより重要になる。[16]

これらの専門的な研究分野では最新の運動学から、利き手をもつ傾向について中心的な疑問が提示された。それは作業に関係する具体的な運動で、われわれがどの程度のことを知っているかという疑問だった。ここでいう運動とは、片手と両手を使う仕事で左手と右手がする作業に関係するか、左手と右手のどちらかが成果をあげる作業に関係する運動のことである。この問いについては、解答はほとんどないに等しい。

オールドフィールドにつづく大勢の研究者たちが、片手と両手を使う具体的な作業で見られる手の好

み と能力の調査を開始した。最初のうちは、この運動を説明するか、運動の根底にある生体力学と神経筋の役割を推定する試みは皆無だった。しかし、人間の利き手をもつ傾向と手の技能に関する有意義な一般化は非常にむずかしかったので、手の能力の非相称の基本的特殊性が表面的説明のレベルで明らかになった。

優勢な手と優勢でない手の技能の身体的差異を見つける主要な戦略は、その技能が個人間でいかに偏っているかを問うことだった。つまり調節という視点からすれば、おなじ手に強く結びつく具体的な技能が、おなじ運動技能のべつのバージョンか、類似の調節条件をもちそうだったのである。この質問では、たとえば文字を書き、ビンのふたを開け、クギを打つときに、だれもがつねにおなじ手を使うかどうかが問われることになる。それがあたっていれば（現実には、あたっていない）、これら技能は強さ、速さ、持続性などにたいするおなじ条件を強くもつように思えるだろう。だから「優勢な」神経筋の能力については、全体のデータを分析してみても、それら技能のひとつを分析した以上の情報は手にはいらないだろう。

これらの研究のもっとも一貫した結果を、以下のように要約することができる。

- 文字を書く（絵を描く）作業は、正確なグリップで扱う小さな道具の熟練した使用を必要とする、広く多彩な技能に強く結びつく。利き手をもつ傾向についての自己認識は、右利きの人と左利きの人のなかの「文字を書く／絵を描くクラスター」につねに準拠する。
- 投げる作業は左右分化したべつの「全身」の技能に強く関連する。これらの技能では肩から優勢な腕が回転し、上半身の回転と反対側の腕の運動が加速に寄与して平衡力を供給する。投げる腕の選択はキックするときに好む側と強く関連する。グリップの強さはおなじ側のほうがより大きく、通常はおなじ側の親指の先が少し広い。*

●右利きの人たちのあいだでは、投げる作業と書く作業（絵を描く作業）は、ほぼつねにおなじ腕でおこなわれる。** 左手で書いたり描いたりする人たちのあいだでは、ほぼ半数が右腕で投げる。書く作業と投げる作業が左腕に結びつかないばあいは（つまり左利きの書き手のこと）、腕の強さと親指の大きさは右側のほうが大きく、通常は右足がキックのときに選ばれる。[17]

一九八七年にフランスの心理学者イヴ・ギアールは、手の能力の非相称の優劣や「差異だけを論じる」理論にくらべて非常に重要な異論を発表した。かれは日常的な活動に要する両手を使う技能の範囲に強い印象を受け、この問題にたいするより現実的な（そして解明的な）アプローチでは、両手を協同関係にあるものとして概念化すべきでないかと提唱した。問題はどちらの手が優勢かでなく、目的を達成する必要のある仕事で両手がどのように相互作用し、どのように補完しあうかということになるべきだった。

たとえばバイオリニストを考えれば、どちらの手も明確な意味で優勢でないことがわかる。両手の役割（おおまかにいってバイオリンを扱うことと弓を扱うこと）はともに不可欠で困難である。

*ゴルフクラブ、野球のバット、大ハンマーのスウィングは両手を使う全身運動の特殊なクラスである。通常は投げるときの優勢な手が、道具の先端の打つ部分にもっとも近い位置におかれる。ところが投げる作業にくらべて、このクラスでは手の位置の変異性がより大きい（そして、落ち葉を掃いたり集めたりするときのように、厳密に一方向に棒状の道具が使われる率が低い）。神経学者ノーマン・ゲシュヴィントのいうように「スイッチヒッターはスイッチピッチャーより一般的である」。

**左手で投げる右利きの書き手は一般に生物学的に左利きで、右手で書くよう矯正されたのだと考えられており、わたしの父もそうだった。父の字体はじつに読みにくかったが、周囲の人たちはいつも、それを本物の医師のしるしだと保証した。

両手に分化した仕事の文脈で左右差を論じようとして、手の好みという現在の観念に頼ることはできない。それはどちらの手も除外できないからにすぎない。それと同時に、両手の役割の難易度がちがうというのも恣意的だろう。[18]

ギアールは文字を書く作業――知られているように一貫した片側の技能――では、優勢でないほうの手がペンの動きを予想して紙の位置を連続的に変え、相補的な役割をはたすが、ほとんど人目につかないことを示した。(ダーツを投げる作業のような)運動がまったく必要でないと思えるときでさえ、受動的な側の手と腕は、能動的な手と腕の動きのバランスをとるうえで決定的に重要だろう。

原理としての隠れた相補性を求めたギアールは、運動の身体的特質と、相互に支えあう不可欠の感覚調節メカニズムが異なることを示しつづけた。より正確にいえば、特定の運動では優勢な手の運動は優勢でない手の運動にくらべて振幅が狭く、反復率が速くなる傾向があった。技術的にいえば、両手の運動の空間的・時間的なスケールは異なり、優勢な手は「マイクロメトリック」で、優勢でない手は「マクロメトリック」だった。

スケールの違いのつぎに、分担作業で両手のあいだにあるもうひとつの大きな違いは、優勢でない手が(書く作業で紙の位置を調整するときのように)優勢な手の運動の「枠組みを決める」ことである。つまり、優勢でない手は「手慣れた」運動の空間的脈絡を設定し、限定する。たとえば裁縫では「かすがいとちがって、ある姿勢をとる手(左手)が柔軟な安定性を確保し、つまり頻繁な変化に順応する安定した状態をつくりだす。そのおかげで布地の位置と方向は、つねに右手の活動に適応しつづける」[19]

最後にギアールは対になる片方の手が活動するまえに、もう片方の手が枠組みを決めて安定させる活動を始めるといっている。要するにギアールは、両手のあいだに論理的な作業分割があり、その分割が人間の両手の活動の全域を支配するように思われると提唱したのである。右利きの人間にとっては「右手の運動は左手の運動との関連で確立され、比較的マイクロメトリックな時間的・空間的スケールに対応して、そのあと両手の活動に介入する」[20]。べつの表現をすれば（そして、本章のタイトルを言い換えれば）、左手には右手が計画することがわかり、右手には左手がしたばかりのことがわかる。

この概念化のもっとも魅力的な点は、たぶん構造上の変化をほぼ完全に位置づけたことだろう。この変化でもっとも初期のヒト科の手と近縁のサルの手が区別され、手の新しいグリップと新しい能力の生まれる機会がつくられたのだろう。把握力をもつ手のグリップを力・正確さという軸にそって分類できると提唱したジョン・ネイピアは、手の機能のこのような特定の組織化の神経学的関係を暗示した（しかし、暗示しただけだった）。かれは「人間の技能の基礎は手の特殊化でなく、中枢神経系の精密化にある」といっている。現在のわれわれはこの神経学的精密化の主要な部分が、利き手をもつ傾向と関係するなにかであることを認めなければならない。

マーズキーが初期のヒト科の手に、石器の製造に役だつ三つの明確に区別できるグリップの構造的基礎を見つけたことを思いだそう。それは親指を横にそえるグリップ（親指の先を人指し指の横にそえる）、あごをつまむ三本指（親指、人指し指、中指を、ピッチャーがボールを握るようなかたちにする）、五本の指であごを支えるグリップのことである。五本の指であごを支えるグリップでは、親指は不規則なかたちの物体の重みを支えるために、ほかの四本の指先に対立し、より下方からその物体の向きを変えることができる。たしかに道具の素材に石しか使えない環境では、右の三つのグリップを使いこなせば、生存に必要なすべての手の技能に要するあらゆるものが供給される。

●優勢な手は投げるときやハンマーストーンで打つときに、あごをつまむ三本指を使用する。

●優勢な手は切ったり、石刃《せきじん》を使ったりするときに親指を横にそえるグリップを使用する。優勢でないほうの手は親指を横にそえるグリップを使って、より広い石核の表面をハンマーストーンの強打に最大限にさらしながら、このような打撃力に対抗して石核を安定させる。
●優勢でないほうの手は石核をもって操作するために、五本の指であごを支えるグリップを使用する。*

このように人類のもっとも初期の先祖の地上生活のはじめから、サルの手に石の使用を基礎とするはじめての生存戦略に最低限の必需品の完全なコレクションがそろっていたのである。さらにすでにこの段階で、石器の習慣的な使用によって手と腕の使用の左右分化の強い好み（準備し・狙いをつけ・点火する運動を片腕に制限すること）が促進されただけでなく、ギアールが説明したように、道具の使用を中心とする両手の作業分割が発達した。一九〇万年前のホモ・ハビリスの時代までに手のいっそうの現代化が生じ、そのもっとも顕著な変化は正確に握るより強力な運動だった。その時代までに親指に分離した長い屈筋がつき、支えとして役だつ力が大幅に追加された。[21] 答えのない多くの疑問のなかで、非常に興味深いひとつの疑問がある。つまり比較的新しい書く技能は、どうしてこんなに強く左右分化したのだろうか。われわれはどうして書かないほうの手で書くことに適さないのだろう。多くの可能な説明のなかで、わたしから見て最良の説明がふたつあり、このどちらにも追求する価値がある——それに両方の説明は相互間に矛盾しない——ように思われる。

最初に筋肉の相乗効果という視点からすれば、優勢な手の活動の多くの例が「持続的な」（ゆるやかな、姿勢にかかわる）筋肉の収縮と、「段階的な」（速い、短時間の、一般に反復される）筋肉の収縮の組みあわせになることを考えてみよう。道具にかける圧力を維持すると同時に、型どおりの軌道を描くように、手首と指を交互にリズミカルに連続的に動かす運動を考えてみよう。前腕と手の筋肉が協力して関係するだけに、これはかなり複雑な活動になる。持続的な収縮にあたるこの作業では、筋肉をくり返し収縮させ、弛緩させなければならない。この筋肉の作業の複雑さを克服しようとして脳が採用した解決策は、作業を自動化すること――単純なマイクロメトリックな運動をつくりだし、記憶し、変化をつけずに反復すること――だった。ひとたびこの運動を習得すれば、感覚を使ってチェックする必要はほとんどない。

それと対照的に優勢でないほうの手は、優勢な手の活動を読んで支えながら動き、外的な物体の動きと優勢な手の活動の両方に自分の運動をあわさなければならない。そして、物体と手にもつ道具が予定どおりの時間と場所であうようにする必要がある。この運動には、広く変化にとむ即応的な握りと連続的な動きが必要とされる。また、この運動は優勢な手のような厳密にリズミカルでない、型にはまらないパターンでおこなわれる。優勢でないほうの手の感覚的調整には正確な特徴の検出と分析が要求され、その情報を優勢な手の運動の軌道と統合しなければならない。

石器の製造とおなじく、書く作業では優勢な手の能力はマイクロメトリックであり、反復され、最大部分が内的に動く（「事前にプログラミングされている」**）。優勢でないほうの手の能力はマクロメトリックで即応的であり、外的に動く。

手で書く作業を、この文脈で考えると興味深い。紙にペンが描く軌道はおなじハッシュマークのコレクションのようには見えないが、これが本質的に書く作業の到達点であることがわかる。（書く練習を

＊五本の指であごを支えるグリップまたは「正確にもつグリップ」は、食べる位置で果物や食品をもつときにも使われただろう（リンゴを食べるときを考えてみよう）。親指を横にそえるグリップは、優勢でないほうの手がなにかを動かすか、石刃で切ろうとするときにも使われただろう。それは現代の精肉業者が、優勢でないほうの手を皮から肉を切りわけるときに使うようなものだろう。

する子どもの授業のように）連結した円を一行ごとに書く練習をするだけで、手で書く作業の深層構造を生理学的に理解することができる。書く運動の垂直性と左右差の総計におきた小さな変動が導入されたとき、これらの円の列とOという文字の列が本物の文字と文に転換される。個々の書き方に極端な規則性と予測できる可能性があるのは、書く運動を引きおこし、支配するこの様式によっている。つぎに書くときに、手が現実になにをするかに注意しよう。うんと笑いたければ氏名を書くペースを――半分くらいに――落とし、自分のサインだと認められるかどうか見てみよう。

われわれはまだこれらの決定的に重要な機能が、たいてい脳の左側で調整される理由を説明していない。[22] これは疑問の余地なく人間の脳の組織的な主要な区別であり、ひとつの謎でありつづけている。広く暗示されてきたところでは、すでに初期の霊長類の脳で空間視覚処理に関する特殊な能力が確立されていたし、したがって神経系の処理の（パターンにもとづく様式に対立するように連続する）べつの様式が、ごく自然に反対側の大脳半球に位置するようになったのだろう。これが真実なら、この様式は右腕で投げる利点と、利点を認めて追跡する左側の視野を共存させるだろうから――ピッチャーから見て、これ以上に有用な条件はないだろう――じつに思いがけない妥協案を示しそうに思われる。なにが真実だろうと人類が地上に立ったとき、新しい比較的低レベルのコンピュータ業務（下請け業務として反復

＊＊書く作業が左右に分化する強い傾向をもつ説明のひとつになり、優勢でない大脳半球に非常に貧弱な調整力しか譲らない理由になるのは、基礎的な運動が優勢な大脳半球の特殊な操作以外の操作に関連してきたことにある。書く運動はどういうわけか「言語チップ」に「捕らわれて」きたのである。多くの人はこの魅力的な可能性を、まったく偶然の融合の説明として考える。それは左右分化した書く作業と、「優勢な」大脳半球にある左右分化した言語機能の融合のことである。この着想の提案者のひとりであるドリーン・キムラは、これらの機能が連続する作業に比較的依存すると独自に提唱した。以下を参照。D. Kimura, "Neuromotor Mechanisms in the Evolution of Human Communications," in D. Steklis and M. Raleigh, eds., *Neurobiology of Social Communication in Primates: An Evolutionary Perspective* (New York: Academic Press, 1979).

される手と指の型どおりの運動）が作用する余地があり、その業務は（その時点で）比較的動いていなかった左半球に割りあてられたのである。低レベルのコンピュータは、どちらかといえば予想外のいくつかの新しい妙技をそれ自体に教えこみ、人気を独占したのだろう。

9章✌ 悪ガキ、ポリリス、異質な技術による革命

修理する人間なんていませんよ。いまじゃ、部品を買ってきて交換するだけですね。

ジャック・シェイファー
自宅のガレージで、一九九三年五月二一四日

脳の一〇年間――いまは静まりかけているか、静まったばかりの一〇年間――に遅れてきた来訪者には、いまのところ居心地のいい滞在は見こめそうにない。数多くの言葉が話されるくせに、コミュニケーションがほとんど成立しない原初のバベルの塔に似たなにかが出現したように思われる。現在のわれわれは二足歩行、ブラキエーション、社会的相互作用、グルーミング、両手使い、言語と道具の使用、第五中手骨のつけ根の鞍関節、頭頂皮質の「接触」ニューロン、抑制神経伝達物質、クレード〔共通祖先に由来する子孫種の群〕、コドン〔遺伝暗号の単位〕、アミノ酸配列等々が相互に結びつく方法を確定できなければ、知能について理解できないだろうと主張する。しかし、これは錯覚である。われわれはどのようにして、こうした共通

点のない事実や観念を結びつけることができるのだろうか。あるいは、それぞれの学問分野が多様な無限の退行――さらに小さな部分の下位に、より小さな部分があり（等々）、そのより小さな部分の下位に知識や知識の部分があるとする退行――という個別の独自の領域に閉じこもる時代に、どうしてそんなことを想像できるのだろう。現在、求められるような計画は、ほとんど絶望的である。

わたしは権威ある科学雑誌『行動科学と脳科学』に、一九九一年に発表された魅力的な論文の広範な批判を読むにつれ、われわれが騒々しい袋小路に迷いこんでいるという思いを禁じえなかった。カリフォルニア大学ロサンジェルス校の心理学教授パトリシア・グリーンフィールドが書いたこの論文には「言語、道具、脳――階層的に組織された連続的行動の個体発生と系統発生」という表題がついていた。[1]読まずにおれないような表題ではなかったが、読んでみると内容のある刺激的な論文であることがわかった。人間の知能という観念を（ジャン・ピアジェ〔一八九六〜一九八〇、スイスの児童知能の研究家〕、レフ・ヴィゴツキー〔一八九六〜一九三四、ベラルーシの心理学者〕、ノーム・チョムスキーの提唱したラインにそって）生物学的展開として考えたグリーンフィールドは、子どもたちを観察した長い経験を、単純な手の指向性の問題――スプーンで食べ（または遊び）、ブロックを積み、カップを重ね、棒状の幾何学的パターンを再現する問題――として再検討したのである。彼女が提唱したのは、人間の脳が言語産出を組織し、監視するときとほぼ正確におなじように、脳が子どもと対象の相互作用を組織し、監視するということだった。ふたつの具体的な技能（対象を操作する技能と言葉を操作する技能）と、これら技能の習得に結びつく子どもの発達順序は、明らかに平行したかたちで進行する。つまり、脳は(a) 両方におなじ論理と手続き上の規則を適用し、(b) おなじ解剖学的構造を使用するにちがいない。

グリーンフィールドが説明するいくつかのテストのひとつは、二〇年前にはじめて発表されたものだった。彼女は人間の脳にある「無言の」階層的規則の発生器（ひとつの「組み合わせ戦略」）が正体をあらわすだけでなく、その作用の仕方にかかわる重要な情報をわれわれにあたえてくれると考える。この規則の発生器はすべての子どもの素朴な行動を整然と画一的に支配するので、その存在と影響力については議論の余地がない。つまり、観察される子どもの知的成長は一連の規則の展開のあとを追うわけであり、この一連の規則は脳内では遺伝的に決定された神経系の配置としてあらわれ、子どもでは予測できる行動上の傾向としてあらわれる。われわれは自分自身がこんなことを知っているのを、どのようにして知るのだろうか。子どもの年齢がわかれば、わたしはグリーンフィールドの棒のパズルを目前にした子どもが、どのようにして解くかを予測できるだろう。*

二〇年にわたって研究をつづけたグリーンフィールドの発見は、すばらしく魅力的である。彼女の初期のテストのひとつは、以下のようなものだった。彼女はまずテーブルを使って、二〇本の細いおなじ棒を、つながりをもつ四角形に並べてみせた。そして、子どもたちにもおなじ二〇本の棒を渡し、おなじような連続する四角形を再現させた。子どもはそれぞれにちがう順序で棒を並べたが、年齢ごとに分けたグループは、ある方法で問題の解決にとりかかった。グリーンフィールドはかれらのとった方法を示し、自分の仮説に一致させている。六歳の子どもはどこから手をつけたかに関係なく、場所に余裕があれば、決まってつぎの棒を最後に並べた棒の一方の端にくっつくように並べた。このような動きを見せるたびに、既存の経路は拡大した。つまり、その子どもは身体活動を通じて物理的な連続性を途切らさずに創造し、グリーンフィールドのパターンに近づけたのである。その子どもの進めた順序は単純というより、限定的だが成功をおさめる原則に一致し、脳のどこかに潜在的に能力をこえる複雑な課題を解決する規則があることを暗示した。この規則の利点は、問題をいっきに解決しなくてもいいことにあ

*グリーンフィールドが報告したように、この課題をこなした子どもたちは、六歳と七歳と一一歳だった。

る。子どもはとりあえず着手するだけでよく、どこから始めてもかまわない。連続して展開される子どもの動きは問題の解決策を限定し、実際には動き自体が解決策になる。

この子どもの運動を観察したグリーンフィールドには、子どもの頭のなかを見る方法がなかった。それでも、彼女は子どもの手をみちびく規則があることに気づき、その推理にもとづいて予測を立てた。この予測が満たされれば、彼女は——子どもの代弁をして——「これがわたしのやり方なのよ」というだろう。

理論面で素朴な子どもは、マサチューセッツ工科大学のジーン・バンバーガー教授のいう「感じとった経路」[2]にそって動く。われわれは心の底で（人類学的・ダーウィン的思考の洗礼を受けたすべての科学者とおなじく）これはまさにチンプのとりそうな方法であり、子どもはチンプの段階を通過していると考える。この比喩は悪くはないし、ゆかいな思いをかきたてる。[*] まだ子ども自身が知らないことで、われわれにわかっているのは、その子が自分の再燃焼装置に点火しようとしていることであり、子どもはやがてチンプと自分の「チンプ段階」をあとに置きざりにするだろう。年齢の幼い子どもは、まだ知的発達を展開していない。

さらに年上の子どもが棒のパズルを手がけると、テストはより興味深くなる。七歳の子どもはもう、つぎの棒を最後の棒とくっつけて並べるようなことはしない。しばらくのあいだ問題のひとつの部分にかかわったあと、べつの部分に変更したり、課題が進むにつれて大まかな対称図形をつくったりして、あちこち飛びまわるかもしれないが、ある区分をほかの区分から離しすぎるようなことはない。子どもはこのようにして完成をめざす。七歳のふたりの子どもが、おなじ経路をたどることはないにしても、かれらの解決方法は全体として、このような性格を帯びる傾向がある。ふたりがどんな順序をたどっても、感じとった経路という制御装置を押しのけて、独自の方法で仕事をする抽象的で階層的に組織された過程の影響力を明らかにする。脳内の成熟した変化を表現する七歳の子どもは、このパズルに構造的な問題としてアプローチする。目標とするパターンの内的表象に支えられた子どもは、並べる棒（まだ、テーブルに一本ずつ並べている棒）を、もう「つぎはどこ？」という問題にたいする答えとして見ようとしない。グリーンフィールドのパターンを頭にいれるか漠然と見ておいて、腕と手の運動を生みだす脳の部分に駆使されながら、芽生えた認知構造の成果を見せつづける。子どもの知覚過程と運動調節の両方を、階層的な表象が再組織化する。再燃焼装置が作動しはじめているので、シートベルトをしめることにしよう。

おなじ課題をあたえられた一一歳の子どもは、棒の図形をテストのパターン（または目標）に正確に一致させた。しかし、この子どもを観察していると、なにかがうまくいかなかったらしいと気にかかるかもしれない――子どものパフォーマンスは整然としていないのである。しかし、グリーンフィールドは秩序だっていないことを気にしない。彼女から見れば、秩序だっていないことは知覚異常を意味するわけでも、規則に違反するわけでもない。それどころか、この子どもの行動は認知機能の決定的に重要な前進を示す。子どもは即興演奏者になったのである。いまでは階層的なパターン思考の使用法が安定し、技術に統合されているので、子どもは完全に自由になる。この一一歳の子どもは課題に必要な備えを十分にしているから、その能力はペンタゴンのツアーガイドの能力か、すぐれたジャズプレーヤーの能力にさえ匹敵する。子どもは棒のパターンの内的表象――この内的表象は、つぎのすべての可能な動

＊これは非常に重要な理由から、ひとつの比喩にすぎない。人間は真似をするかもしれないが、祖先でない動物の行動の「系統発生の段階を反復する」ことはできない。だから発達のある段階で、人間の子どもは「チンプとそっくりに考える」かもしれないが、この表現はコウモリが「ツバメとそっくりに飛ぶ」というに等しい。コウモリとツバメの翼は、飛翔推進力を獲得するために物理学のおなじ法則を活用する点で比較できる。しかし、それぞれの推進力が生じた進化の道筋には関連性がない。

きを生みだす脳の発生器の綿密な調査を受ける――に強い自信をもつので、問題の内側を探って好きなように手抜きをすることができる。子どもはパズル全体の構造と、自分がその構造のどこにいるかを承知している。目を閉じても、パズルの全体を見ることができるし、出口にたどりつく方法もわかる。子どもはいまや知能を用いて明快に行動する。

グリーンフィールドはつぎのように結論づける。

証拠が指し示すのは、初期の発達に見られる対象の組み合わせプログラムと、音声の組み合わせプログラムの連関した個体発生である……おおよそ二歳以後に……言語と対象の組み合わせはより自律的に発達しはじめ、最終的には、それぞれに構造的複雑さという独自の特殊な形式をつくりだす。*

この点で、われわれ自身の感じとった経路を手短に要約することにしよう。われわれはこれまで多様な視点から、サルのルーツから分岐したヒト科の起源を考えてきた。われわれはダーウィンの導きに従って、重力に対抗してからだを支える義務から解放された上肢と、上肢の変化を通じて霊長類に提供された新しい探検領域に注意を集中してきたわけであり、霊長類は消滅する森林から開けた危険なサバンナに移動した。手は新しい機会の影響下に進化できたし、進化したのである。この手はもう対置できる親指を見せびらかしただけでなかった。手はそれ自体をひとつの器官に変え、さまざまな大きさと形状をもつ物体を力強くか繊細に――そして構造にあわせて――握ったり、コントロールしたりする能力を身につけたのである。

人間の脳が進化した方法を問う疑問に手を関係させることで、われわれは構造と機能が相互依存しながら進化に誘導した可能性のほんとうの豊かさを理解することができた。われわれはヒト科の手と脳が、一連の新しい条件のもとで自由に「実験」できたことを理解した。ときがたつにつれ、一連の新しい条件が脳と手の機能の左右の相補性を促進したのである。二本の上肢の作業分割をもとにした生存戦略で、現在の機能的相補性の根底にある脳の構造上の変化が始まっただけでなく、根本的な方向が決定された。人類学者ラルフ・ホロウェイがはじめて提唱したように、投擲行為は最初の段階だったのかもしれない。[3] 道具製作もまた最初の段階ではないにしても、もっとも初期の人間らしい行動のひとつであり、現在では、その帰結をヒト科と環境の関係の変化だけでなく、現代人の脳自体の働きに見ることができる。つまり共進化には、複雑な生態学的システムの多くのレベルからなる相互関係として認識される以上のものがふくまれる。生物学的システムはそれ自体の進化のタイムスケールで、システムの相互関係とシステム自体を変えることができるし、変えるだろう。そして生物学的システムは、どのような解剖学的・機能的・階層的レベルでも、システムの相互関係とシステム自体を変えることができる。「共進化」という語句は、器官と生物と生物過程の循環的造形と再造形の過程を意味する。それは範囲を限定しな

*グリーンフィールドの論文には、さらに豊かな内容があり、異文化間の比較や、言語と対象の操作に関連する神経メカニズムについて、最近の研究の批判的議論が収録されている。われわれは本書の10章で、それらを詳細に考察しよう。対象の操作にかかわる子どもの詳細な情報が必要なら、以下を参照。Greenfield and Schneider, "Building a Tree Structure. The development of Hierarchical Complexity and Interrupted Strategies in Children's Construction Activity," *Developmental Psychology* 13 (1997)：299-313. ヘンリー・プロトキンが指摘したように、対象の操作と「因果関係の理解」の出現のあいだの関係は単純でなく、それは物理的に「不可能な」状況にたいする生後一八週めの幼児の反応の研究で示されたとおりである。これらの研究では、人間の幼児が発見法の影響を受け、物理的世界に視覚的整合性を期待するようになることが暗示される。以下を参照。Plotkin, *Evolution in Mind*, pp.186-200. 一次的発見法のべつの認知的・知覚的操作——このばあいは数の生得的感覚——をふくむ広範な議論については、以下を参照。Stanislaus Dehaene, *The Number Sense：How the Mind Creates Mathematics* (New York/Oxford：Oxford University Press, 1997), especially chapter 2, "Babies Who Count."

い、ときに急速で、ときに氷河のようにゆるやかな経験が駆動する過程である。

グリーンフィールドの仕事で気づくのは、人間の知能と言語の信頼できる説明が、知られるような進化的・神経学的事実に合致しなければならないことである。彼女はふたつの方法で、この試練に対応しようとする。ひとつは人間の言語と習熟した道具使用に共通する脳のメカニズムを同定し、この関連が偶発的でないことを論証する方法である。もうひとつは人間の言語と習熟した道具使用に手続き上の類似点を見つけだし、進化が人間の脳に事前に強力に配置された器官を創造して、名詞を石のように扱い、動詞をレバーや滑車のように扱う規則をつくったことを論証する方法である。この問題の神経学的側面については、10章で考えることにして、この章ではわれわれ人間が遺伝子の指図を受け（強制されて）、小屋や村をつくるように文を組み立てるという主張を考えてみよう。ここではエルンスト・ヘッケル〔一八三四～一九一九、ドイツの生物学者、哲学者〕の古典的なフレーズを借りて、人間の言語と道具使用でも「個体発生は系統発生をくり返す」*のかどうかを問うことにしよう。

ヘッケルの頭にあったのは生物学的構造だが、機能の個体発生もまた（グリーンフィールドと数えきれない人たちが書いたように）まさしく「系統発生を反復する」ように思われる。三歳の子どもが「チンプ」のようにパズルを解くところを観察すると、偶然の一致（「相似関係」）にゆかいな思いをするだろう。しかし実際には、その子どもは進化の先例の非常に先端的だが、にもかかわらず忠実なリハーサル（「相同関係」）に参加しているのかもしれない。この子どもは六歳になると、認知的反復の仮定された進展でルーシーの認知世界と能力にたどりつく。さらに七歳になると、子どもは初期のホモ・エレクトゥスのウィットと技能を表出し、八歳になるとたぶん、ホモ・エレクトゥスの才能のレベルを追いこすだろう。ひとりの人間の知能の認知的進化は、もちろん、このような先祖の正確な再現をたどるわけではないが、それでも、このような発達の連鎖という着想が誤りだということにはならないだろう[4]。

人類学者ピーター・レイノルズもグリーンフィールドとおなじく、この問題——言語と思考に対象をくみあわす歴史的か系統発生的関係——に着目し、人間の構造的・知的・文化的共進化の初期の点火と、のちの発火の興味をそそるシナリオを構成した。かれもダンバーのように社会的行動（とくにグルーミング）に、個体間の象徴的コミュニケーションの探究や増大に向かう刺激的な脈絡だけでなく、安定した基本的な脈絡があると考える。しかし、レイノルズはダンバーのように、脳と文化的進歩を社会集団の規模の拡大に結びつけない。かれは集団内でおこる相互作用の性格を、人間の言語と知能の出現にたいする決定的に重要な刺激になったと考え、小さな共同作業集団が言語慣行を考案し、完成した脈絡を供給したと考える。この相互作用の性格は、生存を社会組織に依存する動物のあいだの協力関係にもっとも密接に反映される。

集団の成員は（レイノルズの用語によれば）相称的な協力関係で仕事（ふつうは狩り）を分担し、共通した目標の追求では一般に、本質的に差のない役割を交換するのかもしれない。狩猟集団はこのようにするが、仕事の割り当てでは柔軟になる傾向があり、これらの動物たちが獲物を倒せば（非常にきびしい命令構造がないかぎり）、ふつうは協力活動を中断して、戦利品をめぐる闘争をする。

レイノルズは石器で始まった道具製造のもっとも初期から、協力関係はその場かぎりでも「相称的」でもなかっただろうと考える。かれは道具の製造が現実に社会現象として発展したにちがいないと提唱する。かれの考えでは、ふつうは成員の異なる協力関係に依存する顔見知りの小集団で組み立て作業の全過程がおこなわれ、成員はそれぞれにほかの成員の協力を理解したうえで手を貸しあったのだろう。レイノルズはこれを「異質な技術による」協力関係と呼び、この考え方に支えられて、チンプと、

＊発生学者としてのエルンスト・ヘッケルは、これまでに生物学で追究されたすべての直観のなかで、もっとも実りの多い直観のひとつを提唱した。それは種の祖型が現生の子孫の発達の過程に痕跡をのこすという直観だった。

ニューギニアの村民と、オーストラリアのアボリジニーの直接的な観察結果を提示した。アボリジニーはたぶん何千年というタイムスパンにわたって、「単純な」石のナイフの製造システムを変更しないできたのだろう。

個人はそれぞれにほかの成員の行動を予測し、補完的な活動で手助けしたのだろう。石のナイフの柄に使う熱可塑性樹脂の準備で、男性のひとりがビニール袋から伝統的な木皿にスピニフェックス〔オーストラリア主産のトゲのある種子と堅く鋭い葉をもつイネ科植物〕のタネをあけ……ならして均等な深さにする。それから、ふたりの男性が火にかけて加熱する……ひとりの男性から棒を渡された男性が石炭をかきならす。そして温まった粘性の液体を手にとり、ボール状にする……そのあと、ふたりの男性がふたつの作業を分担する。ひとりが熱可塑性樹脂を大まかな石のナイフの柄に成形し、もうひとりが完成形に仕あげて、準備してあった石のナイフの刃にとりつける。[5]

アボリジニーはただの「粗野な石器をもつなんでも屋」ではないのである。かれらは戸惑いを感じさせるような原始的な労働条件のなかで、現実に現代の製造業のすべての基本的原則を証明する。「作業の専門化、象徴的協調関係、社会的協力関係、役割の補完性、集合的目標、作業の論理的配列、別々につくられた部品の集積」[6]。これはまさに具体的な目標の達成をめざす専門化した労働の社会的に組織された協力分割であり、この種の分割は人類の道具製作と道具使用以外では絶対に見られない。チンプがどれほど利口だろうと——どれほど観察して学びとり、相互に影響しあおうと——道具づくりと道具使用で協力しあうことはない。こんな分割はかつて見られたことがなかった。

レイノルズは人類でない先駆者の社会習慣が、共同作業の発達を説明する力になると考える。とりわけ、柄のとりつけと予備的な役割分担（と役割交換）が、成人のより思慮深く、より高度に組織された製造行動の条件を確定する。レイノルズ自身がコンピュータ産業で仕事をした経験で、この確信はさらに強まった。シリコンバレーのデザイナーとエンジニアは、アボリジニーの石器製造過程と区別できない過程をたどって電子機器を概念化し、計画し、試作し、完成させる。このように頭と手を結集するのは人間の性質である。しかし、異質な技術による協力関係という着想には、協力関係にある共同体の作業戦略の立案で長年つづいた、社会的慣行を変更する以上のものがある。この主題と主題が暗示するものを理解するには、この過程に支配される人間の労働生産物が、道具を使用する人類でない動物の生産物とどのようにちがうかを理解しなければならない。

この違いはふたつの用語で明確になる。最初の「リス（*lith*）」という用語は、構成要素を機械的に結合する「ポリリス（*polylith*）」という道具（または、べつの製造物）のサブユニットを示す。つぎの「ポッド（*pod*）」という用語は、重力に安定性を頼る「ポリポッド（*polypod*）」というマルチユニットの物体か構造のサブユニットを示す。

人類と人類以外の霊長類は、どちらも積みあげた二個の石のような小さくて単純な構造のポリポッドをつくることができる。そうでなければ、古代ギリシアのミュケナイの門のような大きくて非常に複雑なポリポッドもつくることができる。それらはまた、一時的で即応的なポリポッドになることもある。レイノルズは二艘のカヌーと一枚の厚板と自分自身を使って一種の双胴船に仕あげ、潟湖を渡ったニューギニアのガイドの例をあげる。かれは一行と荷物を向こう岸に渡そうとして、その双胴船を使用したのである。これほど工夫をこらしたその場しのぎの浮揚装置も、ポリポッドの資格をもっている。

それにくらべてポリリスは、いくつかのジョイントユニットか下位組立品からなる物体であり、部品を自由に循環させても物体の構造上や機能上の完全性は損なわれない。柄のついた道具――たとえば、重力に安定性を頼らないハンマー――は、いずれもこの定義に合致する。ポリリスが空間の回転運動に耐えることができるのは、個々の部品がレイノルズのいう「結合関係」で相互に結びついているからである。棒に岩石を打ちつけてアックスにすれば、明らかにポリリスになる。このアックスをハンマーとして使うことも、より大きな構造のサブユニットにすることもできる。右の定義からすれば、エレクターセット〔アメリカのギルバート社が一九一〇年代からつくった組みたて玩具〕はポリポッドとポリリスをつくるために使用することができたが、エレクターセットのカードの屋根（つまりカードの家）はポリポッドしかつくることができなかった。

レイノルズによれば、人類以外の霊長類も道具をつくって、洗練された巧妙な方法で使うかもしれないが、道具自体も道具を使ってできる構造も、ポリリスになることはありえない。チンプはかなり手のこんだポリポッドの基礎をつくるかもしれないし、実際に単純なポリリスの製造法を教わることもできる。しかし、人間のある種の干渉や激励がないかぎり、ポリリスをつくるところは観察されたことがない。

レイノルズは相補性論と呼ぶ理論で、異質な技術による協力関係という原則を、ポリポッドとポリリスという区別に結びつける。そして、複雑な道具の製造に欠かせない顔をつきあわせる社会的相互作用が「因果関係の推論と論理的演繹という知的技能」[7]を要求すると結論する。この主張を現実的で今日的なものにするために、われわれはジャック・シェイファーのガレージに立ち寄らなければならない。

ジャック・シェイファーは気さくな男性で、最近までカリフォルニア州のウォルナットクリークで額縁店を経営していた。数年前、わたしはある写真を額装してもらうために、ジャックの店に立ち寄った。それは母方の祖父チャールズ・F・ブレッツマンの写真だった。まだ二〇歳にもなっていなかったブレッツマンは、ちょうど一世紀前に、北ドイツのパイネというハノーファーに近い小さな町からアメリカに移ってきたのである。かれはアメリカ西部を歩きまわり、はんぱな仕事をしたり写真を撮ったりしたあげく、インディアナポリスに住みついた。サーカット写真の先駆者だったブレッツマンは、最終的にインディアナポリス・スピードウェイの初代公式カメラマンになり、インディアナポリスのポートレート撮影家として成功した経歴を築きあげた。[8] このブレッツマンのセルフポートレートをきっかけにして、わたしとジャックは写真と自動車レースのことを話しあい、カーレースがジャックのべつの情熱の対象であることがわかった。たしかにジャックの額縁店の壁面には、ドラッグレーサーの魅力的な大きな写真がぎっしり並んでいた。わたしが写真に見とれていると、ジャックは自宅に招待して、取りくみ中の車を見せてくれた。

ジャックの招待を受けた約一週間後に、わたしはかれの家の私道に車を乗りいれ、車外にでた。十代のころにもどった感じだった。おりしもガレージにひっそりとまっていたのは、われわれの青春時代の強者だった四九年型のマーキュリーだった。炎を描いた強烈な黄色とオレンジ色が、フェンダーを覆っていた。美しく流れる心臓がとまりそうなクロムのラジエーターグリルが、完全でクールな微笑を浮かべていた。開いて立てたボンネットのなかに、目を細めなければ見えないようなピカピカに磨きたてたエンジンがあった。ティファニーのショーウィンドーに似つかわしいくらいだった。車のまわりをゆっくり歩きまわったわたしは、自分がすでに、かつてパリのナポレオンの墓前に立って感じた以上の畏敬の念にかられているのを意識した。

この車はジャック自身と密接に結びついた歴史をもつように思われた。

　ぼくはカリフォルニア州のレッドブラフで育って、一九五八年に地元の高校を卒業しました。それまでは車だけに時間をかけましたね。レッドブラフでは、そんなにすることがなかったし、夜になると町の中心部にあるガソリンスタンドへいって、通りすぎるトラックを観察しました。メインストリートは町を通りぬける幹線道路でしたよ。ガソリンスタンドで働くみんなも車好きで、小型トラックや車をもってました。父親はときどき車の修理をさせてくれたんですけど、いま思えば、ぼくが修理なんかしたことがないのを知ってたんですね。それでもカネを使わせてくれて、部品を手にいれる手伝いをしてくれました。

友だちのひとりが小型トラック——五一年型のフォード——をもっていて、二気筒でした。その友だちが家にきたとき、エンジンをバラバラにして、また、もとにもどしてみたんです。そんなことをしたのは、はじめてしたよ。家にはトラックの修理工場があったので、いろいろな機械がそろってました。トラックの修理を専門にするスタッフもいましたね。部品はそろっていたし、ほしいものはなんでもありましたよ。

ジャックがおぼえているのは、修理工や車のまわりにいたかったことと、一三歳になったとき、車の外装の装飾描法を習得したことだった。かれはピンストライパー〔専用の細い筆で描く車両などの装飾塗装をする人のこと〕になったのである。

高校一年のときでしたから、五四年か五五年あたりだったでしょう。ぼくはリノ〔ネヴァダ州の観光都市〕のレースカーで知られるようになったんです。リノはぼくが見た最初のドラッグレース〔とくにホットロッドによる、出足を競うレース。ホットロッドとは高加速と高速走行用に改造した中古自動車のこと〕でした。ペンキをもってボブ・ワッツのところにいき、車にピンストライプさせてくれないかって頼んだんです。ピンストライプしたかっただけですから、おカネなんかとりませんでした。あとでその車が、ぼくのピンストライプづきで雑誌に載ったんです。じつは、ずっと絵を描きたいと思ってたんですよ。中学のときは、いつも絵を描いてました。飛行機だとか車だとか、いろいろなものを描きましたね。

高校を卒業したあと、軍務につきました。そして、帰ってきて最初にしたことのひとつは、レース場にカーレースを見にいったことでした。それで、その当日に車を買いましたよ。手持ち金をはたいてね。一九六二年のことでした。

それからの六年間、ジャックは交代要員を見つけるまで、自分の車に乗ってレースにでつづけた。ガーヴィン・トンキンという地元の銀行で働いていた男性が、かれにかわってドライバーになった。そのときから、ジャックはもうレースにでていない。かれはエンジン担当になり、四九年型マーキュリーの専属になった。

車に集中するようになったとたんに、なにもかも変わりました。ほかの人がしていることを観察するようになったんです。それから父親みたいに、事態を以前よりよくしようと考えるようになりました。だれも試みないようなことをして、以前よりうまくいくようになりましたね。手持ちの車が精巧になるにつれ順位があがりはじめ、世界記録をだすまでになりました。この車についてるのとおなじエンジンですよ。このエンジンで、全米ドラッグレース協会のタイトルをとったんです。この記録はまだ破られていませんね。

ジャックに若いころ車に熱中したことを、どう思うかと聞いてみた。また、父親が手の使い方を教えた方法を重要だと思うかどうかも質問した。

地方の出身だったことが、すごく関係したと思いますね。レッドブラフじゃ、そんなにすることがないし、世界の知的な中心地でもないですから、手を使おうとするんですよ。父親はどんなことにも手を使いました。壊れたものをなんでも引き受けて、まえより動くようにしたんです。まさに特技でしたね。

かれもレースに夢中でした。ぼくのしたいことを半分までやってみせて、その先をつづける刺激をあたえてくれたんです——当時の父親ってのは、そんなやり方をしたんだと思いますけどね。ぼくのほうは車とエンジンの音が大好きで、車とエンジンに触れるのを待ちきれない思いでした。実際には競走好きじゃなかったし、いまだってそうですよ。車で遊びたかっただけなんですね。それに忘れませんけど、いつもまわりに仲間たちがいました。

いまでは、すっかり変わりました。いまの子どもは変わっちゃったし、車だって様変わりしましたよ。もうだれも修理なんてしませんね。いまじゃ、部品を買ってきて交換するだけなんです。部品を交換するのは子どもだけですよ。レースをする人たちだっておなじです。エンジンを買うんですよ。車も買って、ぶっとばすだけなんです。ホットロッドをやる人間は、動かなくなったものを、もっとよくする人間なんですけどね。

ジャックは自分のことを、車やガソリンスタンドのまわりをうろつく子どもたちの同類だと思っていた。だから驚くほどのことではないが、印象深い技術教育やレースの大成功を、あまり学校教育に結びつけていなかった。学校と関係があったかもしれないと思う関心の対象は美術だったが、それでも高校で美術の授業にちょっとでただけだった。

家族はぼくが美術の世界に進むにちがいないと思ってました。しかし、高校にいって最初の美術の授業にでたときに断念しました。美術の先生とうまくいかなくて、初日から衝突したんです。彼女の望みどおりにしなかったので、することなすことに反発されました。ぼくのほうも変わっていたけど、彼女のほうもすごく官僚的でした。それで授業から追放されて、ほかの美術の授業にもでられないようになったんです。でも、色感を中心とした美的センスがあったので、のちに額縁をつくるようになったときに、すべてが自然に役だちました。

ひとりの個人の人生でおきたことを手短に、ごく選択的に再検討すれば、たしかに逸話的になるだろう。それでもジャック・シェイファーの発展の歴史は、レイノルズの相補性論を印象的に表現すると同時に、説明し、解明する。ジャックは一〇代で車に夢中になり、車に関係する子どもたちに結びつく方法を捜した。そして、生来の美術の才能を即興的に生かし、車のピンストライプで十分な注目を浴びて収入をえた。さらに重要なことに車の世界にも接近できた。高校の美術の授業で、教師の力づくの敵意の的になって追放され、美術の観念を摘みとられても——これをどう表現すればいいのだろうか——美術的な嗜好が強かったので耐えぬいた。

ジャックは父親と叔父の指導を受け、友人たち——車好きの「悪ガキども」——がいたせいで成長しはじめた。ここには、異質な技術による協力関係の定式に必要な要素が作用している。しかし、そこにはまたポリリスの創造に必要な定式をこえる重要ななにかが作用している。ジャックは一連の「共通した技術的目標に役だつ、相補的役割を示す顔をあわせる作業集団」に参加しただけでなかった。かれは正式の教育を受け、このような事実上の教室で育ったのである。

最初は遊びにすぎなかった。父親はかれに車の修理をさせたが、直せるとまでは思っていなかった。それと同時に、ジャックと五一年型フォードの小型トラックをもっていた友人は、二気筒のエンジンを分解して再現し、「本物のホッドロッドみたいな」気分になった。のちに本物のレースの世界にはいったかれは、ひとりのドライバーと生産的な——文字どおり必勝の——協力関係を築き、心からエンジンに集中できるようになった。かれはこの仕事では一流になったので、ふたりはなんどか世界選手権を獲得し、エンジンの一基はいまも不敗の世界記録をもっている。

このような経験——町の公的な学習環境では日の目を見なかった経験——にひそむもっとも重要な真実は、ジャックと家族と友人たちが独自の母校を考えだし、エンジンと車にたいする情熱を共有できる場所と相手（仲間たちや先輩たち）を見つけたことだった。ジャックはこうした経験を通じて、生涯つづく素質の探究、再現、錬磨に着手したわけであり、技能と感性は十代でキャブレターとエンジンに熱中したときに表面化した。かれは機械に関係する仕事と、エンジンの轟音や美しさにたいする親近感から、アメリカの産業文化とポップカルチャーの典型的にポリリス的な創造物である車にたどりついた。現在のジャックは多くのほかの仕事をしてきた成人として、自分の生涯に大きな関係をもつものの精力的な再発見と、元気づく再発見にとりくんでいる。かれはまた車の仕事にもどっているのである。

現在までのところ、われわれにはジャックの生き方を説明するか、それを人間の好奇心というもうひとつべつのストーリーとみなすかするような理論はない。わたしはかれの若いころと現在の生活から人間についての重要ななにかが伝わるし、かれの生活は（かれの話したとおり）手や学習と関係するにちがいないと考える。ジャックの生活はまたレイノルズの相補性論を補完し、異質な技術による集団がアピールする力と、生産能力と、持久力をもつと思われる理由を説明する。

社会内の人間の発展は、どうやらジャックや、ガーヴィンズや、デイヴィド・ホールのような人たちが出現する高い確率にたどりついたらしい。集団となったかれらは独自の基本的な性質を、一個の人間としての特徴を示す意味深い方法で発展させるのだろう。かれらはおなじ種類のことがらに関心をもつので、いっしょに働き、教えあい、集団として活動する。かれらは私的な小さな集団内で、かれら自身のために支援体制を強化する。多くの人がこの過程で、かれらの支援体制を通じて大きな援助を受けるだろう。隔離された教室の教師は、あるカリキュラムを教えざるをえない。カリキュラムの論理と手順は、学生の特殊な素質や関心と関係のない（もちろん、学生の情熱とも関係のない）計画にそっている。そんな教師と対照的に、主体的に構成される集団の成員は、友人から受ける独特の個人的寄与の可能性にとくに敏感であり、とくに鋭く反応する。たしかに、この個人的差異の混合体は個々の成員に、寄与を介して自分自身を学び、自分自身を証明しようとする刺激をあたえる。この寄与は集団にとって確実に重要である。

ヒューストンにあるテキサス大学健康科学センターの生物人類学者キャスリーン・ギブソンは、一九九〇年にポルトガルで開かれた学会（道具、言語、知能）で「人間の知能は脳の遅れた発達と、その結果としての永続的な未発達に由来する」と論評した。彼女は人間が矯正不能な、未熟な精神生活を運命づけられているといったのではなかった。[9] 彼女のすばらしく巧妙な発言は、スティーヴン・ジェイ・グールドの幼形成熟にかかわる複雑な図式と、ヘンリー・プロトキンの二次的発見法という仮定の両方を包摂する。彼女はまた学者でない人たちに向かって、人間は年齢に関係なく、自分自身のために心に描く内容により近い方法で働きつづける可能性を、つねにもつといっている。はじめて話しあった一年ばかりあとに、ジャックは額縁店を自分自身のために心に描くものでなくなったと自覚した。かれは額装の仕事をやめ、ホットロッドのエンジンをフルタイムで修理しはじめたのである。

一九九八年の時点で、ジャックはほんの数年前に考えついた景気のいい仕事のただなかにいる。そして、ホットロッドの熱狂者たちが顔をあわせたり、アメリカのクラシックカーをふたたび走行させるために必要とする部品や装備を捜しだしたりする手助けをしている。かれはつぎのようにいっていた。

「こんな仕事はきっと、ぼくの昔の高校の先生から見れば、とても芸術だなんて思えないだろうけど、ぼくは芸術だと思ってますね」

10章 思想を表現できる手

〔本章の原題は *The Articulate Hand* である〕

articulate（ラテン語の **articulare** より。部分にわけること）
一、動詞。分割すること、分けること——音の産出では発話の発声法を純化すること、音楽の反復進行の演奏では個々の音符を強調すること。接合箇所か、継手で接合すること。表現し、話し、説明し、意味や明快さをあたえること。
二、形容詞。流暢な、雄弁な、わかりやすい、組織された、正確な……

フランスの医師ポール・ブローカ〔一八二四～八〇、外科医、人類学者〕は一八六一年に、話し言葉は脳の特定の領域の完全さに支えられていると提唱した。* かれはこの考えの裏づけとして、脳卒中で「話せなく」なった患者の脳の左半球前頭葉下前頭回後部にあたる大脳皮質の小さな領域に、損傷があることを証明した。その少

＊この発見はヨーロッパとアメリカの両方で、骨相学についての関心が急速に広がった時期におこなわれた。（ガルとシュプルツハイムが唱導した）この民間「科学」は人間の重要な特色が脳の特定の場所に集中しており、頭蓋骨の表面を触診すれば評価できると主張した。ブローカの発見はまた、ダーウィンの『種の起源』が発表されたわずか二年後におこなわれたわけであり、チャールズ・ベルの手に関する論考が一八三三年に発表されたことも忘れてはならない。われわれは多くの玩具をもつかもしれないが、かれらはアイデアをもったのである。

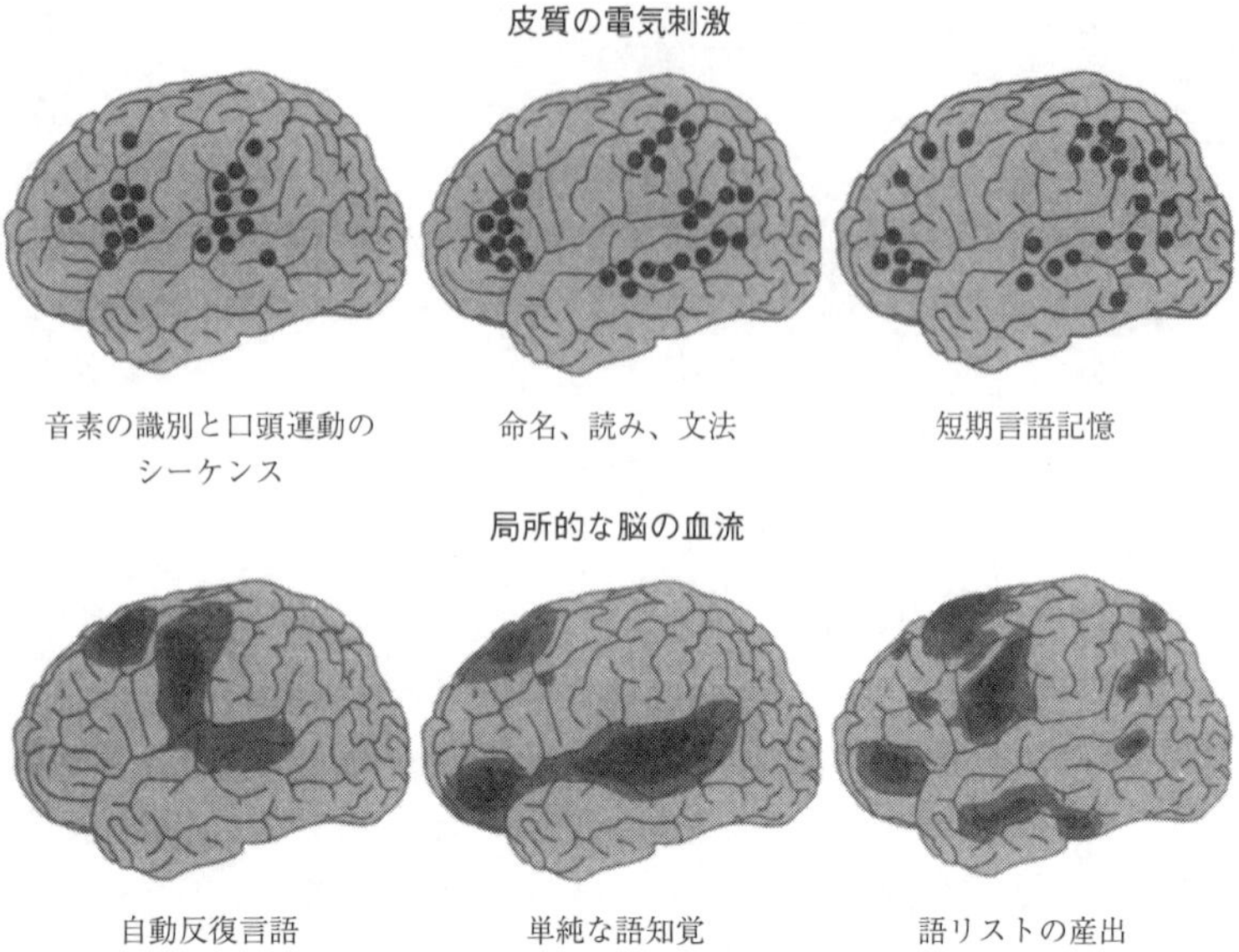

図10－1　人間の言語が左脳の特定の部位に決定的に依存しているという最初の示唆が見られたのは19世紀半ばのことであり，それは脳の損傷の結果として言語能力（と／または言語理解）を失った患者の研究にもとづいていた。その100年後，脳の洗練された画像化技術によって神経学の視点から，人間の言語がいかに複雑かの証明が始まった。人間の言語の起源と，脳機能と言語構造の関係にかかわる基本的な問題は未解決のままのこされている。（上記図解はテレンス・ディーコン『象徴的な種』W.W. Norton, 1997による）

しあと――一八七四年――にドイツの医学生カール・ウェルニッケ〔一八四八～一九〇五、神経学者〕が博士論文で、べつの種類の言語障害が左半球側頭葉上側頭回と中側頭回後部という、大脳のべつの領域の損傷でおきることがあると主張した。それ以後、一二〇年以上にわたる経験を積んだ神経学者たちは、以上の説を公理的なものにして（脳卒中を中心とする）脳の損傷でおこる言語障害のカタログをまとめつづけている。それは大多数の人間にとって、言語は左半球の皮質のふたつに分かれるが、密接に関係する領域の神経活動に決定的に支えられているということである。

規則に例外はつきものだが（それに、例外は失語研究者の格別の喜びの発生源だが）、後天的な失語の臨床像は過去一世紀のあいだ、ほとんど変わっていない。ブローカ野の組織喪失（損傷）は運動性失語、または流暢でない失語（理解力は正常か正常に近いが、話す能力と書く能力が衰える）に結びつき、ウェルニッケ野の損傷は感覚的失語、または流暢な失語（語と書き方のアウトプットは量的に正常か正常に近いが、意味の選択に欠陥がある。産出される語や音が異常すぎるので発話の意味がわからなくなり、通常は言語理解や「解読」能力が失われる）に結びつく。[1]

臨床記録がとられた期間は長いし、記録は綿密なので、このカタログにある情報と言語理論の分野になんの関係もないことに気づくと、きっとびっくりするだろう。神経学者たちは一世紀以上にわたって忠実に失語の書物を書きつづけてきた。そして、われわれは脳の言語野の損傷があのように言語を混乱させる理由や、こうした混乱が脳の言語生成に結びつく方法について、最初のキーももっていない。これは人間の言語の起源に関するすべての人たちの深い無知を強調するギャップにほかならない。われわれは進化論的に見て言語が出現した方法を知らないし、健康な個人の完全な脳が言語自体の形式操作との関係で機能する方法については、理論的基礎さえもっていない。* スティーヴン・ピンカー〔マサチューセッツ工科大学脳認知科学科教授〕は独特の表現で、われわれの知ることと知らないことを簡潔に要約する。

シルヴィウス溝周辺の言語下位器官の非常に大まかな解剖学を見ると、文法処理をするシルヴィ

---

*失語はブローカ野やウェルニッケ野の損傷と、両者の接合部の損傷でおきるが、だからといって、両方の領域が言語を産出するということではない。左前輪がパンクすれば車は走れなくなるが、だからといって左前輪が車を走らせているのでないのとおなじことである。

ウス溝前方（ブローカ野をふくむ）と、名詞を中心とする語の音や語の意味のいくつかの相を処理するシルヴィウス溝後方（ウェルニッケ野と三つの葉の接合部をふくむ）がある。われわれはより制限された言語作業を引き受ける脳のさらに詳細な領域をクローズアップし、さらに狭い領域の位置を突きとめることができるのだろうか。答えはノーであり、イエスである。ノーのほうとしては、線でかこんで、いくつかの言語的モジュールとして分類できる脳のより狭い区画は——少なくとも現在のところ——存在しない。しかし、イエスのほうとしては、脳の損傷が驚くほど明確な言語障害に結びつくことがあるのだから、制限された言語作業を遂行する大脳皮質の部分があるにちがいない。

動物以外のものの名詞をいえない患者、からだの部分の名称をいえない患者、室内につきものの物品の名称をいえない患者、色名がわからない患者、固有名詞を思いだせない患者たちがいる……これは脳に産出する部分がないということだろうか。そうした部分をひとつでも発見した人はいないし、屈折、痕跡、音韻などの中枢を発見した人もいない。[2]

われわれが言語の起源と操作をどれほど不完全に理解していようと、（ほとんどのケースで）左半球が言語処理に「特殊化」していることには議論の余地がない。片方の半球——ふつうは左半球——にもっとも重要な言語支配のほぼ普遍的な位置があることは、人間の左右分化した脳の機能的な不均衡を主張する理論的支柱となっている。左右分化のほかの証拠（手の能力の非相称）は明らかに太古の昔からあったので、この配置は非常に古い時代に生じたのだろうと思われる。原始語は実在し、ホモ・エレクトゥスの世界規模の移住を支えたにちがいない。[3] だから言語のための神経の構造基盤は、一〇万年前までに成立したと広く考えられている。つまり、脳は言語に欠かせない最小限のふたつの基本的必要条件に適応できたか、「前適応」していたことになる。言語学の正式な用語でいえば、その必要条件とは(1)記号の恣意性と、(2)離散的組み合わせシステムのことである。

言語学者は記号と身振りを、伝達運動の連続体に位置させるべきでないかどうかをしだいに問うようになっている。たとえば、ガロデット大学のデイヴィド・アームストロングとウィリアム・ストコーや、ニューメキシコ大学のシャーマン・ウィルコックスは、「身振りの分類法」を四つのレベルで提案した。それは動物に共通した攻撃のディスプレーをふくむ霊長類の（原始的な）レベル、銃を意味する手のＬ字型のような普遍的で明白な因襲的レベル、（デイヴィド・マクニールのいうウェイターの注意を引くための「象徴的動作」のような）特定の社会内で共有されるレベル、耳の聞こえる人と聞こえない人のあいだで相互に理解できない話し言葉とＡＳＬ〔アメリカサインランゲージと呼ばれる手話〕で使われるレベルの四つのレベルのことである[4]。この四つのレベルの身振りは、言語の形式的な「記号の恣意性」という基本的必要条件に合致する。

心理言語学者ハーラン・レイン〔ノースイースタン大学心理学教授〕は最近のインタビューで、わたしにＡＳＬで使われる手の運動と、話し言葉に付随する共通の身振りの比較方法を説明してくれた。

手話には手ですること以上の運動――からだの移動、腕の運動、表情――がふくまれますが、中心になるのはやはり手です。しかし、それは「手で話す」こととはまったくちがいます。実際に手話が言語だと気づくまでに長い時間がかかるひとつの理由は、手話を目にした耳の聞こえる人たちが、手のこんだ身振りの一形式だとしか思わないことにあります。ところが、手話は身振りに似ていないのです。

あなたがただちに思いつく違いのひとつ――たくさんの違いがありますが――は、ＡＳＬがコードだということです。つまり、記号と意味のあいだの関係がほとんど不透明なんですね。英語では、ぜんぶではありませんが、ほとんどが不透明です。英語の「ボート」はボートを意味するとはかぎりません。ボートを意味するかもしれませんが、会話しだいでは木を意味することもあります。おなじように手のいくつかの早い運動は、「天気」を意味しないかもしれません。記号として、後退するとか眠るとか、ほかの多くの内容を意味することがあります。手話には身振りで示せない、ある不透明さがあるんです。

ＡＳＬがコードだというもうひとつの証拠は、だれもが多少なりとおなじ方法で、おなじ内容を話すことです。身振りは特異な表現法ですが、一般に説明的で、理解しやすい面があります。

ＡＳＬの効率のよさは、コードであることに由来します。メッセージの基本的内容は慣例的なものであり、体系化された単位ですから、身振りよりもはるかにスピーディーです。身振りで「スクランブルドエッグ」といおうとしているシーンを考えてみましょう。ほんとうにすぐれた才能があればできるでしょう――パントマイムの寸劇で演じることはできるでしょうが、それには長い時間がかかるでしょう。ＡＳＬなら五分の一秒くらいで「スクランブルドエッグ」といえるんです。[5]

脳を進化させることで満たさなければならなかった第二の基本的必要条件は、「離散的組み合わせシステム」のための準備だった。どうやらチンプの言語――あるいは、少なくともチンプに人間の言語産出を教えようとする試み――が挫折する原因はここにあるらしい。ピンカーが説明するように、文は語の連鎖状の装置として表面にあらわれる。「スティーヴンはその店にいって、ロッド・スチュワートのレコードを買った（Steven went to the store and bought a Rod Stewart record)」は、二個の動詞で結びついたか「連鎖状になった」三個の名詞――人物、場所、もの――をふくむ言語の作用経路である。この文は「スティーヴン、いった、店、買った、レコード（Steven went store bought record）」という、五個の語彙項目に短縮したより単純な連鎖とまったくおなじように作用する。時制標識をとりのぞいて、この連鎖をさらに単純にすれば「スティーヴン、いく、店、買う、レコード（Steven go store buy record）」となるだろう。少数の非常に利口なサルでも、事前に英語を体験しないでアメリカにくる最近のほとんどの移住者でも、実際にはどんな二歳児でも、この短縮した文のドリフト〔一定の方向づけをもつ言語変化〕を習得すると考えても軽はずみにならないだろう。また、このドリフトを習得すれば、ある方法で再産出することもできるだろう。かれらにとって困難なのは、語彙項目のコード価値——ある意味をもつ組み合わせ（形態素）がなにを指すかということ、または、その語群がなにを指すかということ——を理解することだろう。やさしいのは出来事が作用する経路の配列順序を再産出する、直線的な言語作用経路を理解することだろう。言語訓練を受けたチンプやピグミーチンパンジーでも、この経路を習得できるかもしれない。

しかし、ピンカーが説明するように、ノーム・チョムスキーは非凡な才能で、現実に言語が作用する方法を語の連鎖では説明しきれないことを理解した。言語はむしろ枝をもつ樹木のように構築されており、枝のわかれるパターンが語の音や下位集合を支えている。だから、語は相互に連鎖状になる語順や近接性でなく、特定の枝との結びつきをもとに論理的に相互に関係づけられる。現実の木を考えてみよう。一枚の特定の葉に手をのばすか引っぱるかすれば、隣の葉もいっしょに動くと確信できるだろうか。隣の葉がべつの枝についていれば——つまり、その木のべつの下位集合の一部で、べつの構造上の構成要素であれば——その位置にとどまるだろうから、動くことはありえない。文のなかの語もおなじことである。

われわれが文を生成して理解できるのは、言語のこの隠された構造（チョムスキーはこれを「生得的統語論」と呼ぶ）があるからにほかならない。以下のような文を考えてみよう。**スティーヴン**の車にはボストン・ドライビングの年数のマークがついていたし、その夜のデートの相手に強い印象をあたえたかったので、マサチューセッツ通りや通りの周辺で新しいへコミをつくるような出会いをいっさい避けようと考えて、それまで望みのレコードがあったためしがなかったので買ったことのない店へいったところ——驚いたことに——まれに見る幸運に恵まれて、ロッド・スチュワートのレコードを見つけて買ったが、それはまさに、ほんとうにほしいレコードだった。

Steven went store bought record. これもやはり、おなじ文である。たしかに、おなじ連鎖であり、あの有名なカンジ〔類人猿の言語研究で著名なスー・サベージ＝ランバウの研究で知られる、一〇〇〇の英単語をおぼえたといわれるピグミーチンパンジー〕でも、ひょっとして調子のいい日にあたれば小麦とモミガラをふるいわけ、意味を理解できるだろう。しかし、連鎖状になる戦略の制限的傾向に代わる枝分かれ構造があるので、われわれは五つの重要語の語順を変えて、ロッド・スチュワートのレコードがスティーヴンのいつもいく店になかったので、どこかほかの店で買ったという、より短い、より単純に見える文を産出することができる。しかし、これはチンプには真似ができないので、カンジは Record store Steve went bought でお手あげになる。

人間は個々の葉を語に置き換えるだけでなく、それぞれの葉がどの枝についているかを伝える言語「装置」をもつので、すべてを区別することができる。子どもは多少の違いがあっても、四歳ごろまでには区別できるようになる。

臨床上の言語の混乱（失語）と言語学者の概念化が一致しないのが真実なら、言語学者と神経生理学者は言語の性質について一致しないのだろうか。そんなことはありえない。われわれがまだ言語の生理学的な相関関係を理解していないだけのことである。チョムスキーが特徴づけたように、脳は言語を産出するために、まず純粋に脳内のふたつの作業を成し遂げなければならない。第一に脳のなかで、因果関係により結びつく出来事をまとめて分類できる——実際には雑音を取捨選択し、そのあるものを信号に変えることができる——必要がある。第二に脳はこれらの信号を比較して、読みとることのできるコードに変え、再生し、コードに書かれた内的・外的な出来事の最初の対応関係を見失わずに使用できなければならない。神経生理学者の推論によれば、この脳のなかで進行する、まとめて、分類し、比較する作業は脳のなかで進行して、脳に以下のような能力をあたえるにちがいない。それは外的な出来事（「任意の記号」）を検出し、脳内で等価な電気化学「信号」に翻訳して、これら内的信号を「離散的組み合わせシステム」のように振る舞う分離可能な言語単位として扱う能力である。しかし、どんな神経生理学的活動も、インプット・アウトプットのチャンネルにアクセスするまで、現実の言語単位に結びつくことはできない。インプット・アウトプットのチャンネルとは外的な出来事を検出し、身体的反応を生成する体内的な感覚運動システムのことである。

この過程の脳内部分は、リビングルームの椅子を買いにいくときの行動にどこか似ている。あなたはまず頭のなかに内的な椅子をもって家をでる。その椅子は茶色の椅子かグリーンの椅子かもしれないし、柔らかい椅子か堅い椅子か、それとも横幅の広い椅子か、縦型の小型の椅子のほうかもしれない。また、はっきりとおなじ椅子や、種類のおなじ椅子でなくても、右のようなすべての条件を組み換えることのできる椅子かもしれない。それらの条件は脳が思い描くために使用する、内的コードのシステムを通じて結びつく。店にはいったあなたは頭のなかにあった椅子を復元し、ショールームの床に何列にも並んだ現実の椅子と比較する。あなたは店内にいても容易に視覚的変換を通じて、これらの現実の椅子を遠く離れたリビングルームのさまざまな可能な位置におくことができる。おなじように家に帰ってからも、頭のなかにある新しい候補の椅子を現実のリビングルームに「おいてみる」ことができる。以上はあなたの認識の基礎になる内的表象システムの一例である。あなたは検出し、コード化し、区分し、分類し、比較し、貯蔵し、再生して、現実の世界を頭の内側のコードの形式と再結合させる。

ピンカーは以上の過程が「メンタリーズ」と呼ぶものか内的思考の中心にあって、アラン・チューリング〔一九一二〜五四、イギリスの数学者〕の汎用表象機械という独創的な説明に由来する、物理的記号システム仮説に基礎をおくと考える。[6] わたしはこの響きを好んでおり、チョムスキーとチューリングに特有の共通する貢献に満足するので、解剖学的に言語専用の構造と思われようと、言語専用構造のために便宜的に使われる脳の「認知構造」の一部だと思われようと、この章では詩的許容〔詩で許容される文法や形式などに違反する自由〕を使用して、これを「チョムチュー」と呼ぶことにしよう。チョムチューは『ジュラシック・パーク』のラプターのように、おなじ話し言葉の韻律をあたえられて、おなじ敬意をささげられる必要がある。

右の装置をどう呼ぼうと、それが脳のどこで、どのように構成されようと、あなたはこの装置をもつので、人間の言語の立候補者になる。チョムチューを獲得し、この方法を作用させるために必要なすべては、装置をインプット・アウトプットのチャンネルに結びつけることだった。それはつねにではないが、ふつうは耳と口――聞くことと話すこと――を指す（例外には、のちに触れることにしよう）。

チョムスキーの指摘で知られるように、人間のなかに遺伝的に決定された言語能力か、天性の普遍的言語能力があるというもっとも説得的な証拠は、言語の個体発生にある。小さな子どもは幼少時から聞きはじめさえすれば、話し言葉を獲得する。子どもにこの経路を不可逆的に追求させるには、形式的な言語教育をする必要はない。子どもは非常に急速に話し言葉という観念を理解し、求められても求められなくても、二歳ごろまでに情報を伝える複雑で文法的に正しい文を産出しはじめる。子どもの話し言葉がこれほど急速に始まるので、チョムスキーは子どもが必然的に生得的な言語能力をもつにちがいないと主張した。環境から周囲のどんな言語サンプルが供給されようと、検出し、記録し、分析し、再生産しようと待っている神経学的潜在能力は、子どもがひとたび母語に出会えば、規則と調整の完全な補集合を明らかにする。

われわれは言語にかかわる考えを発展させようとして、言語と思考の結びつきを損なわないようにしながら、両者のからみあう位置をべつべつに検証することになるので、ひとまず休止して、注意が必要なことを忘れないようにしよう。目下のところ、わたしは子どもの脳が世界について学び、コード化されたメッセージの送受信の準備をするので、からだにおこる現象に言語と思考を結びつければ役だつだろうと考える。

子どもは初期言語のマイル標石を、つねに非常に明確な運動のマイル標石と同調させて達成する。子どもはもうひとつべつの強力な発達の青写真の影響力に反応し、運動のマイル標石を追求して一致させる。運動の青写真または発見法は、生涯のもっとも初期の段階で感知され、実際には子宮内の生活でおこる蹴る行動や親指をしゃぶるような出来事で感知されることがある。ひとたび生まれた新生児は、手をのばして母親に触れようとする。新生児は手で触れることができるだろう。子どもはおおよそ数週以内に、手にもったものをからだに引きよせ、ただちに口にいれようとする。母親がなにかを目のまえにおけば、行動を中断して直視するだろう。子どもはたぶん微笑を浮かべるか、クックッと笑うかして、母親を振り返るだろう。

一歳になって、よりふつうに明確な発話ができるようになった子どもは、すでに小さな物体を親指と人指し指でつまみ、片方の手からべつの手に移せるようになる。手にもった積み木でものをバンバンたたいたあと、ぶつけることもできる。この年齢の子どもは、玩具やペットや、そのほかのものを指で指すか、手で触れるようになる。そして、活動と音声が同調しはじめ、音声は早急に人間の話し言葉に似通ってくる。われわれはそれを「幼児言葉」と呼んでいる。一年めの子どもはまた、数か月ではうようになり、立ちあがって歩こうとする。この運動能力の変化でテリトリーは急速に拡大し、子どもはこのテリトリー内で貪欲に調査を開始する。

過去の古い境界を押しのけた子どもは、目にしたすべての新しいものに名まえをつけはじめる。幼児言葉は急速に現実の言葉に変わるだろう。語彙が広がるにつれ、子どもの語の使用もまた拡大する。子どもはモノローグと対話の区別を気にしないが、語を使って関心をもつ対象に自分の注意を向け、また周囲の人たちの注意を向ける。語は子どもの望む行動や手にもちたいものを明確にし、母親や父親にしてほしいことを明確に伝える助けとなる。

ピンカー*の『言語本能』〔椋田直子訳『言語を生みだす本能』上・下、日本放送出版協会〕は、ロシアの心理学者レフ・ヴィゴツキーの『思考と言語』（一九三四）〔柴田義松訳『新訳版・思考と言語』新読書社〕という、ただ一冊のもっとも重要な先駆的著作が刊行された正確に六〇年後に発表された。現代のような神経科学の成果を活用できなかったヴィゴツキーと同時代人たちは、子どもの言語発達の広い範囲の観察結果を精力的に注意深く収集した。そしてその成果から、現代の発達心理学者たちが描く過程と本質的に同一の発達過程があると推定した。**

（ウィリアム・）シュテルン〔一八八四〜一九七〇、ドイツの精神医学者〕は子どもの最初の言葉を、つぎのように翻訳する。

「子どものいうママを成長した話し言葉に翻訳すると『母』という意味の語にならない。どちらかといえば『ママ、こっちへきて』『ママ、ちょうだいよ』『ママ、椅子にすわらせて』『ママ、手伝って』のような文を意味する」

しかし、われわれが子どもの行動を観察すると、ママという語が「ママ、椅子にすわらせて」だけでなく、そのときの子どもの行動全体（椅子に手をのばす、椅子にすがりつこうとする、など）であることがはっきりする……ママや、そのほかの初期の語の正確なただひとつの翻訳は、指し示す子どもの身振りである。ママははじめは身振りの慣用的な代用語であり、それは子どもの決定的な「言語発見」と、子どもに論理的操作ができるようになるずっと以前にあらわれる。[7]

子どもの言語発達の初期の観察者たち（ピアジェ、シュテルン、J・B・ワトソン〔一八七八～一九五八、アメリカの心理学者〕）は、そろって一歳から二歳のあいだの時期を非常に重要だと考えた。子どもは一八か月から二年のあいだのどこかで、生活を一変させるような発見をする。それはどんなものにも、付随する音があるという発見である。この魔法のような知識を身につけた子どもは、どんなものにも語を結びつけ、どんなものにどんな音が合うかを知ろうとする。初期の観察者たちには、運動能力や身振りや言葉を使う表現のほとばしりが、人間の認知生活と人間の意識の生成にとって比類のない瞬間だと思われたのである。現在のわれわれには、二歳以前にはじまる語彙の無制限の増加が概念形成のはじまりとなるだけでなく、概念形成の最強力な触媒になることが明らかになっている。*** ヴィゴツキーはつぎのようにいう。

子どもの側からの語彙の積極的な捜索には、発達の新しい段階が示されており、動物の「言葉」の発達には類似のものは見あたらない。子どもの話し言葉は信号をあらわす機能を捨て、意味をあらわす機能をもつ。[8]

語にたいするこの情熱で、外界についての子どもの知識は急増する。子どもはいかに多くの異なるも

*この表題を正確に訳すれば『思考と話し言葉』になる。

**ヴィゴツキーの仕事はまた、進化したヒトの道具使用や現代言語の出現と構造にたいする現代人類学者の関心を先取りしていた。ピンカーは人類学的な言語進化論に関心があることを認めるが、チョムスキーとおなじく現在の知見を根拠に、信用する気になっていない。

***子どもは名称をつける銃を手にしたように思いこみ、銃のとどまるところを知らない操作を通じて、できるかぎりのものにラベルをはりつけ、世界を手にいれようとする。ピンカー（『言語本能』二六七～二七一ページ）はこの出来事の爆発的性質を証明する。一八か月あたりから一八歳くらいまでに、新しい語は平均して（そして最低でも）二時間ごとに獲得される。

のがあるかを知り、それらの弁別的素性に敏感になる。子どもが自分自身のためになにを構築しているかを理解するずっと以前に、語は登録と調節の道具以上のものになるだろう。子どもの語は世界と対象間の関係にかかわる独自の経験を洗いつくし、たちまちのうちにチョムスキーの統語論的樹木の枝を介して飛躍するだろう。子どもの即応的な文は、家にはいりこんで一定の教科を教えはじめる女性教師のように、意識的観察、識別、想起のための脳の能力を目ざめさせ、鋭敏にするだろう。[9]

こうした子どもの音による世界のマッピングは、とめてもとまらない混沌とした性質をもつ。この子どもの世界のマッピングを、どんなものが識別力と知力という創発的な力の主要な道具に変えるのだろうか。それを変えるのは子どもが生活のなかで出会う対象や、人々や、現実生活の状況の全体的配置と話し言葉の漸進的混合体であり、行動、思考、言語のあいだで築かれる集合体の増大する影響力である。ヴィゴツキーから見て、子どもの言語行動が長い変化をとげるにつれ、「良好に発達した思考」が出現する。その変化のあいだに、子どもは現実の対象を操作し、くみあわすのとおなじように、最初は対象の属性だった語をしだいに操作し、くみあわすようになる。

ヴィゴツキーが解釈したとおり、この過程で、子どもの脳が語を現実の対象のように扱いはじめると、語は小集団か（ビーズの山や玩具の寄せ集めのような）一群を形成する。この段階の話し言葉は、場あたり的か、衝動的か、概略的・偶発的・無作為的な性格をもつ。ヴィゴツキーはこれを混合的な話し言葉と呼んでいる。この話し言葉はたちまち複合体か連鎖状になり、子どもの心のなかにある論理的な関係——たとえば、大きさも色もおなじ積み木の山のような関係——を明らかにする。

ある複合体のなかでは、個々の対象は子どもの客観的印象だけでなく、現実には、これら対象間の結びつきを通じて子どもの心のなかで結合する……子どもはもう自分自身の印象のあいだの関係と、もののあいだの関係をとりちがえることはない――それは混合状態から離れて、客観的思考に向かう決定的な一歩になる。

語の複合体では、関係は抽象的・論理的であるより具体的であり、事実にもとづいている。たとえば、幼い子どもはふたりの人を、アイスクリームをくれたということだけで結びつけるかもしれないが、あとになれば、ふたりをおなじ名字だという理由で結びつけるようになるだろう。抽象的（概念的）思考に向かう子どもの前進は、語のあいだの可能な関係や、語によって明らかになる関係で触発されるだろう。この段階の子どもは、ふたりの人の名字がちがっていても母親がおなじだと聞けば、同一家族の成員として結びつけるだろう。

だから、われわれは結合数の増加でも、注意力の強化でも、イメージと表象の集積でもないというだろう――子どもがこれらの過程をどんなに前進させても、いずれの過程も概念形成に結びつくことはできない。だから、[10]概念形成と概念の生成理由の中心的なモーメントは、機能的「道具」としての一定の語の使用にある。

カール・ビューラー〔一八七九～一九六四、ドイツの心理学者〕から見て、サルと人間の言語と知能の相互作用に見られる異なる結果にたいして、もっとも決定的な手がかりとなるのは、とりわけ道具使用の違いである。

言葉は人間形成のプレリュードだといわれてきた。そうかもしれないが、言葉の出現以前にさえ力学的関係の理解や、力学的結末のための力学的方法の案出という、つまり道具としての思考があらわれる。もっと簡単にいえば、話し言葉の出現以前に行動が意識的に目的をもつようになり、つまり主観的意味をもつようになる。[11]

ヴィゴツキーの結論は、話し言葉（または言語）と思考が異なる生物学的起源をもち、両者はほかの動物にも存在するが、両者の相互作用は人間に特有だということにある。

われわれは子どもの知性の根源と発達経路が話し言葉のそれとちがうこと——最初のうち、思考は非言語的で話し言葉は非知性的であること——を発見する……（しかし人間のばあい）思考の発達は思考の言語学的道具と子どもの社会文化的経験により、つまり言語によって決定される。子どもの知的成長は思考の社会的方法の支配、つまり言語の支配に依存する。[12]

だから、思考と言語は無関係にはじまるが、言語はすぐに思考と知的成長を変形させはじめる。それでは、言語が出現する以前の思考と知性はどんなものだったのだろうか。われわれが知る範囲か想像できる範囲では、思考と知性は子どもの全体的な組織化の傾向の総合的結果であり、触覚、嗅覚、視覚、聴覚、筋覚を介した世界との受動的・能動的な相互作用の急速に拡大するコレクションの総合的結果である。生涯の最初の一年間に、一次的発見法（プロトキン）が（脳をふくむ）子どもの身体内におこる必然的発達という出来事のスケジュールのかたちで具体化する。そして子どものこの連続的展開の経験が、ただちに発達しはじめる一時的意識（ドナルド）のかたちではじまると考えれば、たぶん理解しやすいだろう。しかし、これ以上明確にすることは、おそらく不可能だろう。この段階で、この発見法と子どもの意識は猛烈なペースで作用し、子どもの積極的な運動と感覚運動的探検を組織化するのだろう。

思考・言語の関係が築かれるこの段階について、わたしが強調したいただひとつの追加事項は、ときどき手自体に非常に重要ななにかがおきることである。一歳ごろの子どもの手は急速に操作的な器官になり、指はたちまち独立して動くようになるだろう。対象の世界と対象の活動についての知識は急速に増加し、手にもつ対象に関連して生じる識別活動も急速に増大するだろう。要するに思考・言語の関係は、手・思考・言語の関係に変化する。子どもは現実の対象を通じて、試行錯誤により学びながら構造をつくりだすが、この構造は必然的に一連の活動を介して一体化する離散的な出来事として構成される。なにかでなにかをつくって遊ぶことは、つねにストーリーの創出による認識と並行関係にある。それは前方→中間→後方、始まり→途中→おしまい、スティーヴン→店→レコードという関係にほかならない。

脳はこれら拡大する無意識的・感覚運動的探検と達成の受動的な証人ではない。脳はこの過程を前進させ、また前進させることで独自の手順を決定しながら、発生するすべての相互作用から生じる情報の流入を支配する。そして、この脳の過程と世界についての脳の定式化を、物語の原則にもとづいてモデル化する。わたしの推測では、脳は個人をこえた世界で観察できる変化をもとに測定され、調整される内的知覚の生物時計をつくりさえする——つまり脳は、足、肩、腕、手、胸、舌、唇が世界に反応してつくりだすリズムを獲得し、脳自体を順応させる。実際に補充運動野という脳の運動システムの特定の部分が、現実にこの機能をはたすという強い神経生理学的証拠がある。[13]

以上の定式化は、生涯の最初の一年めの終わりか終わり近くに展開しはじめる出来事の解釈に大きな意味をもつ。本物の言語が発達するとしても、喃語《なんご》が同時に進行する数多くの過程の影響を受けて変化するので、本物の言語が発達するのだろうし、すべては子どもの「チョムチュー」の個人的配置と言語のインプット・アウトプットのチャンネルという連動装置に結びつくのだろう。言語の出現に必要な最終的配置と、目盛りの測定と、装置の接続がどのようにしておこるのかはわからないが、それに子どもの初期の感覚運動的経験の全体が関係しないとは思えない。つまり、計画されない計画できない経験という付加的要素が子どもの言語の個体発生に必要であり、脳はこの経験を通じて「反応の仕方を学び、行動のための独自の理由の引きだし方を学ぶ」（プロトキンの「二次的発見法」）のだろう。それ以外になにもないとすれば、二次的発見法の過程が関与して保証するので、子どもがフランス語を話す両親に日本語の文やブルックリンなまりで答えて、びっくりさせるようなことはおきないだろう。

こうしたすべての適切な要素とともに、それまで背景の雑音の一部だった耳にはいる音は、チョムチューを通じて経路を決定されるのかもしれない。そこでおなじ古い神経シグネチャー（インパルスのパターンと連続的配列）をなんども再生しつづけ、産出しつづける音はコードにまとめて分類され、ある形式で「貯蔵される」のかもしれない。この過程はいつかは逆転されるかもしれないし、その結果、コード化されたかなりの部分が検索され、分類され、編集され、インプット・アウトプットのチャンネルに返送されて、連続的な運動の指令に変換されるのかもしれない。この運動の指令が実行されると、世界にでていって、品質調整（品質調整がなければ忠実さと継続性を達成できないだろう）用のインプットのチャンネルを通じてもどってくる音が産出されるのかもしれない。言語は現実にこのような方法で存在し、作用しはじめるのだろうか。もちろん、わたしにはわからないが、この方法で作用しない理由があるのだろうか。われわれはチョムチューやソースコードに直接的にアクセスできないので、想像するしかないだろう。

この章のわれわれのつぎの最後の仕事は、とくに生命をもつ個人の思考と言語の関係に手を位置づけることにある。わたしはこれまでに読者の理解力に浸透した内容を、ここでくどくどとくり返すつもりはない。手は赤ん坊が身体的に、世界と世界内の対象の視覚運動的・運動感覚的・触覚的表象を構成する最初からかかわっている。これは手の非常に重要な役割であり、認知的・感情的個体発生にあっての手の重要性を強調しすぎることはありえない。しかし、われわれはすでに以上の問題については議論を重ねてきた。くわえて9章と10章のはじめで、われわれは子どもの言語と認知技能の初期の獲得で、手の働きと対象の操作の影響力に関して、グリーンフィールドとヴィゴツキーの観察と結論を再検討した。

以上の背景を前提にして、こんどは言語と思考にかかわる大きく異なるふたつの新しい方法を用いて、手の問題をとりあげることにしよう。われわれは最初に、最近（再）発見された、言語のアウトプットで音声器官を代行する手段として、手を調査することにしよう。第二に、神経学者たちが「手慣れた使用」を意味する「プラクシス」と呼ぶものと比較して、手を論じることにしよう。このふたつの議論の結論で、本章の表題の意味が明らかになるだろう。

本章の最初の部分で、わたしはハーラン・レインの「記号の恣意性」というフレーズにかかわる説明を引用した。このフレーズはなんどかの話しあいのなかでできたが、われわれの話題は言語学の専門的問題でなくＡＳＬだった。高名なハーバード大学の行動主義心理学者Ｂ・Ｆ・スキナーの教えを受けたレインは、大学院生としてのもっとも初期の時代から、人間の言語の神経学的基礎に関心をもってきた。言語行動に関するスキナーの研究に強い影響を受けたレインは、ミシガン大学アンアーバー校に言語と言語行動の研究センターを設立し、そのあとパリ大学で心理言語学を教えた。現在のかれはボストンのノースイースタン大学心理学部の特任教授を務め、耳の聞こえない人たちの研究にたいしてマッカーサー基金フェローシップの受領者となっている。かれは言語知覚と言語産出を研究した最初の一〇年間の学究生活のあと、言語と思考に関する考えを一変させた。それがおきたのは一九七〇年代のはじめのことだった。

サンディエゴ〔カリフォルニア州〕にいた一九七三年ごろ、以前から知っていた心理学者のアースラ・ベルギ

「ラホーヤのソーク認知神経科学研究所所長」に出会いました。彼女がつれていってくれた研究室では、何人かの耳の聞こえない人たちが手話を交わしていましたよ。アースラは内容を英訳してくれて、手話を英語のコードではないと説明しました。彼女はこういったんです。

「語をつくる規則と語から文をつくる規則はあるんだけど、その規則では、空間と形状を処理しなければならないのね――それが言語とまったくちがう方法なのよ」

ほんとうにたまげました。聞いたこともない、もうひとつべつの大洋があるといわれたような感じでした。数日かかってよく考えてから、自分のいつもの予想に反して、言語が話したり聞いたりすることに関係しないのに気づきました。脳は言語能力をもつということであり、口から言葉をだせなければ手でだせばいいんです。

それはレインのような境遇にある人間には、そんなにしょっちゅうおきることのない啓示的な瞬間だった。手話を交わす人たちを見て、かれらが証明するように手話を本物の言語にちがいないとする見解をベルギと共有したとき、脳の言語生成器はメッセージを伝達する形式や媒体と無関係になったにちがいない。われわれはフェデックスを使うのか、それともUPSを使うのだろうか。そんなことをだれがいちいち気にするだろう。どちらも宅配便の業者にすぎない。ウィリアム・ストコーがはじめて手話に話し言葉と比較できる視覚・空間的な様式の文法構造があると提唱した一九六〇年代まで、だれひとりそんなことを知らなかったし、想像したことさえなかったのである。*

レインは予想もしなかったことに、サンディエゴにいるあいだに、なんとかして耳の聞こえない人たちの歴史を知りたいと考えた。かれはアメリカで、耳の聞こえない人たちの史的研究が発表されたことがないのを知って驚いた。そして、非常に懐疑的になった。レインはわたしに、つぎのようにいった。

「公民権運動がおきて、セルマからモンゴメリーにデモ行進〔一九六五年にキング牧師らがアフリカ系アメリカ人の投票権を要求し、アラバマ州のセルマからモンゴメリーまで二か月にわたっておこなった非暴力デモ行進〕が向かう以前には、この国のアフリカ系アメリカ人の歴史はエイブラハム・リンカーン〔一八〇九～六五、アメリカの第一六代大統領〕の関連事項くらいだったのを思いだしてください。そこで、耳の聞こえない人たちを傷つけてきたのだと確信しました」

レインはこの失われた歴史を書こうと決意した。耳の聞こえない人たちの教育運動がフランスではじまっていたので、かれとパートナーのフランク・フィリップはパリへもどった。ふたりは協力して、フランスの耳の聞こえない人たちの教育の先駆者たちが書いた出版物を、翻訳して収集することから着手した。[14] それは耳の聞こえない人たちの交信生活と精神生活を理論化し、関連する積極的行動をとった実り豊かな逸脱行為を共同ではたしたストーリーだった。このストーリーの大物はエペ師、かれの教え子のロシュ＝アンブロワーズ・シカール、そのまた教え子のロシュ＝アンブロワーズ・ベビアン（かれの両親がシカールに敬意を表した命名）だった。それはここで簡潔に伝える価値を十分にもつストーリーである。

エペは耳の聞こえない人たちが手の合図を使って、相互に効果的に交信できることを最初に理解した人でなかった。しかし、耳の聞こえない人たちがフランス語の成文に代わる合図の仕方を学んで、聞いたり話したりする世界との交信方法を習得できることを、はじめて証明した人だった。シカールはこの教育法を引きつぎ、手話を基本にした耳の聞こえない人たちの教育の発展と普及をめざす大きな教育機関を設立した。かれは語の等価物を手の身振りでマッピングするという、有効だが本質的に模倣性をもつエペの独創的工夫を発展させ、耳の聞こえない人たちにフランス語の成文の手話バージョンをあたえ

＊ストコーの革新的な見解が発展して、一八一七年のロシュ＝アンブロワーズ・ベビアンのおなじような主張の再発見のための基盤が準備された。本章の註16と20を参照。

たのである。かれが考えたのは、耳の聞こえない人たちが、この技術を使えば要求を伝えられるだけでなく、さらに考え方を学んで教養を身につければ、非常に重要な道具になるだろうということだった。

大物たちを引きついだ三人めのベビアンは、シカールの指導に忠実に従ったが、結局は手話に関する驚くべき結論にたどりついた。それは手話には具体的な考えと抽象観念の両方を交信する力が、完全に備わっているということだった。ベビアンが『聾者と自然言語に関する試論』[15]を発表したのは一九一八年のことであり、この著書は現在のレイン自身を巻きこむ紛争の前兆となった。ベビアンは以下のようにいっている。

手話は（手話フランス語とは）べつのものである。手話を使えば、知的な考えをつねに簡単明瞭に表現できる。最初、こんな主張は信じられないように思えるかもしれないが、現実には、これほど理解しやすいことはない。もっとも単純な外的対象でさえ、複合的でありつづける。その対象に関するわれわれの観念は、対象がわれわれの感覚に作用できる質の組み合わせでできている。桃という観念は、形状、味覚、香り、色彩と、生産する木からさえ構成される。こうしたすべてが手話で伝えられるし、手話は桃という孤立した観念よりはるかにすぐれた説明になる。[16]

手話を言語コミュニケーション的な根拠をもつ正当な言語と見る考えは、フランスでは同国の現代言語学の研究者たちがおなじ結論にたどりつく一五〇年以上前から主張され、記録され、発表されてきたのである。ストコーとサンディエゴ・グループには、このストーリーの本物の先駆者としての資格はないかもしれないが、かれらはともに、この主張に強固な神経学的基盤をあたえる過程に着手した。読者の記憶にあるように、ブローカが左半球の大脳皮質の特定の領域に損傷を受けた患者に、ある形式の言語喪失（失語）がおきるらしいことを示したのは、一八六一年のことだった。おなじ分析的方法を使ったサンディエゴ・グループは、耳の聞こえる失語症患者の異変部と、脳の損傷の結果として手話の崩壊に悩む耳の聞こえない患者たちの異変部が、完全に近い重なり方をすることに気がついた。ここでわかったのは、ブローカ失語やウェルニッケ失語（や、そのほかの失語）とASL失語があることと同時に、これらの失語がいずれも正常に話したり聞いたりできる患者の失語の原因となる、脳のほぼおなじ病変部でおきることだった。[17]

これは大きなニュースだった。神経学者が脳卒中の患者の脳のスキャンを見て、損傷がおきた箇所から失語を予測できるとすれば、手話を使う耳の聞こえない患者だったか、正常に聞いたり話したりできる患者だったかは問題でなくなるだろう。これは手話を使う失語症例の脳病理学研究がはじめて報告されたとき、アースラ・ベルギと同僚たちや、（レインもふくむ）言語学者たちに衝撃をあたえた発見だった。そしてこの発見から、将来の新しい研究が生まれることになった。

手話を最終的に「自然言語」とする証明をしたのは、モントリオールのマギル大学のローラ・アン・ペティートの研究だった。彼女は一連の革新的な観察と実験で、耳の聞こえない子どもたちが、耳の聞こえる子どもたちの話し言葉を獲得する段階的方法とおなじ正確なタイムテーブルで、おなじく手話を獲得することを証明した。さらに、耳の聞こえないバイリンガルの子どもたちでも、（ふたつのちがう言葉を手話で伝える）単一モードの子どもと、（ひとつの言葉を手話で伝え、もうひとつの言葉を口頭で伝える）ふたつのモードの子どもが、両方の言葉でまったくおなじ発達の概略を見せたのである。ペティートは最終的に、耳の聞こえない両親が育てた耳の聞こえる子どもたちが、母語として手話を教わった非常に珍しい例を研究した。そして、以上の発達の過程と里程標が、耳の聞こえない子どもと耳の聞こえる子どもで並行関係にあることに気がついた。[18]

脳が特定のインプット・アウトプットのチャンネルにこだわらないという神経学の確認には、非常に重要な理論的・実際的な帰結がある。話し言葉には、いうまでもなく明白な利点がある。身振り形式のコミュニケーションがまず先行し、そのあとに言語の「生得的統語論」が供給されるとしても、人間は一般に——むだ話の最中にさえ——作業のために手を空けておくほうを好む。しかし、言語の深層構造にたいして身振りの基本原理があることで、身振りと言語的慣行のあいだに強力な概念的関係が築かれ、両手の機能が脳自体のなかで決定的に結びついている可能性を考えざるをえなくなる。だから、身振りの基本原理は認知科学にとって——脳の活動が思考と知的行動に関連する方法に関するわれわれの理論にとって——深い意味をもつだろう。

言語は脳内の音表象能力と、広い範囲の発声との結びつきを表現するという、現在の支配的な理論についてはどうだろうか。広い範囲の発声は、人間の口腔咽頭の革新的な改造の結果として生じた能力だった。子どもは一歳ごろからこの発声を産出し、じつに短期間に成人の言語表現に順応しはじめる。この順応ぶりが非常に密接なので、われわれは子どもの発声を「最初の言葉」だと考える。二歳ごろまでにおなじ子どもが、成人から一様に言葉として理解される発声を産出し、その言葉を二～三の語群にまとめるようになる。四歳ごろまでに、言葉はほぼ正確に成人の語順に整理されたより長い継続文になり、文法的に正しい文になる。

こうした出来事が驚異的な一貫性をもって子どもにおきることを考えれば、ごく最近まで言語発達を、子どもの初期の語形成能力にたいする強力な報酬と見てきたのも驚くほどのことではないだろう。また実際に、右のような推論には適切な理由がある。子どもは語・音の類似性のレベルではオウム（かテレンス・ディーコンの注目すべきアザラシのフーバー）のように振る舞い、言語音を検出して模倣することができる。だから、人間の言語は語レベルでは、ほかの動物界で見られるものと同一の基本的な聴覚的・音声的知覚と、模倣能力から生じると結論されるかもしれない。ただ、人間の言語は非常に早い年齢ではじまり、以上の要素を基礎にして効果を強め、効果を高めるというわけである。このモデルでは人間の話し言葉は動物の鳴き声やコミュニケーションから発生し、脳のサイズの大きさと計算能力のおかげで言語に飛躍したと理解される。われわれは人間の言語を十分に説明できないにしても、人間に特有でない行動から生じたものとして概念化することはできるだろう。

以上の「連続性」言語進化論という見方によれば、人間の言語は音と経験を結びつける過程で意味を生成することになる。赤ん坊はネコのニャーという鳴き声を聞いて、その音の真似をはじめ、やがてネコを指してニャーという音をだすようになる。つぎに、ひとりで遊ぶ赤ん坊は小さなぬいぐるみの動物をとりあげ、ふたたびニャーという音をだす。この子どもにとって「ニャー」という音は、ネコとネコに関係するなにかを表現するものになり、発話は語になって、もはや環境音の無作為な反復だけでなく、ネコを「象徴する」有声記号に変化する。

しかし、ヴィゴツキーはすでに一九三〇年代のはじめまでに、子どもの話す能力が本来的にそれ自体として、思考の起源の説明になりえないことに気づいていた。ヴィゴツキーがつぎのようにいったことを思いだそう。

……組み合わせ数の増加も、注意の強化も、イメージと表象の蓄積もなりえない――これらの過程のどれも、いかに進展しようと概念形成に結びつくことはできない。

ヴィゴツキーが右の文章を書いた四半世紀後に、チョムスキーは子どもに現実世界のものや出来事を音と結びつける長い個人指導をしても、人間の言語の説明にならないという考えを確立した。われわれが理解したようにチョムスキーの議論の中心には、ほぼすべての言語で文はおなじ規則に従って組み立てられ、子どもはそれらの規則を学びとるが、形式的に教えこまれることもないし、規則に従う理由を説明することもできないという考えがある。* こうした規則は生得的であり、つまりチョムスキーはヴィゴツキーの主張を一歩前進させたのだった。音・経験の結びつきは思考の起源の説明に失敗するだけでなく、言語の起源の説明にも失敗するというのである。

人類学も人間の個体発生論も、人間の気道の修正を経由する言語進化の経路を示せないとすれば、どうして言語学者は手と、コミュニケーションに特殊化した手の使用を、言語進化の主要な原動力として提案しないのだろうか。ここにはいくつかの理由があるかもしれない。第一の理由として手話を個人的にコミュニケーション様式として採用した言語学者はほとんどいないので、経験にもとづく知識で、身振りによる言語起源論にかかわる結論に達することはできない。** 第二に（手話を使う言語学者が示したように）言語の聴覚／口頭起源に関する言語学の有力な仮定があって、それに代わる説明の展開がきびしく抑えられてきた事情がある。しかし、こうした妨害にもかかわらず、最近になって言語の可能な身振り起源にたいする関心がまじめな支持を集めている。[19]

すでに「身振りの分類学」の提案で引用したすぐれた言語学者アームストロング、ストコー、ウィルコックスは、新著『身振りと言語の性質』[20] で言語の身振り起源にたいする包括的な実例を提示した。ここでそれらを詳細に再検討することはできないが、もっとも挑発的な主張は重要なので、以下に書きとめておこう。

● 「身振り」という語句は手足の運動と同時に音声・調音をふくみ、「ある目的を達成するために筋肉が共同作用する運動の等価なクラス」として定義される。

●身体的シェマや外的対象との身体的相互作用と関連させて対象関係を処理する面では、聴覚チャンネルより視覚チャンネルのほうがすぐれている。***
●統語論と意味論を分離することはできないし、「萌芽的な文はすでに単純な視覚的身振りに内在する」[21]

三人の著者はつぎのように結論する。

ヒト科の手は打ち、穴をあけ、切るための道具を作成し、火を燃やして調整し、衣服と住居をつくりだし、家畜を飼育し、植物を栽培した。しかし、ヒト科は手と、発達した脳と、大きく増大した目・脳・手の神経回路を使って、たくみに言語を考えだしたのかもしれない——ある種の動物たちがもつ命名機能を拡大しただけでなく、身振り活動で統語論と語彙を使って本物の言語を発見し

*文を生成する生得的能力のもうひとつ魅力的な達成は、継続する語の連鎖状の可能な組み合わせを厳格に制限する規則を用意したことにある。「文をつくろう」というゲームをさせられ、daughter, son, I, my, my, dance, march, want, to, to, and　という一一個の語をあたえられたと仮定しよう。この配列には、九個の異なる語と二個の重複する語がある。わたしの知りあいの数学者によれば、この一一個の語からできる可能な配列数は、約一〇〇〇万とおりになるという。しかし、どんな人でもこの配列から、満足できる文は一〇とおりくらいしかつくれないだろう。

**人類学者のニコラス・トスとピーター・レイノルズは、人類学の研究者たちに石器の製造法と使用法を学ぶよう強く推奨した。それによって過程と起源の見方が徹底的に変わる可能性があるからである。

***完結した議論のこの部分は、以下の研究によっている。「文法とは最終的に空間的である」と主張したジョージ・レイコフとP・D・ディーンの研究、特定の対象に関連する作業と結びついた運動を視覚的に検出し、それによって側頭皮質の単独のニューロンが選択的に活性化するというスコットランド・グループ（D・J・ペレットと同僚たち）の発見、言語発達を「二足歩行のヒト科の両手を使い、視覚に媒介される問題解決能力」に結びつけるA・マーシャックの研究。『身振りと言語の性質』の二章を参照。

たのかもしれない。[22]

わたしはこの主張を歓迎するが、以下のような方法で拡大解釈したい。すなわち、プラクシスとは人間の運動の異質のクラスを指す。これらの運動は動機をもつ計画と反復を理由とする人間の手の新しい生体力学的（構造的）修正を活用し、外的対象の正確で拡大された支配を手中にする。これらの運動は反復を通じて生じる意図性と正確さ（または紋切り型の動き）をもつので類似的になる。つまり、プラクシスという運動は行為者の交信しようとする意図と無関係に、必然的にその運動が達成する行為の記号になる。実際に成功するバスケットボールやテニスの選手が証明するように、伯仲した競技では相手の見せる動きから意図を読みとる高いレベルの技能を欠くことができない。それは戦略的に決定的な動きの開始を、相手に隠すプレーヤーの能力が不可欠なのとおなじことである。

われわれはこの点で、手と思考と言語の関係にかかわる議論に生じた複雑なモザイク模様の最後のピースにたどりつく。ずっと以前から、失語症患者が顔とからだと手足のある種の運動に、たびたび困難さを感じることが知られてきた。これらは言語喪失の原因となった神経学的出来事がおきるまえには、完全に無意識的な運動だったのである。このような患者は、たとえばボタンをかけるとか、マッチをすったり消したりするとか、髪をとかすとか、ピョンピョンとぶといった行動に不自由を感じるかもしれない。このような運動支配障害を失行症と呼んでいる。これは「熟練した運動の喪失」を意味する言葉であり、失行症は失語症候群の合併症になることも、独自に発症することもある。

神経学者はいくつかの理由から、後天的な運動技能の損傷を失行症と呼ばないように決めているのかもしれない。その理由はほぼつねに、脳の言語支配半球の損傷によって行動とプラクシスが受ける影響と、言語的損傷を区別しようとすると困難な問題にぶつかることにある。

第一に、失語は失行症と似通っている。つまり、患者は特定の運動の履行を求める神経学者の言葉を理解できないことがある。「マッチをすってください」といわれて、患者に意味がわからなくても、マッチをする技能が失われていると主張することはできない。その法則は患者の言語理解能力に欠陥があっても、失行症と診断できないことにある。第二に脳に広い範囲の損傷があれば、おもに仕事に使う手は弱まっているか、麻痺しているかもしれない。腕を切断された症例とおなじく、こんな症例では運動の内的観念が失われていると結論するのは誤りになる。だから、ここにもうひとつべつの排除の原則〔被告人の憲法上の権利を侵犯するような方法で集めた証拠は採用されないという原則〕がある。つまり、弱化や麻痺を理由とする熟練した運動の喪失は失行症ではないのである。実際に失行症の形式的定義には、最初から「複合的でより高度な運動行動障害であり、基本的運動障害（弱化、運動不能、異常体位か異常緊張）、感覚異常、理解障害か記憶障害のない意図的な熟練した運動遂行不能を特徴とする」という排除の基準があふれている。[23]

ゲシュヴィントとダマシオは最近作成した失行症の定義で、注目に値するより以上の留保をくわえている。「（この定義には）運動は習得されるということがふくまれる。このように定義された失行症は、観察者が言語的・視覚的方式で要請するような運動のあるクラスの遂行の高水準の支配障害となる（傍点は筆者）。患者はこの運動を完全に遂行することに失敗するか、不完全に遂行する」[24]。つまり、失行症は症状でも、病気でも、神経学的障害でもなく、運転免許試験に失敗するのとおなじように、ある試験に合格しないことである。ところで、神経学者の試験は運転免許試験ほどこみいっていない。それはヘアブラシや歯ブラシを使ったり、マッチを吹き消したりする能力のテストである。

こんどは、あなたが神経科医で、新しい患者が料理のシェフだと仮定しよう。かれは脳卒中のせいでケーキをつくる材料をしこむことも、計量カップやスプーンやベーキングパンを取り扱うこともできないが、失語も弱化も麻痺も見あたらない。このシェフにマッチをすってくれと言葉で要求しても応じなければ、あなたはマッチを手渡して、どんな行動をとるかを見ることができるだろう。かれがなにもしなければ、あなたはマッチをすってみせて、真似るかどうか見ることができるだろう。それでもシェフがなにもしなければ、あなたは失行症だとカルテに書きとめるだろう。それとちがって、かれが一連のプラクシス・テストの要求に応えてすべてを成し遂げたのに、やはり材料と焼く仕事を関連づけられなかったと仮定してみよう。あなたはたぶん「技能特異性失行症」であり、ほかの異常は見られないといわざるをえないだろう。カルテを見たどんな人も、あなたの考えた内容がわからないだろう。

もとにもどって状況を変えてみよう。それはあなたの診察したシェフが、一連のプラクシス・テストに合格しなかったような状況である。しかし、好奇心と持久力をもつあなたは、即応で一連のテストを拡大しようとする気になる。こんどは、火のついていないロウソクを立てたバースデーケーキをまえにおき、それからマッチを手渡したところ、かれはケーキのロウソクに火をつけ、あなたの努力に報いたとしよう。こんどはあなたは、なにをいうのだろうか。わたしの考えでは、あなたは通常のプラクシスや言語の領域をこえたシェフの知識と経験の領域にふみこんで、少なくとも「失行症」の一部を包囲する方法か見ぬく方法を見つけた――患者のなかにいるシェフの正体を明らかにした――と推測せざるをえないだろう。神経学はひとつの重要な例外をべつにして、正式には認識と技能とコミュニケーションのつながりを探索したことがなかった。われわれはこんどは、この例外について考えることにしよう。[25]

身振りと手話の差異を最上の例証として、以前から質的に異なるふたつの熟練した表現運動があることが認められてきた。それでも、これまでに表現運動のまったくべつのクラス――意味をもつが、身振りでも手話でもない高度に熟練した運動に埋めこまれた運動のクラス――があるかもしれないと本気で示唆した人はひとりもいなかった。この区別のための音楽的技能というひとつの例外の真摯な候補者は、言語とおなじく孤立した技能か本能か「知能」であるかのように扱われている。結局、それは「感情の言語」として言及される。

しかし、以下のように考えてみよう。ほぼどんな人でもジェスチャーゲームのように伝統的なピアニストのポーズをとり、それから腕を揺り動かして指を小刻みに動かせば、ピアノ演奏を真似ることができる。実際に、この種の模倣は映画でもライブ演奏でも説得的に演じられてきたので、ジェスチャーゲームは見破られないで進行してきた。しかし、本物の条項――本物の専門的技術、音楽的技能――をでっちあげることはできない。聴衆の理解やコミュニケーションへの積極的参加で伝達される内容や、そこから生まれる感情は間違えようがないのである。神経学者が失行症検査の一部に「ピアノ演奏を見せてください」という項目をふくめても、求めるのはパントマイムだけなので、訓練を積んだピアニストの反応と音楽家でない人間の正確な反応を見わけることはできないだろう。

音楽技能は長期の訓練と経験を基礎にして範囲を自己規定できるうえに、個人的に明確に区別できる運動技能の全体的なクラスの実在を示す、もっとも明白な実例ともっとも明白な証拠を提供する。音楽技能は個人の感情的・認識的発達や、強い交信意図や、非常に高い能力基準に強く結びつく。つまり、音楽技能は単純なプラクシスや、ありきたりの手先の器用さや、熟練したパントマイム以上のものである。神経学と認知科学の内部で熟練したパフォーマンスにたいする関心が生じても、いまだに音楽技能を身体的・認知的に要求される階層的構造をもつ、創造的に豊かな人間の技能の全体的系統群の実在の証拠と見る実際的な傾向はない。この技能は（手話のように）交信的内容をもち、「手を介して表現」される。[26] 認知科学者と神経学者にとって、高度に訓練された創造的な手はほぼ完全に理解されない状態にあり、臨床神経学や理論神経学の思考に例示されていない。*

手話の使用者が脳のなかで視覚的・認知的「高まり」を発展させるかもしれないと考える点で、『目に見える声』〔佐野正信訳『手話の世界へ』晶文社〕のオリバー・サックス〔一九三三〜、アメリカの神経科医〕は、H・ポイズナー、E・S・クリマ

〔カリフォルニア大学サンディエゴ校名誉教授〕、U・ベルギと一致しており、手話の使用者が経験から「言語化された」空間か、空間化した言語に結びつかないかどうかを問いかける。特定の（「制限された」）認知的技能か感覚運動的技能を行使する流暢さの向上を求められ、注意を集中してきただれか（手話の使用者か使用者でない人）に見られる、おなじ高まりについてはどうだろうか。すでに指摘したように、大工、ジャッグラー、外科医、手品師などは認知的に要求される感覚運動的技能の行使の流暢さを向上させる過程で、このような高まりを必然的に発展させたのだろうか。われわれは画家たちの長い修業期間や、その結果としての発展期間に、脳のなかで実際になにがおきると想像するのだろうか。われわれはどうして進歩した身体的技能が、すべて独自の内的「論理」をもち、最小限の操作的特質（限定された入力源と出力チャンネル、時間的操作と計算的操作の限定された範囲と種類）と経験にもとづいて、時間をかけながら修正する自由が付随することを理解しないのだろうか。言語と音楽があてはまるが、ただひとつの実例ではないし、（わたしの考えでは）この拡大説明で価値を落とすことはない。

　サックスは特有の（神経科医としては）変節的な流儀で、最近のすばらしい論考「神経学と魂」を以下のように書きだしている。

> 科学と生活のあいだ、つまり科学的定式化の明白な貧困さと現象的経験の明白な豊かさのあいだに、つねにある裂け目があるように思われる。

＊この一般化の重要な例外は、もちろんスポーツ心理学という高度に発展した調査世界にある。しかし、わたしはランナーや走り高跳びの選手の熟練した能力と、（たとえば）画家や彫刻家や舞踊家の熟練した能力を区別する。後者の活動にたいする能力の尺度は、非常に主観的だからである。

論考の本文で、かれはつぎのようにつづけている。

> 　このすべてが暗に意味するのは、個人と精神についての適切な概念、つまり個人が成長し変化する方法と、個人の成長と変化が身体的総体と関連する方法についての概念が必要なことである。
>
> 　幼児はすべてのより高等な動物のように、誕生の瞬間から世界の探究をはじめ、見て感じ、手を触れ、においを嗅ぎはじめる。感覚だけでは不十分であり、運動、感情、活動とくみあわされなくてはならない。運動と感覚がそろって意味の前提になる。
>
> 　この個人の積極的成長と学習と変化という自己展開は、個人的経験（と要求と信念と欲求）と一致する神経叢内のつながりを強化する「選択」で可能になる。この選択の過程は運動がなければ生起できないし、はじまることさえもできない――すべての知覚的分類を可能にするのは運動である。[27]

　われわれはいまや人間生活の手の役割を理解する研究で、神経学的・言語学的・発達的・人類学的展望の収斂をより十分に感じとれる地点にきている。われわれはこの併合的な展望によって、現代の社会的・文化的脈絡内で手の役割のより綿密な調査の準備をする。より個別的には、目に見えない休眠状態にある、われわれ独自の知ろうとするプラクシス的な創意にとむ手を発達させるか、発達させたかもしれない方法を考え、われわれ独自の個人的で表現力にとむ手の活用法――手に話をさせ、われわれ自身の思想をより表現できるようにする方法――を考える準備をする。

11章 調和と進化のプレスティッシモ

ジュリアード音楽院の学生だったころ、われわれ学生は日に一四時間も練習し、ピアノから離れている時間は、すべて時間の浪費だと知っていた。

ミッシャ・ディヒター（ピアニスト）

人間の手の構造と機能の古い起源について、これまで書いてきたすべてのことを考えあわすと、音楽的技能は進化論者に本物のパズルを提出する。音楽の演奏――楽器を粗雑に扱おうと、指の器用さを極度に発揮しようと――で、音楽的な子どもの生まれる可能性を高めるような変わった華麗な方法を考えつくことはむずかしくない。しかし、音楽に外見的な生物学的有用性がないという問題は興味深く重要なので、音楽を室内ゲームのようには扱えない。

音楽技能は明らかに聴覚の洗練度に大きく関係するし、また依存する。聴覚と、人間の話し言葉と、言語のつながりは強すぎるので、「音楽的な耳」をダーウィン的に要約すれば、中学の科学の生徒でも議論しやすくなるだろう。音楽は話し言葉や言語とおなじインプットとアウトプットのチャンネルで送りだされるとしても、これらはもちろん、おなじではない。マギル大学モントリオール神経学研究所の認知神経科学研究室にいるジャスティン・サージェントは、音楽と言語に重複する問題を以下のように表現した。

> 音楽と話し言葉には、いくつかの共通する面がある。どちらも表現力豊かに、感覚器官を通じて使用される。どちらの産出にも連続的な運動性の活動がともない、書くシステムで表現できる知覚的に離散的な音で構成される……作曲家や演奏家や聞き手の心のなかには、多くの点で言語の文法と並行する音楽的な文法があるということができる……しかし、話し言葉と音楽は重要な点で異なっている。音楽の楽句は言語的な文とおなじ種類の情報を伝えない。音楽の楽句は特定の観念や対象にかかわるよりは、感情や情動——身体的な緊張と弛緩のパターン——をかきたてる[1]（傍点は筆者）。

音楽的行動は独立した本能だろうが、まだ人間のあいだの言語——一連の独自の基礎的計算回路構成をもつ複雑な適応——ほど広く行き渡っていない。われわれが理解したように、言語のために専門化した調節メカニズム——チョムチュー——をもつということは、まさに一連の異質の要素からなる神経学的能力（われわれはこんどは後知恵で「言語の行動学的前提」と分類することができる）が、時間がたつにつれて遺伝性の交信性をもつ特色に一体化することを意味する。音楽技能はたぶん、それと比較できる進化史をもつのだろう。だれも監視していなくても、母なる自然はそれが適応行動になるまでか、（増加する語彙を駆使するための）新しい人間の発見法になるまで「音楽的な脳」の改良バージョンを選択しつづける。

しかし、どうしてこんなことがおきたのだろう。どうして化石現生人類のある特権的な派生的系統の脳が、チョムチューだけでなく、こんどはバッハチューまで身につけることになったのだろうか。われわれは音楽家の家系を説明する選択圧を、どこで発見するのだろう。音楽を本能と呼ぶことにすると、ほんとうにむずかしいのは、すぐれた才能をもつ音楽的な手を、どのようにして説明するかという問題がおきることにある。かつてわれわれの先祖の環境にあったなにが、スピードや正確さや、精緻な力とタイミングの調節にほんのわずかだけ近づく能力を求めたのだろうか。これらは熟練した音楽演奏に欠くことのできない上肢（とくに指）の運動に示される能力である。音楽家はこのような急変がどこからきたかを問うかもしれない。このレベルの手の進歩から生じる音楽に関係のない要求やメリットがなければ、音楽的技能はまるで奇妙な偶発的事件のように見えるだろう。それは人間がうっかりして進化のどこかで、ハチドリかムカデの遺伝子を身につけたようなものだろう。それとも、われわれの先祖が現実に生きのびるために音楽を必要とし、われわれはそのすべての証拠を失ったにすぎないのだろうか。

この疑問に思い悩んだ人並みに音楽好きのサージェントは、科学者として行動学的に無価値な範疇を音楽に割りふり、つまり進化論的に説明のつかないものとして、行動を割りふらざるをえなかった。

> 音楽は……人間の脳の創造物である。人間の脳は進化から継承した脳を構造として使用したし、生物学的に適切な機能を務めるよう設計された。そして、まだ弁明の機会をあたえられていない、直接的な生物学的適応値をもたない活動領域を発達させて持続した[2]（傍点は筆者）。

娘のひくピアノを見て、最初に「どうしてあんなに速く指を動かせるのだろう」と思ってから数年のうちに、わたしは手を傷めた音楽家たちを診察した急速に増えた臨床経験の視点から、この問題を再考する機会に恵まれた。それは音楽活動の文化的・様式的・地理的・経験的な幅広い範囲を代表する、極度に多様な音楽家と教育家のいりまじった集団を相手とする臨床経験だった。そして、臨床的な仕事と数多くの人たちとの接触で広がった考えを総合し、音楽の世界をこえる意味をもつひとつの啓示的な教訓を引きだした。それは個人的な音楽的発達の育成を図り、人間間の音楽的相互作用を形成する文化的要素に触れなければ、「音楽」も音楽技能も音楽家も理解されないということである。わたしはヘンリー・プロトキンとマーリン・ドナルドの仕事を知るまで、これがどうして事実なのかを理解することができなかった。

プロトキンの一次的発見法と二次的発見法という理論を参考にすれば、音楽に生存価値や適応値がないという生物学からの主張も処理しやすい。二次的発見法が実世界の生涯にわたる生存戦略を生みだす遺伝性の能力の産物であることを思いだそう。つまり、ひとたび個人に適した戦略が、遺伝的に継承されたかのような力と安定性をもって作用しても、この発見法に埋めこまれた特定の戦略が、それら自体として遺伝的伝達に支配されることはないのである。社会内に暮らす人間にとって、ふつうはほかの人間との接触が二次的発見法の確立と、二次的発見法に特有の知覚・運動的領域の確立に最大のインパクトをあたえる。個人が社会のプリセット装置——一定の発見法のための一般に通用する度量衡表——を受けいれるか、そうでなければ独自のプリセット装置を自律的につくりだように思われる。フランスで育つ子どもは一般に母語としてフランス語を話すが、両親が最初に接触させる言葉しだいでは日本語（かＡＳＬ）を使うだろう。子どもがのちに選択すれば、べつの言葉を獲得できるだろう。

プロトキンの概念化に従えば、人間の言語と音楽はともに二次的発見法の実例となるだろう。どちらも人間社会に遍在し、受けいれる人間に強い有用性をもち、心理運動的発達に大きな影響力をもつ。言語も音楽も、それを表現し使用する人たちと接触しない子どもには見られないし、妊娠から出産までの期間中の胎児が、どちらも耳にしないで生きることはありえない。しかし……言語も音楽も行動上の特殊化として発達すれば、個人的に重要な非遺伝性の地域的ニッチという利点を提供することができる。そして、この利点には個人の働く年月をのばし、生活を維持して高める能力もふくまれる。このような個人の働く年月は、一次的発見法がひとつのメッセージだけを広め、ほかのすべてのチャンネルを閉鎖する思春期にはじまる短い期間をこえてのびる。

音楽に生物学的な適切さを見ることができないといったときのサージェントは、古典的なダーウィニズムの信奉者の立場に立っていた。しかし、ネオダーウィニズムの立場に立ち、ものの見方を調整できるほど長く持続すれば、音楽的経歴と音楽的能力の謎は完全な意味をもつようになる。二次的発見法という概念は、生存を純粋に文化的・個人的範囲に限定することを認め、古典的なダーウィニズムの動力源を人間生活の短期的な尺度に適合させる。人間はもう生物学の判断に頼って、なにが生存価値かを宣言する必要はないが、知的選択を通じて、現在の環境や状況と闘う手段を活用する最高の方法を計算することができる。個人がこれほど急速に力強く文化内にあるものと相互作用する理由は、知能を二次的発見法とするプロトキンの分類法で明白になる。それは音楽だけでなく、目標を目指すほとんどの活動や、文化的に報われる活動についてもおなじことである。

音楽そのものについては、われわれの社会には明らかに職業的音楽家とアマチュア音楽家という完全に分かれた音楽文化がある。そして、両者はまったくべつの資格や期待や報酬とセットになって、それぞれの音楽活動に結びつく。この章の主要な論点である職業的文化は、ダーウィニズムのエコシステムのすべての特質をもつが、サバイバルゲームはプレスティッシモ〔非常に速くを意味する音楽用語〕でおこなわれる。その結果、音楽の技術も訓練も名人芸も――なにもかも――文化に定められたチャンネルを通じて非常な高速度で推進される。クラシック音楽の経歴があれば、音楽的知能と、上肢の生体力学と、教授法に特別な価値をもつ結果になる。有望な音楽家はできるだけ早い年齢で、優秀な教授法の指導を受けなければならない。高水準の職業的音楽家の地位は、子どもの時代から速成的位置に閉ざされた発見法に基礎をおく。そして、すべての音楽家は批評家、聴衆、エージェントの承認と支持を勝ちとり、維持しようとする要求をもちつづける。また、すべての卓越した音楽家はほかの演奏家だけでなく、商業録音で紹介される演奏の無差別な虚偽の表現にも競って配慮しなければならない。商業録音では編集の過程で、演奏中の計画外の逸脱の影響を受ける音楽家をカバーし、逸脱した箇所を消去するためにあらゆる努力が払われる。

フランツ・リスト〔一八一一～八六、ハンガリーの音楽家〕は職業的な音楽に関するわれわれの文化的偏見に呪縛される音楽家たちに、強力な固定観念を植えつけたのかもしれないし、植えつけなかったのかもしれない。しかし、かれが助長する役割をはたしたことはたしかである。リストは「コンサートはわたしなんだ！」*といったとされている。リストはもちろん人間の脳と脳の運動システム、人間感情、劇場にたいするわれわれの愛着、群集心理をつくりだしたわけではない。かれはただ以上のような要素を、いかに容易に自分自身の利益にするために結集できるかに気づいたにすぎない。リストはコンサートのステージが、人間のすぐれた能力を発揮する演壇に変わる準備を整えていることに気づき、人々がこのような名人芸の披露を見るために、コロシアムに群がった古代ローマ人たちのように熱心にコンサートにくるだろうと正確に推測したのだった。つまり、リストはダーウィニズムの世界――と、それに一致する音楽家の経歴――に参入したのである。

皮肉なことにリストは、実際にチャールズ・ダーウィンの正確な同時代人だった――ダーウィンは一八〇九年に生まれて八二年に亡くなり、リストは一八一一年に生まれて八六年に亡くなった。人間の思考と生活にたいするふたりの影響の並行関係は、ほんとうに神秘的である。ふたりは特定の環境についての既存の説明と理解を根本的に再構成した。ダーウィンは生物学の世界全体に見られる競争の影響力にとりくんだ。リストはそのおなじ世界のとくに人間に特有の部分集合に専念した。リストが認めたのは、音楽がすでに音楽にたいする愛情を優先するアマチュアの気晴らしから、ひとつの職業に変わったことだった。生まじめな音楽家は長い訓練の過程を必要とし、高まる演奏基準と聴衆の期待に直面したが、少なくとも生活資金のある見通しを期待することができた。

音楽家はつねに人々の感情に語りかけ、人々の感情を代弁した。リスト流の宣言——生存のための新しい公式——は音楽家と聴衆の関係を大きく変え、音楽技能の定義を変化させた。いまではクラシックの演奏家は聴衆の要望に応え、名人芸的な演奏のできる技量をもたなければならなくなった。しかし、聴衆とそれ以外の音楽家たちは、職業的な音楽の初期ダーウィニズムの風景の一部にすぎなかった。そのほかの多くの要素は、一七八〇年代後半のモーツァルト〔一七五六～九一、オーストリアの作曲家〕とサリエリ〔一七五〇～一八二五、イタリアの作曲家〕の名高いウィーンの競合の二世紀前にはじまっていた。当時でさえ音楽は、とくに音楽家の名人芸を引きだし、証明するために書かれ、楽器は改良されて、旋律とリズムとハーモニーの濃密でスリリングなカスケードを計画し、実際につくりだした。

＊カナダのピアニストだったグレン・グールドは、この考え方を頑強に拒絶した。グールドはじつに前途有望な演奏経歴をはじめたわずか七年後に、コンサートのステージからの離脱を発表し、のこりの人生を公然と（そして大幅に）編集された録音の世界で演奏を紹介することにささげたのだった。グールドはライブ演奏をスタンドプレーにすぎないと主張し、音楽家としてのただひとつの誠実なあり方は聴衆から完全に離れ、作曲家の意図を忠実に表現する録音に努めることだといっていたように思われる。グールドは一九八二年に亡くなったが、かれのレコードはほかのどのクラシックのピアニストよりも売れつづけている。

ザクセン選帝侯のご下命で、一六一五年にドレスデンで大規模な演奏会が開かれたとき、クラクフからきたリポスキーという人物は八頭のラバが引く荷馬車で、高さ七メートルをこえるコントラバスを運んできた。ネックに手が届くように小さなはしごがつくられ、奏者はこの巨大な楽器の弦に腕の全力をあげて巨大な弓をすべらせた。しかし、この珍妙な仕掛けだけでは足りないようだった。そのあと、太綱をはった風車の力を借りてコントラバスを即興演奏するという壮大なアイデアがもちあがった。ノコギリの歯のような刻み目をつけた幅の広い木材を使って太綱を震動させるために、四人の男性が必要だった。オーケストラの一方の端に大きなオルガンがおかれ、セラピオン神父が両手と両足を使って奮闘した。発射準備をした数台の大砲がケトルドラムを代行し、演奏はこうした準備に見あう内容だった。ミラノからきたプリマドンナのビゴッツィは、みごとに長く歌いすぎて、三日のちに亡くなった。[3]

ワンダ・ランドフスカ〔一八七七〜一九五九、ポーランドのチェンバロ奏者〕のこの短文は、職業的な音楽文化が音楽家の適性を定義し、そのあと相互間に再定義するために独自の考古学的文脈をつくりだしたことを明らかにする。楽器はもはや音楽テクストの必要条件を満たすために音楽家が選んだ、表現力をもつ特定の音色のただの発生源や、音楽の美的魅力に一役かう視覚的な装飾物でなくなった。ひとたびリストがソリストの時代の開幕を宣言すると、ピアノやバイオリンやギターとそのほかの楽器は、たちまち身体的に熟達した音楽家と誇示指向の音楽レパートリーのための強力な選択肢になった。*

予想できるとおり個々のコンサート芸術家の技能と生涯は、音楽のイコノグラフィーに深く刻みこまれた。伝説的な芸術家——リスト、メンデルスゾーン〔一八〇九〜四七、ドイツの作曲家〕、シューマン夫妻〔一八一〇〜五六、一八一九〜九六、ともにドイツの作曲家〕、ラフマニノフ〔一八七三〜一九四三、ロシアの作曲家〕のようなピアニストや、パガニーニ〔一七八二〜一八四〇、イタリアのバイオリニスト〕、クライスラー〔一八七五～一九六二、オーストリアのバイオリニスト〕、ハイフェッツ〔一九〇一～八七、アメリカのバイオリニスト〕のようなバイオリニスト――を聞く聴衆が増えるにつれ、芸術家と聴衆は強力な神話をつくりあげた。いまもその神話はクラシックのソリストにつきまとっており、ソロ楽器をマスターしようとする人たちを巻きこんでいる。

注目に値すべきことにダーウィニズムの動力源の作用（と成果）は、音楽のステージではいとも容易に偽装された。選択の主要因子とおもなターゲットになった音楽家は、ハンターや戦士とまったく似ていない。それどころか音楽職の揺籃期は教会にあり、その文化遺産を引きついだ後裔の音楽家たちは、自分と音楽を教会や宮廷の美意識に結びつけて、上流階級につかえる人間に要求される控えめな姿勢をとりつづけた。**

アマチュア音楽文化と民俗音楽文化には、大きく異なる状況がある。非商業的な環境がまじめな仕事や、競争や、高い水準を妨げることはないにしても、ダーウィニズムの動力源は聴衆の選り好みに作用しない。それでも進化はおきるが、生存価値に付加される音楽家の個人的技量の追求が、音楽技量の生存価値にいれかわるときの過程がちがう。円熟の年月を重ねたアマチュア音楽家は、もはや遺伝子プー

＊たとえば、現代のコンサート用のグランドピアノのもとはフォルテピアノだった。チェンバロに似たこの楽器は、弦をはじくつめを弦を打つハンマーに代えたものだった。芸術家はハンマーをゆるめる動きのおかげで、指の動きか「タッチ」を通じて音量（「強弱」）を調節する手段を手にいれ、もちろん演奏する音量と旋律のハーモニーの複雑さを制御する技能を要求された。その結果、ピアノの枠組みの構成におきた変化で楽器の音ははるか遠くまで届くようになり、より広い会場と、より多くの聴衆と、より広い「門」に結びついた。

＊＊この状況をこんなふうに考えると、わたしはヴィクトル・ボルゲ〔一九〇九～二〇〇〇、デンマークのピアニスト、コメディアン。アメリカのラジオやテレビで活躍〕の巨大な人気の一端は音楽そのものより、かれが演奏中にクラシック音楽をからかったことにあると結論したくなった。ボルゲのショーには、つまり、ピアノ自体をジョークの対象とするドタバタ喜劇が満載だった。ボルゲは音楽の高位の聖職者の神聖さだけでなく、祭壇そのものにまで襲いかかったのだった。

ルに役だたないかもしれないが、ピアノやマンドリンやドラムのサークルをもつ人生の意味がそこで終わることはない。

身体的な問題で仕事ができなくなった音楽家と、一〇年以上も内容のあるかかわり方をしたあと、わたしにはあまりに多くの音楽家が問題をかかえる理由が明確になった。かれらはダーウィニズムの世界が明らかに完全に非人格的で、組織的に冷酷であることで面倒に巻きこまれたのだった。それは音楽の実務家としての公的な目標と私的な目標が、愛情に満ちた精神的なものであってもおなじことである。成功に満ちた経歴を望む音楽家は身体的・精神的耐久力の限界まで努力し、たいていはひどい心理的逆境にある条件下で仕事をするだろう。

クラシック音楽のピアニストのミッシャ・ディヒター〔一九四五〜、アメリカのピアニスト〕は、数年前、コロラド州のアスペンで開かれた夏期会議にパネリストとして参加した。かれが医師を中心とする聴衆にピアノ演奏の完全さにたいする自分の規定を話したことは、われわれの時代と文化のひとつのあらわれだった。そのときの聴衆は音楽という職業の危険性を理解しはじめていた。いまでは多くの医師と音楽家が、しだいにその危険性を認めるようになっている。少数の音楽家が頂点に達するだけであり、超一流のトップ演奏家が高い比率で、演奏に関係する重大で、多くは能力を失う症状や損傷を経験する。初期の巨匠たちの歴史を丹念に調べれば調べるほど、このような身体的問題が非常に早くから、いかにふつうにおきていたかがわかる。三〇代でピアノ独奏をやめたリスト自身も、このケースだったかもしれない。ショパン〔一八一〇〜四九、ポーランドの作曲家〕は人前でめったに演奏しなかった。ロベルト・シューマンの手も、グレン・グールドの手も、ゲイリー・グラフマン〔一九二八〜、アメリカのピアニスト〕の手も、レオン・フライシャー〔一九二八〜、アメリカのピアニスト〕の手も、すべて動かなくなった。ひょっとするとホロヴィッツ〔一九〇四〜八九、アメリカのピアニスト〕の手さえ、動かなかったかもしれない。これら驚異的な天分に恵まれて成功したピアニストは、そのとき経歴の絶頂にいたのである。

音楽の演奏と「公演芸術医学」の両方の世界に身をおいて仕事をする何人かの人たちのおかげで、わたしは職業的音楽家の特殊な状況にダーウィニズムの方程式を適用できることをより明確に理解した。なかでもドロシー・トーブマンとパトリック・オブライエンのふたりは、継続的な大きな影響力を発揮した。ドロシーはピアノ教育では、強力で論争好きな国家的人物になった。パトリックの仕事はドロシーの仕事のように職業的感情を刺激しなかったが、ギターの世界ではよく知られた人物である。それはたぶんドロシーの領域が、グランドピアノと大舞台――大聖堂の音響と儀式や政治――であるせいだろう。パトリックの領域は、ギターとリュートというもっとも単純な生息域――夕べの祈りと礼拝堂の穏やかで思索的な親近感――にある。

わたしは一五年以上にわたってドロシーやパトリックとたびたび話しあい、なんども患者にたいするアドバイスを聞いた。ドロシーはパトリックほど私生活と職業生活の関係を話したがらなかったが、パトリックは演奏家自体と教師として、音楽と音楽家の生涯つづく結びつきのルーツについて完全に率直な話をした。かれは長いあいだ、自分の手と技術の関係を考えてきたという。そして、楽器にたいする注目すべき接し方を編みだし、音楽的な手の養成法と、手が驚くほどけがに弱いことについて強力な考え方を身につけた。かれの経験と見識は、ここでおきる問題を考えるのに非常に適切だと思われる。それはわれわれの文化内の職業的音楽家の生活が、逆説的に困難だという問題である。だから、かれの発言を長めに引用したい。

子どものころ、いつも音楽を聞いてました。はじめて楽器に触れたのは小学生のときのことで、プラスチックの小さなフルートでしたが、はじめから正確に吹いてやろうと思いましたね。そのあとしばらくしてから、まったくの独学でギターをはじめました。七歳のころ、兄のかわりに新聞配達をしてためた貯金で安いギターを買ったんです。コードを教える本を見つけて、レコードを聞いて勉強しました。じつをいうと、プロとして演奏するようになってからも、ずっと楽譜を読めませんでした。

高校生になってから、クラシックギターを買いました。指でひく奏法を勉強したいと思って、何冊か教本を買いました――それまではピックを使って、ほとんどコードだけをひいてましたよ。ピックから指へ移るのは、小さな問題ではありませんでした。ブルックリン大学に通っていたころ、最初で最後の先生に師事しました。有名な演奏家でしたが弦の扱い方が独特で、わたしにはあまり合いませんでした。ちょうど冒険的な現代音楽の演奏をはじめたころだったので、先生の技法はあまり使えなかったんです。そうした作品はたいてい、ギターのために作曲された曲ではなかったもんですから。

演奏に本腰をいれはじめたころから、手が慢性的に痛むようになりました。とくに仲間うちで「A」の指と呼ぶ右手の薬指が痛むんです。短期間に重症の腱炎にかかりました。医師や療法士やカイロプラクターと、思いつくかぎりの音楽家に相談しましたが、どうして痛むのかわかりませんでした。しばらく演奏をやめたほうがいいといわれたので、やめてみましたが、効果はありませんでした。つらい思いをしましたが、あれこれ思い悩むうちに二年くらいで出口が見えはじめました。とうとう自分ひとりで、手の痛みの少ない奏法を見つけだしたんです。そしてこの奏法で、まえよりずっといい音がだせるようになりました。スピードもパワーも増して、弦をひくときにそれぞれの指を、もっと独立して動かせるようになったんです。

この矯正作業で、しだいに楽器にたいする体系的な取り組み方ができるようになりました。この変化の根底にあったものを理解できるようになったのは、ごく最近のことですけど、重要なのは不必要な指の遠位の屈曲を避けることだったんです。身についた習慣で、持続的に反復する共収縮になっていたものですから、犠牲が大きかったんです。それがどんな意味をもつかが、やっとわかりかけました。

しかし、手の痛みは現実に奇妙なかたちで役だちました。自分の手の調子がいいか悪いかという問題ですから、毎日、正しいことをしているかどうかがわかるんですね。演奏をやめるだけではだめなんです。一か月間、中止してみたことがありますし、いちどは二か月ほど手をまったく使わないようにしましたが、痛みはおさまりませんでした。やっと問題を解決したときは、なにがよかったのか見当もつきませんでした。理論さえなかったんです。もちろん、いまのわたしは理論いってんばりですが、長いあいだ自分のしていることに、もっとも素朴な概念しかもっていませんでしたからね。

現在のわたしの仕事の大きな部分は、けがをした音楽家を支援することです。重傷の演奏家には、ふつうは技術の転換が必要になります。個々の指の使用法を変えて、手の動きのまったく新しいパターンを、非常にゆっくりと慎重におぼえこみます。ゆっくり時間をかける過程で自分の行為を注意深く考え、個々の音譜のトーンに耳を傾けて、指をさらにゆっくりと動かすようにするんです。けがをした演奏家は、人間として変わりはじめる必要があるんでしょう。

演奏家として成功するには、目標としてきた方向から解放されなければなりません。いつも自分に言い聞かせてきた、できるだけなんでもかでも、しっかり握りしめようとする方向のことですね。心得ちがいの人生の報いが手にきたようなもんですから、それを変える必要があります。これまで無我夢中でやってきたんでしょうけど、これからは手のどんな動きも考えなければなりません。そして手を動かすたびに、からだがどう感じるかを感じとれる、じつにじつに繊細な感性をもつ必要があります。音譜と音譜のあいだで完全にリラックスしなければなりませんが、あの人たちはこれまで、そんなことをしたことがないんでしょう。できるだけ速く演奏し、メトロノームの速度を好きなようにあげて、日にいちどは、むりやり楽器を鳴らそうとする人たちですから。そんなものをそっくり捨てて、

「もう、コンサートを開けなくてもいい。もういちど演奏できるようになるだけでいいんだ」

とさえ考えなければならないかもしれません。そう思うことには実際に深いなにかがあるんです。競争に勝とうとか、いい音楽学校にはいろうとか、道端で演奏しているやつよりうまくなろうとか、そういう目標を断念するんですね。

「プライベートに、自分のためだけにでも演奏したい。なんでもいいから、演奏できればいい」

と思うことがだいじなんです。でもなかには、どうしても変われない人もいますけどね。わたしは自分自身で、ひどい痛みを経験しました。あんな危機を経験すると、もういちど演奏できるようになるかどうかわかりませんでした。演奏できなければ、どうして生きていくんだろうと思いましたよ。そんな経験をしたからこそ、手を傷めたほかの音楽家に、かなりな共感をもつことができるんです。[4]

パトリック・オブライエンは職業的文化に生きる音楽家たちが地位を確保するために、どれほど技能を発達させ、維持することに身をけずる思いをするかを明らかにする。また競争に参加するために、どれほどの犠牲を払うかを理解させる。このほか教育課程についてのかれの観察には、15章で触れることにしよう。

ここでは以下のような単純な事実を見て、バッハチューをふくむ音楽の発見法にたいする議論が、ど

のように作用するかを考えてみよう。

●ピアノができる以前には、大ピアニストはいなかった。ピアノとピアノのひき方を証明するピアニストがいなければ、われわれは人間のこの「生まれつきの」能力を知らなかっただろう。

●大ピアニストはわずかしかいないが、ピアノと、すぐれたピアノ演奏にたいする公衆の関心（と称賛）の高まりが、ピアノ演奏の才能を発見するための検索の動力源をつくりあげた。それはまた、ピアノ独奏の「水準を引きあげる」要求も生みだした。ピアノ独奏という目標は、以下のような切り離されているが相補的な過程を通じて達成される。つまり作曲、楽器の改良、「音楽的才能のある」子どもの早期識別、才能のある子どもの特別な訓練環境の創設、子どもの本格的な音楽コンテスト組織という過程のことである。

鍵盤楽器演奏の比較的短い文化的実験期のごく初期に、バッハ〔一六八五～一七五〇、ドイツの作曲家〕、モーツァルト、ベートーヴェン〔一七七〇～一八二七、ドイツの作曲家〕のような人たちは——ほかの音楽家もふくむ——ほかの人たちに欠けるか、少なくとも大幅に欠けるなにかをもっていたことは明らかである。そして「生まれつきの音楽的才能」や「高い音楽的知能」を特殊な遺伝的傾向——音楽家になる本能的・意図的・先験的傾向——として仮定するのがならわしだが、世界全体の音楽的体験を考えると、右のような主張は擁護できなくなる。われわれの社会に限定して、音楽的遺伝子や「音楽的萌芽のエッセンス」を探索してみても、この遺伝的傾向に人間の言語支配以上の狭い範囲か特殊な性質をあたえられそうな、広く体質と経験に根ざす高水準の音楽的達成が、そんなに多くないことにすぐに気づくだろう。言語支配は（われわれのすでに知るように）インプット・アウトプットのチャンネルのレベルでは、かなりの変異性があっても普遍的であり、明らかにすることができる。

　生物学を基礎にして音楽的才能を説明しようとすれば、もっぱら特定の文化の内部から生じ、特定の文化に規定される神経学的・行動学的潜在能力の集合として特徴づけるのがベストのように思われる。音楽的達成の「計算できる」必要条件は、音楽的観念と情報を感じとり、理解し、保有し、再公式化し、解釈する（生成し、再生する）能力にある。この適性は話し言葉の根底にある適性とおなじではないが、高度に話し言葉の適性と調和する。音楽的適性は耳の聞こえる人たちのあいだの話し言葉のように、人間の音の受容器官の高度に組織され、高度に形成された変異体に依存する。画像診断では、脳内の重複しない新陳代謝のパターンが示されるので、一般には、発話行動と音楽行動の聴覚処理がおなじではありえないという議論が交わされる。しかし、これは高空から赤外線写真でサーキットのレースと道路の走行を撮影し、前者は局所的な循環的パターンを示し、後者は直線的な拡散的パターンを示すから、両者は「異なる過程」だと論じるようなものだろう。それは十分に真実だが、このことは内燃機関や運転技能について、われわれになにを伝えるのだろうか。かりに音楽家の脳にバッハチューがあれば、その効果はチョムチューの効果に連動するだろう。音楽家がチョムチューの損傷の結果として失語になれば、その音楽家の音楽的観念を表現し、生みだす能力は、ラヴェル〔一八七五～一九三七、フランスの作曲家。晩年に失語・先行症に苦しんだ〕のように実質的にはかならず損なわれるだろう*。

　器楽奏者の上肢（または「アウトプット」）という必要条件は、いずれも音楽に特有の条件ではない。この必要条件は腕、指、親指があることに依存する。これらの器官は楽器の多様な接触点との特定の連続的な指の配置とともに、反復率と反復力などを達成する多様な能力としての肩、ひじ、手首、手、指の関節の運動範囲にたいする明確だが特有の制限となる。[5] 音楽家の上肢の身体的配置と運動能力の特色は長所にも短所にもなるが、楽器の設計にも反映される（また、不適切なばあいは克服されることがある)。ギターのネックをどれほど広くできるだろうか。ピアノの鍵盤の間隔をどれほど離せるだろう。フルートのキーの位置をどこにおくべきだろうか――一般的にいってどうであり、スーザンとピーターにとってはどうだろう。

音楽家にとっていいニュースか悪いニュースかわからないが、わたしには以下の結論の合理的な代案があるとは思えない。それは特定の文化が音楽的実例や、機会や、報酬というかたちで特定の子どもに提供する内容に応じて、音楽的発見法(または音楽的才能)が生涯の早い時期に、その子どもの脳とからだで発見され、つくりだされるという結論である。子どもの心とからだの特性と、文化的提供物のあいだの適合ぶりが早くて適切なら、それだけ早く適切に子どもに音楽的才能があると分類され、経験にもとづくロイヤルジェリーという常食を(ミツバチが女王バチに提供するように)提供される可能性が高くなるだろう。われわれの音楽的才能の定義がいかに驚くほどちがい、いかに文化的に決定されているかを理解しようとすれば、自分たちの文化の外にでてみる必要がある。

訓練を受けた音楽家でもある社会人類学者のジョン・ブラッキングは、ヴェンダ人と暮らしたあと、まさにおなじ結論に到達した。ヴェンダ人とは南アフリカのトランスヴァール州に住む伝統的な遊牧部族である。ヴェンダ人は音楽を長く社会生活の基礎としてきた点で明らかに世界でも独特であり、社会の成員は幼児の時代から全員で音楽活動に没頭する。そして、音楽活動はくり返して人々の日常生活の区切りとなり、調整となり、元気づける。最初、ヴェンダ人の子どもたちにヨーロッパの「進歩的な」音楽を教えようとしたブラッキングは、未就学齢の子どもたちがヨーロッパの職業的音楽家をのぞいた

＊それでも失語患者で「手つづきにかかわる」音楽的技能(音譜を連続して演奏する方法を学ぶか、すでに記憶した音楽を演奏することのできる技能)が失われないこともある。

だれよりも達者に、かれらの音楽を演奏し、説明し、教えられることに気がついた。ブラッキングはこの経験を以下のように観察して、書きとめた。

われわれは音楽的才能という言葉を気安く口にする。しかし、どんな質の才能が音楽に限定されるのか知らないし、その才能の質がべつの媒体で表現力を発揮するかどうかもわからない。そして、こうした才能の質がすべての人間に、どんな範囲で隠されているのかもわからない。音楽的才能の開花を妨げる社会的・文化的妨害のほうが、音楽的才能を推進する個人的能力より大きいのかもしれない。[6]

ヴェンダ人の音楽文化を発見したブラッキングは、大きくちがう自分の教育や経験と比較した。そして人類学者として、自然対教育、単一知能対多重知能という現代の認知心理学の好むふたつの論点の分け方に疑問をもった。ブラッキングの見識はヘンリー・プロトキンのふたつの問題の再定式化を先取りしていた。プロトキンは自然対教育という論点に議論の余地があると明言し、一次的発見法は二次的発見法を規制するので、すべてのことに関するすべてのことを学ぶ能力という意味では、一般的知能はありえないと考えた。また、一次的発見法は多重知能をつくりだすと同時に制限するが、多重知能は文化的条件からあらかじめ定められることができない。[7]

『心の枠組み——多重知能の理論』をはじめとするハーバード大学の高名な教育学教授ハワード・ガードナーの仕事は、職業的教育世界の考え方に大きなインパクトをあたえ、人間の潜在能力の多様性を認めるような教育課程の多様化にたいする健全で力強い支持となった。ガードナーはこの著作の一〇周年記念版の序文で、つぎのようにいっている。

なかにはひとつ以上の領域で潜在能力を発揮する人がいることに疑いはないが、わたしは広範な一般的能力という観念に強い異議を唱える。わたしの考え方では心はいくつかの異なる種類の対象に対応する潜在能力をもつが、ひとつの対象に個人が容易に対応できても、べつの種類の対象に容易に対応する力をもつかどうかはほとんど予測することができない。つまり非凡な才能は（まして、ふつうの能力は）特定の対象に特有であるように思われる。人類はひとつの柔軟な知能をさまざまに引きだしたのでなく、いくつかの知能を発揮して進化してきたのである。[8]

文化的展望から「音楽的知能」の実例を考え、音楽的経験をわれわれ自身の社会に見られる職業的文化とアマチュア文化にわける分割法を——とくに、これらの環境で見られる明確に区別できる学習者、学習形式、社会的・行動学的結果に注意を払いながら——考えると、ヘンリー・プロトキンやハワード・ガードナーのいう知能がどんなものかわかりはじめるし、文化がいかにして個人の知能を種内で再限定しないで限定できるかがわかりはじめる。

だれでも——そして、わたしも——現代の職業的音楽家はわれわれの目前でおきる事実上の知能の進化を例証すると容易に主張できるだろう。この進化は生物学的知能の変化でなく、文化的に限定され、評価された知的行動の形式の確立を表現する。この知的行動の形式は初期の強烈な教育上の操作と、そのあとの音楽家の地位という報酬を通じてあらわれるが、成功すれば特別の報奨があり、失敗すればきびしい罰があたえられる。わずか数百年のあいだに、音楽と音楽家の生活と仕事の性質に、このような根本的な変化がおきたのである。現代の音楽家はある意味で、ダーウィンがガラパゴス諸島で見つけた特殊な適応行動を示す種に比較できるかもしれない。かれらの音楽的発達はあまりに異常で極端な環境に支配されるので、職業的音楽家は現実にわれわれが観察するとおりに進化する。しかし、新しい音楽的知能と技能を支配する情報は楽器に密着しており、生きる個人の遺伝構成になんの影響もおよぼさない。だから、かれらはバーチャルな新種である。したがって、われわれが知るような「音楽的知能」は、新生児の全員を音楽に触れないようにし、音楽情報にアクセスさせないようにすれば一世代内に消滅するだろう。人間の言語は「本能」であっても、子どものころに触れなければ急速に完全に消滅するだろう。

「音楽的知能」が伝統的なヴェンダ人の社会と現代の西欧社会の両方で、大きな報酬を受けて、高度に発達していること以上に明白な事実はない。両方の文化の子どもたちの生活は、しだいに音楽的経験と音楽との結びつきで満たされていくだろうし、成人の生活に参入するにつれて音楽の語彙と専門知識が増えていくだろう。ヴェンダ人の子どもは西欧社会の「音楽的才能のある」子どもと大きくちがう方法で知能を引きだし、私的・音楽的生活を高めるだろう。つまり、ヴェンダ人の子どもは社会的脈絡で音楽活動を展開するだけであり、提供される機会と自分の好みしだいで、いずれにしろ専門家として音楽を演奏するようになる。

われわれの文化は対照的に「すぐれた音楽家」を産出するという明確な目的をもって、特殊な音楽的慣行を確立した。だから、われわれには音楽にもっとも敏感に反応する子どもを、できるだけ早く専門職用の事前の学習の場に隔離し、音楽のサラブレッドと目される人たちの共同体と、プロトコルと、アジェンダ〔問題解決の手順となる一連の操作〕に侵された成人としての生活を送らそうとする傾向がある。われわれはその結果として、プレッシャーの高いサバイバリスト〔生きのこることを第一の目標とする人〕の音楽教育経験の成果を見て楽しむことができる。われわれはまた多彩な医療専門家が、現在、より若年の音楽家を治療しているように、脱落した人たちの面倒を見る義務ももっている。

実際に、この音楽教育の暗い面を見ると、わたしは一般的知能というドラゴン退治を大声で勝ち誇るのは、時期尚早かもしれないと暗示したくなる。いうまでもなく、一般的知能という観念には決定的に間違ったなにかがあり、それは人間の潜在能力の人為的なランキングを促進し、維持するが、人間の達成と専門的能力の多様性をうまく説明することができない。しかし、多重知能論は大がかりな文化的せりあいを多様な文化的せりあいに置き換えただけだとしても、向上の余地はほとんどなくなるだろう。われわれが事前に、ある子どもがなにに適するかを知ると仮定すれば、目に見えない可能性を求めて闘う生得的に設計された過程を阻害することになるだろう。進化はわれわれよりも利口だといわれてきた。

子どもは自発的に開始する世界との相互作用を通じて体質的な親和性を発見し、それを限定する現実の機会をもち、経験にもとづいて、これらの親和性を探索し、決定し、純化する。それ以前に人間の知能は文化によって方向づけられ、「分割」される（つまり、選択的強化と抑制によって補足され、プログラミングされる）ことがあるし、ほぼつねに方向づけられ、分割されるだろう。子どもの以上の過程は生涯の初期にはじまり、急速に進行するので、なにが現実に子どもの「才能」の遺伝的・経験的根源なのかを、特定の個人で発見する実際的な方法はない。

だから、人間の知能に関するガードナーの「現実主義」は、奇妙な逆説的な意味で人間の潜在能力の文化的に分割された見方を支持することによって、現実に圧制的な教育方針が犯す軽犯罪を長期的に存続させる力になるかもしれない。この問題は15章で再考することにしよう。

いうまでもなく、われわれが人間の学習について理解すればするほど、われわれの正規の教育についての備えは、ほんとうに合理的になることができる。その点で、マーリン・ドナルドの『現代精神の起源』の結論を考えなければならない。

われわれが新しい外的記号の配置と様態を発展させるにつれ、われわれ自身の心的構造を浅薄でない方法で変更する。この（想像的・純理的文化への）推移は哺乳類の歴史で、遺伝的変化のない認知構造の最大の変更に結びついてきた。この過程は原則的につづいているのかもしれないし、われわれはまだ現代人の精神の最終的なモジュールの配置を見ていないのかもしれない。人間の進化理論は拡張され、修正されて、この可能性に適応しなければならない。[9]

ドナルドはこの著書の幸福感に満ちたというよりは痛烈な結末で、現実に音楽家のことを考えたわけではなかった。ドナルドの発言を取り違えないようにすれば、わたしはかれの関心が以下のことにあると考える。それは狭く限定された文化に追いたてられる人間の脳の発達は、暴走するコンピュータ以上にわれわれの破滅の原因になりそうだということである。アーサー・C・クラーク〔一九一七〜、イギリスのSF作家〕の黙示的寓話を映画化したスタンリー・キューブリック〔一九二八〜九九、アメリカの映画制作者〕の『２００１年宇宙の旅』を見て以来、われわれのだれもがそのことを気にかけてきた。音楽家のストーリーのほんとうに安心できる面のひとつは、脳が二次的発見法の効果でブレーキとして作用する身体とともに可能なかぎり進化すれば、なにがおこるかを示してくれることにある。身体がもはや限界まで拡張しようとする脳の連続的な実験を限定し、制限し、「調整する」役にさえたたなくなれば、どんなことがおきるのだろうか。われわれがすでに見つけだそうとしていることを知れば、あなたはびっくりするだろうか。この考えはエピローグで論じることにしよう。

12章 ルーシーからルルとローズへ*

テーブルについたとき、みんなは少し緊張したが、それはあのウズラ料理がでるまでのことだった。ペドロはさっき妻を嫉妬させただけでは十分でなかった。ひとくち味わったとき、官能的な喜びに思わず目を閉じて、さけんだからである。

「これは神々のための料理だ!」

ラウラ・エスキヴェル『チョコレート用の水のように』[1]

美的感覚で食欲が亢進するのは人間の決定的な特色であり、この習性は霊長類が樹間に移住したときにはじまったにちがいない。われわれの知るかぎり、木にのぼることは六五〇〇万年近くまえに重要な生存戦略になった。当時の地球上の気候の変化で、花が咲き、実がなる木が繁茂した――これは天国にできたエコシステムだった。昆虫と鳥類は植物の遺伝素材の自由な循環を保証し、すべての花や果実の周辺にかれらがいたおかげで、樹上の食事時間はあらゆる意味で祝宴になったにちがいない。[2]

こうしたメニューと設定の自然な魅力に引かれて、霊長類は食物鑑定家の姿勢をとる方向を強く志向する、どちらかといえば特殊なある装備を身につけた。典型的に地上性の哺乳類は、かれら以前に地上性の爬虫類がつねにそうだったように、むしろ栄養学の方向に実用的なアプローチをした。食事は行き過ぎになると同時に、文字どおり大量消費になり（ゾウ、サイ、ウシの単調な草食生活）、そのあと急に一時的貯蔵と消化のための消化器官の方向に向かうか（ネコやイヌの活発な肉食生活）、腐肉あさりの方向に向かった（ハイエナの窃盗生活）。

ネコ類やクマ類や、そのほかの大型哺乳類は、決まったように樹木の低い太い枝に巣をつくる。しかし、哺乳類は食事をする場所にのぼるか林冠にのぼるために、むしろ上肢の構造の特定の変化を必要とした（あなたはこの点を思いだすために本書の1章にもどろうとするかもしれない）。霊長類の時代の幕開けとなるこの時期に、人間の美的感覚にたいする観念（または発見法）の核心部分が人間のゲノムに挿入されたように思われる。つまり、食事が食事をする経験に変わるときがきたのである。ほどよく安全で、不安にさらされそうになくなった霊長類は、おずおずと快楽主義者になった。リラックスして

＊この章の表題は『ダーウィンの危険な思想』（一九九五）（山口泰司監訳／石川幹人他訳、青土社）の著者であり、わたしから見てリチャード・ドーキンズの「ミーム〔遺伝子とはべつの自己複製子で、文化的情報の遺伝単位〕」の謎を独力で打ち砕いたダニエル・デネットにたいする讃歌である。ミームでふくらんだデネットのスーツケースから、わたしは危険なトリプルプレー「ティンカーからエヴァーズとチャンスへ」（二九九ページ）を理由に、有名な「野球ミーム」を選出した。わたしはミーム論者に敬意を表し、ミーム論者にたいして料理のトリプルプレーを提案する。そこには爆発的な発達という主題のバリエーションがふくまれており、進化の断続平衡説〔種の進化は変化のない長期の安定期と、相対的に非常に急速な種分化と形態変化を特徴とする期間があるとする仮説〕の支持者にアピールするにちがいない。「ルーシーからルルとローズへ」は急激にすべてを変える進化的発達の文化的発火装置を意味する。ルーシー（アウストラロピテクス・アファレンシス）からルル（サンフランシスコで若いシェフの経歴のはじまりとなると同時に、ホモ・サピエンスの食事時間が、あらゆる大きさのあらゆる都市で一芸術形式となった時代の到来を象徴するレストラン）にいたる変化がおきるまでには三二五万年が必要だった。ルルからローズ（おなじシェフがサンフランシスコに開業した三軒目の成功したレストランの名称）にかけては文化的ニッチが限定される速度だけでなく、正当な素質をもつ人間に攻略される速度（このばあいは三・二五年）をも意味する。

微風のなかで涼しい思いをし、景色や花の香りを楽しみ、新鮮な果物のトッピングのついたデザートとともに鳥の歌を享受した。この習慣はどうやら地上生活に移ったあともつづき、われわれはそれ以来、(銀食器を手にもって) この習慣をみがきあげてきた。

樹上性の霊長類の子孫は大きくちがう生物であり、ルーシーが開けたサバンナを横切りはじめた時代までに身体におきた変化の多くは、もちろん避けようもなく実用的だった。アウストラロピテクス属が新しい敵意に満ちた環境で生きのびたいと思えば、からだにへたに余分な飾りをつけたくなかっただろう。しかし、われわれの知るように選択は不運なばあいとおなじくらい容易に、幸運なばあいにも効果を発揮した。結局のところ闘争にたいする適応行動は、環境を再構成するだけで、平時にも継続的価値をもつことを証明するのかもしれない。職業的料理法は適切な実例である。戦士のからだは現代のレストランのキッチンというアリーナにすばらしく適しており、シェフにはフライパンやポットをもちあげるだけでなく、ほうりあげる機会があるだろう。この職業のべつの身体的要求――たとえば、ぶつ切りにし、スライスし、すりつぶし、こねること――を考えると、軍事的本能や経験がなければ生きのこりを望めそうにないのかもしれない。

どんなシェフにとっても決定的なべつの必要条件は美的感覚――微妙な香り、味、風味にたいして高度に洗練された鑑賞力――である。以上のすべてを兼備し、鋭い味覚と、食品や食品の創造にたいする情熱をもった化石現生人類に必要な神経筋肉系の名人芸を利用すれば、新しいメニューどころか、たぶん新しい料理さえできるだろう。食べる経験は想像力を働かせた食欲と、美的感覚のブレンドを通じて肥大してきた。この経験をもとにした料理の精密さと創意工夫には際限がない。現代のインド人はラーガの演奏を聞かないでカレーを食べることはめったにない。フランス人の食事にはキャンドルと花がつきものだし、最古の文化的伝統に忠実な日本人は夕食に漬けものを食べるのを自然だと考える。

現代世界のシェフには、第一に強さと想像力がなければならない。キッチンの仕事では超人的な身体的耐久力と完全な不屈の精神が要求される。料理の世界で生きのこるには、第二にビジネス世界とおなじ闘争本能（つまり、カブからカブのしぼり汁以上のものを引きだす能力）が必要になる。第三に――そして、これは公衆がつねに金銭を支払う唯一の特質である――勝利をおさめるプレゼンテーションには、演劇と儀式にたいする鋭い目と強固な感覚が要求される。以上の三つの「現実そのままの」範疇のどれかに些細な不足でもあれば、現代の料理芸術の世界から数週間以内でないまでも、数か月以内に確実に追いだされるだろう。それは虚弱体質の人間や平凡な個性の人間の生活でなく、まさにジャングルの生活である。

何年かまえにわたしは、以上のようなこと（と普遍的ダーウィニズム）を考えているときに、サンフランシスコの新聞にでたリード・ヒアロンの短い記事を読んだ。かれは国際的な名声をもつサンフランシスコのレストラン業界に新しく登場し、大いに注目を集めた功労者だった。わたしの目を釘づけにし、注意を引きつけたのは以下の一節だった。

最近のリード・ヒアロンはキューバ人よりホットである。かれはフォルサム通りにシックだがカジュアルな地中海料理のレストラン・ルルをオープンしたばかりなのだ。かれの新しいカフェ・マリンバは、四月にチェスナット通りでオープンする予定であり、メキシカンスパイスとサルサの品ぞろえも市場にでる準備中である。かれの『サルサ』クッキングブックは七月に発売されるだろう。レストランの仕事をしながら、シカゴ大学とテキサス大学オースティン校で勉強し、数学と哲学の優等生だった学生としては悪くない。[3]

これはいうまでもなく会わなければならない人物だった。数学と哲学の優等生で、在学中から仕事をしていたという（それにシカゴ、サンタフェ、アスペンは、いずれも料理をまともに考える土地柄である）。かれはまた最初の一年めにディズニー・グループのように大評判になり、二軒のレストランをもって、自分の通信販売店で販売する食べ物の本までだそうとするのである。

わたしはヒアロンとの初期の数回の話しあいをルルでおこなった。かれはそのあと、べつの事業に進出し、さらにいまではコロンバス通りで、イタリア料理のローズ・ピストラというレストランを経営している。かれはあまりに多忙で成功しているので、ローズ・ピストラは開店前にさえ町で最高のイタリア料理店になると報道されたくらいだった。

わたしはヒアロンと会うまえに、ベイエリアのレストラン業界で相当な経験を積んだ友人たちとルルで試食してみて失望しなかった。料理のなかでは、ウズラのローストと軸についたトウモロコシを鮮明におぼえている。どちらも、それ以前に味わったどんな料理とも似ていなかった――わたしは（この章のはじめに引用した）バラの花びらのソースを使ったティタのウズラを食べたペドロのように、それを神々のための料理だと感じとった。約束どおり――そして、サンフランシスコではまったく異例なことに――そのディナーは「ファミリースタイル」〔各自に大皿から料理をとる方式〕で運ばれてきた。わたしの予感はいうまでもなくあたっていた。シェフ・ヒアロンに二、三度電話したあと、われわれは顔をあわせてすわり、かれの仕事と考えを掘りさげた。

リード・ヒアロンはとくに視覚的に際立っていた。背が高くてハンサムで、自然な思慮深い微笑を浮かべていた。かれのどのレストランもにぎやかだったが、かれは完全に物静かな性質だった。かれの声は柔らかく、テキサス南部の魅力と育ちのよさを連想させた。一九九三年にはじめて会ったとき、レストランの仕事をはじめたきっかけを聞いた。

最初はオースティンで、一九八〇年だったか八一年だったかにはじめました。あとで知ったんですが、われわれがやってたのは「南西部料理」っていわれてた料理だったんですね。そのうち、袋小路にぶつかった感じになりました。本ですごく勉強したんですけど、正式な料理の訓練を受けてなかったもんですから、ちゃんとした人たちと仕事をしたくなったんです。

それで、一九八四年からデンバーで働くことになりました。キッチンでできる仕事なら、なんでもいいと思いましたね。とうとう、そこで「シェフ」という肩書をもつ何人かの人間のひとりになりました。一年後にサンタフェへいって、マーク・ミラーのコヨーテ・カフェのオープンを手伝って、そこで二年ばかり働きました。それから、テキサスに帰ったばかりのときに、テキサスの銀行がつぶれたもんですから、サンフランシスコにきてコロナ・バー&グリルを再建しました。そのあと、アスペンでカリブー・クラブを経営し、一段落ついたところでルルを開いたんです。

ルルをなんどか訪問するうち、わたしは多くのことを知った。われわれが話しあったふたつのテーマが、本書にとくに関連性をもつと思われる。最初にもっとも明白なのは、手に関係する特殊な技能としての料理の問題である。

料理をする人間は、手を使う仕事が好きなんだって思いますね。ストレートな達成感がありますから。キッチンで大きな問題になるのは、もちろん「手のスピード」で、一定の仕事をしあげるのに、どれくらい時間がかかるかということです。もともと手の早い人もいれば遅い人もいて、これは絶対に変わりませんね。なかには料理学校の成績がいいのに、レストランにはいるとまったくだめな人もいます。

　プロの料理はギルド制度と正規の学校が大半です。うちにいる人間のほとんどは、たぶん正規の学校教育を受けているでしょう。料理学校は全国にかなり普及していますので、少なくとも基本的な技能を身につけた卒業生は大勢います。卒業生たちはレストランで経験をつむまで、技能の生かし方を知らないのがふつうです。わたしは料理を技術というより現場で身につける手仕事だと思いますけど、それが一因なんですね。わたしはほとんどのことを、現場の経験と本で読んだことで身につけました。あるテーマについて知識のある人が書いた本を二冊も読めば、そのことについては世界中の人間の九五パーセントより知ったことになると確信してますよ。しかし、のこりの五パーセントの人に匹敵するほど知ろうとすれば、一生かかるでしょうね。

　うちのキッチンにつれてきた人間には、二、三年は系列的な業務をこなすラインコックの仕事をさせます。冷製のオードブルやサラダをつくったり、肉を焼いたりする仕事ですね。たぶんシェフになる勉強をする、いちばんきびしい段階でしょう。ぜんぶの持ち場をまわりますが、どの持ち場も調整されていますので、だんだんむずかしくなっていって、仕事をこなすのに必要な技能が身につきます。

　人によりますが、半年から二、三年たつと責任が重くなって、うちの料理のつぎの段階に進む準備ができあがります。ある程度の監督責任をもち、経営について学びはじめるわけですね。材料の注文の仕方、材料費の計算、どの材料をいつ購入するかといった問題です。熟練した人間ほど値段の高い食材を扱います。一日二日で腐るような在庫品を使う仕事は、ほかにはあまりありませんので、これがレストラン経営のむずかしい問題点です。うちでは三〇〇種類から四〇〇種類の食材を常備しますが、そのうちの半分は生鮮食品ですから、せいぜい三、四日しかもちません。うちの最高のスタッフはいい料理人に成長しながら、創造的な方法と同時に焦点の絞り方を学びます。そして、人と食材の管理方法を学びます。

話しあいが予想もしない方向に進みだしたのは、このときだった。われわれは料理についての基本的関心と、関心の追求に必要な技能の関係を話しあっていた。この関係は興味深いが、比較的予想がつきやすかった。技能は成功をめざす強力な圧力のもとで鮮明になり、磨かれるということだった。われわれは数学とレストラン経営のありそうもない関係についてさえ、少しばかり話しあった。結果的に以下のような展開になったのは、かれが著書の『サルサ』と、進行中のメキシコ料理の初期の伝統に関する書物を書く気になった理由を説明したからだった。ヒアロンは『サルサ』のなかで、メキシコ人以外にサルサを考えつく人間がいるとは思えないと書いている。かれはつぎのような話をした。

わたしがメキシコ料理にもった関心は、七〇年代のフランスのヌーベル・キュイジーヌや、八〇年代の新アメリカ料理にたいする関心と似たようなものだったと思います。どちらにもヨーロッパ料理の美的感覚を拒絶する姿勢があるんですよ。征服される以前のメキシコの料理は高度に発達した、非常に洗練され、儀式化された料理でした。みんながメキシコ料理だと思っている料理の多くは――脂っこいかチーズだらけか、豚肉をたっぷり使うかした料理ですね――実際にはスペインからきた料理です。征服される以前のメキシコ料理は豚肉や牛肉を使わなかったし、多くのナッツ類や、ふつうの料理用のオイルを使いませんでした。料理用に使われたオイルはアルマジロの脂肪と、カボチャのタネのオイルだけで、どちらも脂肪分が多くないんですね。

まだ小さな子どもだったわたしの最初のメキシコ体験は、貧しさというイメージにびくびくしながら、なにかを食べると病気になって死ぬんじゃないかというものでした。ところが、やがてメキシコの人たちの温かさを感じるようになったんです。スペイン語を学ぶようになってからのことだったと思いますね。そして、メキシコ文化の価値を認めようとするうちに、文化はそれ自体でとても温かくオープンなものであり、儀式と対話を大切にする自然なものだとわかりました。

料理の多くは対話だと思います。この対話は非常に単純かもしれません。栄養素を必要とする人間が食物を支給されるわけです――人間が暮らす土地と人間とのあいだにつづく生活の基本的な対話だといっていいでしょう。食品は基本的な必需品ですが、場所によっては、この対話が非常に様式化されることがあります。この対話はまた異文化レベルでもおきることがあります。現在のわれわれは、北アメリカでメキシコ文化の巨大な影響力を目にしています。現在のアメリカで、サルサがトマトケチャップより売れていることをご存じですか。三〇年前には考えられなかったことですよ。

わたしにとって、メキシコの温かさは特別なものなんです。とくに征服以前のメキシコ文化が、あるかたちで生きのこっている遠隔地には温かさがありますね。サルサは食品の加工にかぎられた手段しかなかった人たちが、日常的な経験――食べること――を向上させたささやかな意思表示です。だからこそメキシコは、不可避的にサルサを考えついた場所のように思えます。サルサは料理と経験の完全な変形ですよ。

北アメリカの多くの料理の伝統を考えれば、これがどんな意味をもつかわかるでしょう。北アメリカにはプロテスタントの非常に強い伝統があって、二〇世紀になってかなりたってからも、料理を飾りすぎるのはどこか罪深いことだと考えられてきました。感覚を刺激するのは、よくないと思われていたからにすぎませんけどね。サルサは感覚を刺激します。

サルサは世界を神秘的な場所と見る観念に深く根ざしているように思います。これは征服以前のメキシコの先住民がもっていた考え方であり、メキシコ独特のカトリック観にものこっているようです。少なくともわたしが理解しているように、メキシコのカトリック教では聖人が神々の古代のパンテオンの代理を務めます。聖人たちとメキシコ人の関係は古い神学と古い文化を反映しており、いまもなお強まっています。メキシコの神々は争ったり、慰めを必要としたりして、自然に働くさまざまな力を表現するんですね。大きく強力な力の思いどおりになっている人間は、儀式を通じて、この力に話しかけます。食品は支配できない自然の力の作用の反映です。だから、料理はその儀式の一部でした。

これはいうまでもなく、われわれの哲学ではありません。人間は自然を征服できるというのが、われわれの考え方です。一九世紀のアメリカのピューリタニズムは、重苦しい抑圧があっても基本的に楽観主義的な宗教で、人間は労働を通じて自分自身を救済できると考えました。メキシコは基本的に深く悲観主義的な国だと思います。メキシコでは、どんなによく働いても、明日になると空から岩が落ちてきて、頭にあたるかもしれないと考えます。だから、生活の中心になる家族とゆかいにすごし、食べることや、生きることや、愛することのようなもっと単純な楽しみを求めます。

儀式にかかわる深いものは、個別の場所と時代に左右されないで移動します。カトリック教があなたにとってなにかを意味し、あなたの今日の発言と一〇〇年前の発言がなにかを意味するとすれば、それは儀式です。儀式はあなたをほかの対象か一連の感情に結びつけ、効果をもちつづけるでしょう。征服以前のメキシコ料理の儀式や伝統を探究するにつれ、感情面で儀式や伝統が最初に人間にたいしてもっていたインパクトを、いまもおなじように見つけることができるかもしれません。

ヒアロンの哲学と料理や環境を創造する喜びが、商業的成功にどの程度作用したかはわかりにくい。客を（集団で）呼ぶ定式にぶつかっただけだという皮肉な見方をする人たちがいるかもしれないが、わたしはそうは考えない。わたしはヒアロンがレストランを、以下のように設計していると考える。つまり、かれ自身が楽しめるような来客を呼んでテーブルにすわらせ、食事や来客同士の同席をともに楽しめる場所として設計しているということである。それはかれが、ずっと昔にサルサが生まれたメキシコで、どのようにしていたかを学んだとおりの情景だろう。

ヒアロンは話しあいのなかで、料理を「常軌を逸した仕事」だと表現した。たぶんそうかもしれないが、かれは料理店の行進を、維持できそうにないほど鮮やかに推進してきた。一九九三年一二月二六日の『サンフランシスコ・クロニクル』紙の「メモ帳」欄は、サンフランシスコの外食産業の年末記事で、つぎのような開店関連のコマ記事を報道した。

> 異常としか思えない。経済は衰微しているが、一九九三年に開店したレストランの数は、たぶん、この一〇年間をこえるだろう。ブラッドリー・オグデンがこの市に復帰してワン・マーケットを開店した。パット・クレトーとナンシー・オークスはブールヴァードで手をくんだ。ジェレミア・タワーはスターズ・オークヴィル・カフェで、ナパ・ヴァレーに進出した。しかし、グランプリ受賞者はコロナ・バー&グリルのベテランであるリード・ヒアロンである。かれはルル、ルル・ビス、カフェ・マリンバという三店の勝者として外食産業の舞台で輝いた。

ヒアロンはまた一九九六年にもサンフランシスコのレストラン評論家の待望するシェフ・オブ・ザ・イヤー賞を受賞し[4]、おなじ年に北アメリカで開店したベストのレストランとしてジェームズ・ビアード賞を受賞した。ヒアロンのなかでは手早く動く手、数学の勉強できたえられた心、人生を称賛しようとする温かい人柄、「料理は愛である」という料理の伝統にたいする傾倒が結びつき、成功のための強固な方程式と、限界を知らないと思える成長産業を生みだしている。さらにサンフランシスコのノースビーチにも、もう一軒のレストラン――「深夜レストラン&バー」と説明されているザ・ブラック・キャット――が開店する予定である。また、レストランは明らかに地中海指向だが、かれはメキシコ料理の本を書きつづけている。『ラ・パリーラ――メキシコのグリル料理』(Chronicle Books, 1996) はメキシコ北部の田舎料理のレシピ集であり、『ボカディート――メキシコの小皿料理』(Chronicle Books, 1997) はタパス〔スペインの前菜や居酒屋の小皿料理〕に似た料理のレシピ集である。

ヒアロンの異常な成功には「通常の身体的技能」と、べつの数多くの要因の相互作用に関する非常に重要な実例がある。この実例は人々が経験と正規の教育を成人としての生活と仕事に統合しようとするときに、継続しようとする道(または考えだそうとする道)に影響する。本書の最後の章でわれわれは、生物学的過程と社会的過程の相互作用に教育理論がどれほどうまく対応し、どれほどうまく取り組むかを考えることにしよう。異例の成功をおさめた成人は、この相互作用を通じて、ある機会を活用したように思われる。それは明確な形式に到達し、高水準の個人的技能と、個人的知能と、個人的自立に到達した機会のことである。そして、こうした相互作用はかれらがまだ子どもだった、成人の要求も願いも知らなかった時代からはじまっていたのだろう。

13章 タフで、やさしく、粘り強く

実際に行動しても、われわれは自分がなにをし、どのような方法で行動しているかを自覚しない。そんな自覚があることは、表面的な意味でさえまったく証明されない。われわれが自覚して行動しようとすると――つまり、行動を詳細に追跡しようとすると――椅子から立つようなもっとも単純で、もっともありふれた行動でさえ、ひとつの謎であることがすぐにわかる。われわれはどのように行動したかについて、まったくなんの考えももっていないだろう。

モシェ・フェルデンクライス[1]

「フェルデンクライス療法ですって？　へええ……おもしろそうですね。正確にいうと、どんな療法ですか」

わたしは診察室にすわって、マーガレット・ベミンの病歴を記録していた。高校の語学教師だった彼女は、数年前に脳卒中の発作をおこしたことがあり、診察室にはいってきたときは右手にもったカナディアンクラッチ〔上腕部にカフのついた杖〕でからだを支えていた。左腕はひじのところで曲がって横腹にくっついてさがり、左手は固く握りしめられていた。左の足首には金属製のブレースという装具がついていた。

彼女は左半身が動かなくなった日に、急遽、職業生活に終止符を打ったと説明した。入院して一般的な検査を受け、そのあとリハビリ専門の病院に再入院した。そして、もういちど歩けるようになることを願って、左半身を使えるようになる回復計画にとりくんだ。初期のリハビリの努力で、部分的な成功が見られた。彼女はとくに家族の支えと励ましがあれば、車椅子を使う生活ができることに気がついた。しかし、スペイン語を教える高校の教職に復帰することはできなかった。教えることは彼女の人生のほんとうのいつくしみの対象だった。だから、教室の黒板のまえに立てなければ、どんなリハビリ計画も成功したとは思えなかった。

そんなときに、ある人からバークレーに住む「フェルデンクライス」とかいうものをするデイヴィド・バーシンという青年の話を聞いた。会いにいったマーガレットに、青年は手を使って彼女のからだをリードしながら、ゆるやかなやさしい運動をさせる治療活動にとりくんだ。結局のところ左半身はふたたび動きはじめ、彼女はブレースも杖も使わない歩き方を習得した。そして黒板のまえに復帰し、もとの生活にもどったのだった。彼女はなんの屈託もなくいった。

「デイヴィドにお会いになったほうがいいですよ」

そこで、わたしはデイヴィドに会いにいった――いつだったかは正確でないが、一〇年以上前のことだった。デイヴィドは穏やかで親しみやすい、確信に満ちた気さくな人物だった。かれはモシェ・フェルデンクライス〔一九〇四～八四〕をイスラエルの物理学者で、身体運動のメカニズムと調節に関心をもった人だと説明した。デイヴィドは身体運動の基本的な仕組みと性格を変えると思われる一連の「運動レッスン」を開発した。最初は痛みや苦痛を訴える知りあいを救おうとして、この方法を使用した。なかには生徒とのあいだに悩みをもつダンス教師や、脳性麻痺の子どもや、脳卒中のおとなたちがいた。

「あなたがなさっているのは、物理療法とどうちがうのですか」

と、わたしはデイヴィドに会ったときに聞いた。ふたりの話しあいをテープにとらなかったが、かれれば、からだがしていることと、からだがある位置からべつの位置に移るメカニズムについて、強い感覚をもてることに気がついたというのが要点だった。つまり（運動「レッスン」をして）練習すれば、よりスムーズで有効な、ほんとうに楽しい動き方を学ぶことができるのかもしれない。

フェルデンクライスは物理学者の目で時間をかけて人間を観察し、注視して、人間のからだのように自動車を動かすのが、いかにむずかしいかを考えた。そして、その結果だけで根本的な着想にたどりついた。かれは歩く運動について考えれば考えるほど、運動の制御装置としての脳の精巧さに目をみはる思いをした。どういうわけかスポーツ選手は流暢に演技するし、踊り手は流暢に踊り、ときにすばらしい動きを見せる。理解できないほど複雑なからだの——骨と関節と筋肉の動きの基調となるバレエのような——物理学と、生体力学と、生理学はなんの自覚もせずにからだ自体を処理し、脳はこれらを確信的に無言のうちに確実にくみあわす。

しかし、フェルデンクライスは多くの人が運動選手や踊り手のように動かないという矛盾に気がついた。多くの人たちは前かがみになり、身をよじり、足を引きずって歩き、よろめき、たどたどしい動き方をする。どうしてそんなふうになったのだろうか。かれらの脳になにか悪いところがあるのだろうか。フェルデンクライスは踊り手や音楽家が運動の支配能力を向上させるために、なにを通過するかを考えた。そしてそのあと、多くの人はからだに従って行動する可能性を知らないか、拒否しているかのどちらかだろうと推測した。だから鈍重に動きまわるだけで、駐車場からオフィスやべつの駐車場へとたどたどしく歩きまわり、自分の行動にも外見にも気づかないし、身体運動から生じる感覚にさえまったく気づかないというのである。かれは人々が自分のからだとの接触感を失っているのではないかと疑った。人々がからだのことに気づくのは、痛くてベッドから起きあがれないときか、痛みがひどくて椅子から立ちあがりにくいときにすぎない。かれらはそのときに、やっとからだに気づきはじめる。

フェルデンクライスは身体感覚にもっとじっくり注意を払う人——性急に行動しないで立ちどまり、時間をかけて注意する人——に洗練された運動がよみがえるのではないかと考えた。この着想を数人の知りあいに試験的に試みてみたかれは、すぐに、ほかの人の最小の運動のばあいでさえ、自分の手を使って刺激感応を手助けできることに気がついた。知りあいの人たちの運動を指導し、手の圧力を使って刺激感応を高めてやれば、かれら自身の運動に注意を向けることができるように思えたのである。

かれの行為はこみいっているようには思えなかった。誘導される運動の目的は、新しい踊りのステップを学ぶような意味で動き方を学ぶことではなかった。目的は腱や筋肉をのばすことでも、強度を高めることでもなかった。フェルデンクライスが理解したように、運動の目的はメッセージを伝える動きをくり返し、脳を刺激して、その動きに注意を向けさせることだった。

結局、フェルデンクライスは『運動を通じた自覚』〔安井武訳『フェルデンクライス身体訓練法——からだからこころをひらく』大和書房〕という著書を書いた。この表題はかれの最初の推測どおり、乱れた運動や弱まった運動の根底に、無関心や無知や怠慢があるという確信の高まりを表現する。しかし、この著書ではときに、ほんとうに悪いところがある人もいることが示される。こんな人は異常な動き方を身につけたのである。異常な動き方には、はっきりした理由——脳卒中、頭の障害、肉ばなれ——があることもあったが、たいていは、わかればびっくりするような理由が隠されていた。ときどき（実際には多くのばあいに）からだがある姿勢をとったり、ある運動をしたりするのは、バランスを失った生活全体のあらわれか、痛みを隠すか忘れようとしているゆがんだ生活のあらわれであるように思われた。ボディランゲージは食料品店で悪い切り方をした肉を売りつけられて、腕を振りまわすことだとはかぎらなかった。それは深く傷ついた生命の無言の隠された声だったかもしれないのである。

フェルデンクライスは人々とすごす時間が増えれば増えるほど、相手の運動を修正するにつれ、古い忘れさられた出来事や埋もれた感情を解明できるようになることに気がついた。そうした記憶はたいてい不愉快なものであることもわかった。姿勢や運動自体を変えると、失望したり失ったり、個人的挫折をしたりした経験が洗い流されるという超自然的な傾向があらわれた。運動の改善にとりくむことがそのまま——そのような目的を暗示さえしなくても——意図しない非言語的な心理療法の手がかりになるように思われた。

最初のうちフェルデンクライスには、ほかの人たちを指導して運動トレーナーにするつもりはなかった。しかし、かれの仕事を観察した人たちや、かれと交わした経験の結果として私的な救済を達成した人たちが、どうしても「フェルデンクライスの方法」を習得したがった。こうした人たちのひとりは女性だった。彼女は子どものころに、イスラエルのハイファに近い自宅の居間で、何人かの人たちにレッスンをするフェルデンクライスを見まもっていた。彼女はそのときレッスンを受けなかった。この人物を数年前に見たことを思いだしたのは（彼女はしばらくのあいだ、かれのことを忘れていた）大学院生のときのことであり、かつてのかれは彼女の両親の家で、近所の人たちを相手に独特の体操をしていたのである。

彼女は一〇代のころにバレエの先生から、フェルデンクライスのレッスンを数回受けたことがあったが、そのあとそのレッスンのことは、バレエのレッスンの楽しかったおまけとして記憶していたにすぎなかった。当時の彼女の印象では、このレッスンを受けるとずっと踊りやすくなるような気がしただけだった。フェルデンクライスがどんな人で、どんなことをしているかを完全に認識したのは、ずっとあとのことだった——大学院で心理学者として訓練を受けている期間中に、ほんとうに急に知ったのである。人づてにフェルデンクライスのことを聞いた彼女は、テルアビブのホールで大勢の人たちを相手にレッスンをしているかれの現場を見にいった。たまたま知った直観的な発見の一例として――彼女にとって衝撃的な驚きだった――彼女はかれを思いだし、かれの仕事に気づいて、かれの生徒になることを仕事にしようと決意した。

アナット・バニエルは小柄で敏捷な、髪の黒い魅力的な女性である。おなじ部屋にいれば、彼女の存在に気づかないわけにはいかないだろう。毛布をかぶってテーブルの下に隠れていても、生まれつきのカリスマ性とはそのようなものなので彼女の存在に気づくにちがいない。けがをしているか、よそよそしいか、常習的に休息しているネコでなければ、彼女をネコのようだと表現したい。彼女は休んでいることがない――襲いかかるか、襲いかかる準備をしているかのどちらかである。この物腰は昔からのものか、対弾道ミサイル科学者のフェルデンクライスと結びついた偶然から身についたものかはわからない。アナットはエネルギーそのものである――有効利用され、準備を整え、標的に向かって誘導される。

わたしはアナットに会うまえに、すでにフェルデンクライス療法士を神経科医の有力な味方として非常に高く評価していた。デイヴィドと会ったあと、かれのもとに重い筋骨格系の障害に困りはてた患者を何人も送りこんだ。そのなかには脳卒中、パーキンソン症候群、多発性硬化症の患者たちがいた。歩行に問題があるときはフェルデンクライスのレッスンを受ければ、かならず調節、バランス、持続力が向上した。

このような経験があったので、フェルデンクライス訓練法の潜在的価値を認めていたころ、アナットがニューヨークから北カリフォルニアに移住してきたことを知った。彼女の前宣伝は印象的だった――アナットは「別格扱い」だった。わたしがカリフォルニア医科大学サンフランシスコ校の「パフォーマンスアーティストのためのヘルスプログラム」用に準備した非公式のワークショップで、彼女の仕事を見る最初の機会がやってきた。周知のようにサンフランシスコ・ベイエリアは、生活と身体変更哲学や実践の宝庫（または蚤《のみ》の市）のようなものになっていた。マッサージ、呼吸法、ハーブ療法、鍼《はり》治療、催眠療法、泥浴と泥パックのような考えつくかぎりの療法がそろい、もちろんフェルデンクライス療法もあった――以上は保守的な治療法の選択リストである。何人かの音楽家の患者の並でない要求にさらに効果的に応えようとしていたわたしは、混成の「代替療法」の療法士たちを招いて、患者のひとりといっしょに会おうと決めていた。こちらで患者の病状を説明し、患者にも話をさせて、療法士たちの協力を求めようと考えていたのである。わたしの努力目標は療法士たちが公開セッションの場で、問題にどのように対応するかを証明することだった。問題とは、この患者の治療を依頼したら、どのように診断して、どういう手を打ちますかということだった。患者は手首と腕の痛みに苦しむギター奏者で、症状の公開討論に同意していた。それはわれわれの全員にとって、驚嘆すべきイベントだった。

その日の午後の多くの興味深い話しあいのなかで、もっとも鮮明に記憶にのこったのはギター奏者とアナットのやりとりだった。彼女は順番がきたとき、ほかのほとんどの人たちとちがって、椅子にすわった若いギター奏者に近づこうとしなかった。彼女はかれと音楽やギターの演奏のことをしゃべり、とくにギターのひき方を学んだ方法について質問した。そして、すべての実用的な目的に代わってギターが生活そのものになった時代のことを中心に、高校時代に参加したほかのからだを使う活動について聞いた。かれは笑いながら高校の四年間で、ギターの練習をすれば体育の授業の必修単位がとれると知った日がいちばん幸せだったといった。「運動選手」が大嫌いだったかれは、好きな音楽（もちろんロック）を演奏して体育の時間をすごせる幸運を信じられなかったという。アナットの順番はセッションの終わり近かったが、彼女はかれにギターをひいてくれと要求した最初の療法士だった。

演奏を数分間見まもったアナットはひどくまじめになり、完全にだまりこんだ。それから、つぎのような話をした。

そうね、こんなふうにいわせてよ。ギターはかれにとってすべてじゃない？　かれは高校時代からギターをひくことと、指でギターを可愛がることしか考えなかったのよ。手を見れば三〇代の男性で、すごく才能があって、すごく音楽向きだってことがわかるわね。でも、自分でいったとおり、からだのほかの部分には関心がないんだわ。おわかりになるでしょう。すわっているかれを見て、首をふったり、肩をすくめたりするところを見れば、八歳の子どもでしょう。そして、それが問題なのよね。あの手は支えてくれる三〇代の男性のからだと経験を求めてるのよ。わたしがかれにとりくむとしたら、からだと経験を復活させようとするでしょうね。少しは時間がかかると思うけど、できないことはないわ。

そして、彼女のいうとおりだった。だれもなにもいわなかった。彼女の分析はわかりやすい、明確に正しい指摘として全員の心に刻まれた。

わたしは数年後にアナットに、手をつけられないほどむずかしい症例を見てほしいと依頼した。トライアスロンの訓練中の若い女性が、急に首がねじれたり引きつったりする抑えのきかない病気にかかったのだった。捻転《ねんてん》失調症というこの病気は、慢性的な状態になると、あらゆる神経学的障害のなかでも、もっとも破滅的な症状のひとつになることがある。絶頂期の若い人たちが、この悪夢のような運動障害のせいで実際的な目的をすべて断念させられてきた。首や肩の筋肉が強くよじれて収縮するので、引っぱられた頭部はうしろや横に大きく傾き、ゆるやかなリズム運動を描いて引っぱられたり、よじれたりする。最初のうちなら、こうした運動が患者の考えつく工夫――壁に後頭部を押しつけたり、手のひらにあごを乗せておいたり、指で後頭部のツボを押したりする工夫――で抑えられるか、緩和することが多い。しかし、病状はかならず悪化する。

現在では筋収縮を阻害する薬剤として、ボツリヌスの毒素が利用できるようになっている。そのおかげで、この女性と初めて会った時代より改善の見通しははるかに高くなってきた。これはほんとうに奇蹟の治療法になるかもしれない。しかし、この薬剤はわたしが若い女性運動選手に会った時代のアメリカでは、使用が禁じられていた。そのころ失調症にかかった人たちの多くは、この薬剤を使用できるカナダへいくよう勧められたものだった。しかし、彼女はカナダへいこうとしなかった。現実の選択肢がなかったわたしは、助けてもらえないかと考えてアナットに依頼したのだった。彼女はやってみますと返事した。

いまでもわたしは、なにがおきたのか説明することができない。その若い女性はすでに仕事をやめ、家に引きこもって、じっとしていた。ところが、三回めのフェルデンクライス「レッスン」を受けたあと（わたしは最初のレッスンを私的にビデオに撮った）、彼女は夫とダンスにいったのである。友人も家族もこの変わりように衝撃を受け、はじめから仮病《けびょう》だったのではないかと疑った。あいにくと治療を中断したあと、あの運動がすぐにぶり返してきたという。アナットと仕事仲間のメアリー・スパイア（わたしの知りあいで信頼できるもうひとりのフェルデンクライス療法士）はぜんぶで約三〇回のレッスンをすることに決め、それに一年近くかけた。デュッセルドルフで一年間をすごしたあと、わたしが最後に診察室で彼女を診たときには病気の痕跡もなく、二年以上も症状がでないという話だった。おかしなことに彼女は、まるで失調症のことを考えたり話したりすると病気がぶり返すかのように、回復ぶりを気軽に話そうとしなかった。

以下のアナットとの話しあいを読んでもらえば、彼女の仕事ぶりが思い浮かぶだろう。部屋と雰囲気は静かで親密感があり、「クライアント」は治療台かマットに横になる。アナットは半そでのブラウスに、濃色のスラックスと厚手のソックスというシンプルな服装をしている。彼女は穏やかに話すが、治療台の両側をすばやく動きまわる。患者に手を触れて、それから考える。クライアントの足首をもちあげ、どちらかの半身がのびて反対側の半身が曲がるまで足全体をゆっくり動かす。治療台の横からクライアントの胴体を動かし、頭をゆすり、穏やかにゆらす運動で動かしながら、ときどき母親が抱いてほしがる子どもをあやすように安心させる言葉をかける。なにかを感じないかどうかと聞いて、笑い声をあげる。

アナットは生化学者と発明家の父親の娘として、ハイファの近くで生まれた。母親は主婦兼芸術家で、兄は脚本家兼演出家であり、おなじくイスラエルで暮らしている。アナット自身は気ままに働いたり教えたりしているが、彼女のかかわる領域は技術的に進歩した医学が軽視するか、歴史的な珍奇さでしか見ない領域である。それでもアナットは自分の行動の意味を知っているし、フェルデンクライスがレッスンに呼んだときにも、自分の行動の意味を知っていたことに疑いの余地はない。わたしはアナットの業績と成果をあげた方法を見て、「ドクター」という語のすたれた意味が「教える」を意味するラテン語のドケーレ（*docere*）からきていることを思いだした。

三歳のときにハイファの山のてっぺんに引っ越しました。学校の成績はぜんぜんだめでしたね。実際に学校を好きじゃなかったし、先生のほうもいい感じじゃなかったわ。でも、精神生活はすごく活発でした。父がどう考えていいかわからなくて、干渉しなかったのが幸運でした。だれだったか、子どものときのわたしにいちばんよかったのは、ひとりでおっぽっとかれたことだといった人がいましたけど、だから統制になじまない人間になったんですね。

子どものころは音楽とバレエに熱中しましたけど、高校にいってからは男の子にもてることしか考えませんでした。クラスでトップの成績になりましたが、理由は学校に関係がなかったんです――男の子にもてる方法だっただけですから。情熱を燃やしたのは音楽とダンスに、ハイキングと友だちでした。

いちど父が、家族をパリにつれていってくれたことがありました。そのとき、はじめてヌレーエフ〔一九三八～九三、ロシアのバレエダンサー〕を見ました。人生が変わるくらいの経験でした。かれがすばらしかったのは、ジャンプの高さとか超人的な動きとかじゃなくて、動きのなかにある良質ななにかだったと思います。それをストレートに表現できる人がいるかどうかわかりませんけど、芸術的な質、情念、人間性といったものでしょう。一一歳のわたしには言葉で表現できませんでしたが、かれがステージを歩いたとたんに特別の感情に襲われました。カザルス〔一八七六～一九七三、スペインのチェロ奏者〕の演奏を聴いているときみたいでした。フェルデンクライスにも、この良質なものがあるのに気づきました。

フェルデンクライスには子どものころに会ったことがありました。父がよく研究者たちを招待していましたので、かれもテルアビブから週にいちどくらいきて、わたしの家のフロアでレッスンをしてました。わたしは三つか四つで、いつも眺めていましたよ。ずっとあとの大学生のときに、バレエをしようか医師になろうかと考えました。病院にいる自分を想像しましたが、そんな環境では働けそうにありませんでした。そのときはフェルデンクライスのことも、バレエの先生からかれの仕事について聞いたことも忘れていました。急にフェルデンクライスを思いだして会いにいったのは、自分の知識の生かし方を見つけようとしていたときのことでした。かれについては、なにも知りませんでした。父はテルアビブに住んでいるといいましたけど、

「電話帳で調べて、自分で電話をかけなさい」

といっただけでしたよ。

フェルデンクライスの存在に気づいたことを、アナットは「導師の物語」だったという。彼女はひとりの見学者としてレッスンに参加しはじめた。

「最初のレッスンをしたあと、かれはわたしを離さなくなりました。事実、そのとおりでした。わたしもずっと離れませんでした」

なにがつづいていたのか説明できるようになるまでに、七年もかかりました。

「この人はわたしがそれまで知らないでもっていた、心のなかの閉じた箱を開けてくれたんだ」というのが、わたしの説明でした。体験を言葉に翻訳すると、そういうことになったんですね。とてもデリケートで、とても……人間的でした。それはほんとうの触れあいでした。わたしはすぐに、そのことがわかりました。それを完全に理解するのに、ただいちどのレッスンだけで十分でした。かれの方法を学びとれるか、理解できるかわかりませんでしたけど、かれがしていたことに疑問の余地はありませんでした。

最初の四年間に、いちどだけ質問をしたことがあります。はじめてすぐのころのことでしたが、かれは質問を嫌がりました。それからは、仕事を見ているだけにしました。レッスン中は時計をいちども見ませんでしたが、終わりの時間が近づくと、わたしはいつも泣きだしました。ほら、美しい音楽を聴くと、ときどき涙がでることがあるでしょう。あんなふうになるんです。レッスンのたびに泣いてました。かれのすることを頭で理解していなくても、レッスンが解決地点にきていることがわかりました。それに反応して、自然に泣いてしまったんですね。あとになって、ジョークのタネになりました。かれはわたしが泣いていれば、レッスンが終わりに近づいていることに気づいたそうですよ。何年もたってから、かれはこういいました。

「きみは判断力も考えもない生まれたての子どもみたいなもんだったよ。ひたすら吸収し、吸収しただけなんだ。生まれたての赤ん坊みたいに、わたしから学んだんだよ」

かれは自分のしている内容を説明も話しもしないで、子どもたちを見ることからわたしの仕事をスタートさせました。

「子どもがひとりいるんだけど、わたしには見る時間がないから、きみに見てもらえっていっといたからね」

っていっただけなんですね。それが出発点になりました。わたしは、

「わかりました、やってみます」

と返事しました。子どもととりくむようになってから、医学界では、あまり議論されない考えをもつようになったと思います。多くの病気は十分な発達が欠ける結果だという考えです。それはブロックをとりのぞくだけで解決するような問題ではありません。現実には、そんな意味のブロックはなく、学習と発達の欠落でおきるブロックがあるだけです。その意味では、治療は発達と学習をつづける過程なんですね。みんなが想像するようなただの奇蹟的な出来事ではないし、カタルシスとか、そういったものでもないんです。だから病気の人を見ると、くり返しくり返し問いかけます。

「なにを学んでこなかったんだろう。発達の過程で、なにを失ったんだろう」

って。フェルデンクライスはそこにないものを捜せと教えました。重力があり、身体構造があり、脳があるのに、どうして運動はあるべきかたちでおきないのでしょう。どんな人にもできるはずの運動領域や運動の範囲があるんです。なかにはその領域の五パーセントか一〇パーセントしかもてない人がいるんですね。すると、

「ちょっとしかもてない人と、いっぱいもてる人の差を、どう説明するか」

という問いを立てなければなりません。フェルデンクライスは発達の過程で、からだがアンバランスな力にぶつかることで、この差が生じるといいました。それは神経系が過度に抑圧されないで——おなじ現象の表現ですが、過度に刺激されないで——吸収できる程度のアンバランスな力のことなんです。

とくに初期の子ども時代に、トラウマの主要な結果がトラウマ自体から生じないことを理解するのが大切です。システムが運動し、成長し、あらゆる方向に等しく反応しつづければトラウマ自体はたいした結果にならないし、結局は消滅してしまうでしょう。ところが、ちょっとした出来事にすぎないことが、どうしてあんなに大きく運動を奪ってしまうのでしょう。わたしの推測では、暴力がある意味で脳の働きをゆがめるということであり、そのため、ある方向に向かう自然な成長や学習がちょっととまるのかもしれません。

しかし、それは障害という意味のブロックではありません。それが障害なら、とりのぞくだけですべては正常になるでしょう。こんな人は修業過程を通りぬけてレパートリーを広げ、ほかのあり方を学ぶ過程を通過する必要があるでしょう。わたしは言葉による治療法の潜在的な弱点のひとつは、この考え方を理解できないことだと思います。だって、自分になにがどういう理由で、どのようにしておきたかなどということを知り、そこからある程度自由になって、もっとべつの選択肢を手にいれれば、不安感や罪悪感を軽くできるでしょう。言葉による治療法では、それが十分にできません。しかしそのためには、学ばなかったことの学び方を学ぶ必要があります。

児童虐待が一例になりますね。わたしは虐待がかならず呼吸のパターンに影響すると思います。それか虐待を受けた人と仕事をするときは、穏やかな接触からコミュニケーションをはじめます。それから、からだと呼吸にべつの呼吸法があることを感じとらせようとします。呼吸が変わりはじめると、とたんに記憶が最前面に浮かびでる非常に強い傾向があらわれます。たいてい、呼吸が変わる以前のパターンに結びついていた出来事を思いだしますね。フェルデンクライスはレッスンがうまくいって少しずつ運動ができるようになれば、いやな記憶は恐ろしいトラウマ的な出来事として経験されなくなるといってました。性的虐待は強烈なので、その記憶からつねにある程度の不安が表面化します。でも、神経系はなんとかして、その不安をとりこむようですね。

フェルデンクライスが教えてくれたのは、その人の潜在能力だけでなく、すべきことを学ぼうとする気持ちと要求を活用して、人間の内部にあるものにアクセスする方法だったと思います。われわれは成長しなければならないし、発達しなければなりません。人間は成長しつづける必要があります。しかし、成長というのは非常に具体的な出来事であり、成長が会話に由来するとしても非常に身体的な出来事です。話すことは非常に身体的であり、感情は非常に身体的であって、思考も非常に身体的です。

そして手の問題ですが、手の美しさは普遍的な一次言語を話すことです。それは新生児の言語であり、言語以前の言語ですね。みんながその言語をもっていますし、そうでなければ生きていないでしょう。研究者たちは未熟児に日に一五分間触れるだけで、成長率が四五パーセントも高くなるといっています。正確な数字はおぼえていませんが、とても驚くべきことです。

まだニューヨークで仕事をしていたころ、ミシガン州のアンアーバーからきた脳性麻痺と診断された子どもを見ました。最終的に学校に通いはじめたら、算数に苦労したそうです。その子は宿題をもってきました。もってきた紙を見て、

「二プラス二はいくつになるの」

と聞きました。すると、その子は「五」だというんです。そこでわたしは、

「そのとおりよ。それじゃ、六プラス一はいくつかしら」

というと、かれは、

「ウーン……九」

と答えました。

「あたったわ。それじゃ、こんどは……」

アンアーバーからついてきた母親は失神しそうでした。その子がいくら間違っても、こちらは「そのとおり」っていうんですからね。もちろん、その子は間違いを犯しつづけます。だから、親子はニューヨークまできたんです。いうまでもなく、かれにはどうしていいかわかりません。しかし、わたしはかれのすることを理解しようとして注意していました。かれの神経系が問題にぶつかって、なにを処理しているのか理解しようとして注意してたんです。かれが求めるものを見つける以外に、なにができるでしょう。そして、わたしは質問をガイド役にしてかれの過ちを利用し、問題を見つけました。一〇分ばかりかかったと思います。「そのとおりよ」「それじゃ、つぎに」「よくできたわ」といいつづければつづけるほど、かれは積極的に答えという情報を提供してくれました。


そこでわたしは、なにが問題なのかを見つけました。その子には数がなにを意味するかという観念がなかったんです。計算という感覚も理解もありませんでした。正しい答えを記憶しようとしていただけだったんです。そのあとは、個別の事象とモノを意味する数という感覚を現実にそって教えました。どこがいちばん数を見つけやすい場所だったとお思いですか。自分のからだなんですよ。運動をそえて数を見つけはじめると、かれはすぐに理解するようになりました。一〇〇までいきま

したよ。それが必要なすべてでした。そのあとのかれには、数の観念が身についたんです。わたしはアナットに、学校で公的に続行されている学習についてコメントを求めた。子どもたちによりよい学習の機会を提供するために、学校でできることがあるすれば、なにができるのだろうか。

大きな問題ですね――現実に生命にかかわる問題ですよ。これほどの荒廃が見られるのは偶然ではありません。問題はどこから手をつけるかということです。学級規模については、多くのことがいわれています。年少だろうと年長だろうと個人的な注意を必要とする子どもはいますが、学級規模が唯一の問題ではありません。

内容と題材に立ちいりませんが、大きな問題は教育が子どもの主観的現実と関係なくおこなわれていることです。教室にはいってきただれかが、ほんとうの意味で生徒のことを考えないでなにかを教えています。わたしから見ると、ちょっと古典的な理学療法の誤りに似てますね。子どもをはわせようと思えば、イチ・ニ・サン、イチ・ニ・サンとやって練習に合格させようとするわけです。たしかにいいアイデアですが、イチ・ニ・サンだけでは、ぜんぶの子どもに成果があがらないし、よく解離や自己憎悪を付随するトラウマ的な状態を誘導することがあります。それは子どもが実際にいる位置や、現実にしている活動を考えなかったり、子どもの位置や活動に関係づけなかったりするからです。子どもがはえるようになるにはイチ・ニ・サン以上のもの、ときにはほかの多くのものが必要になります。

もっと年上のティーンエージャーをとりあげてみましょう――ティーンエージャーのホルモンは体内で暴走し、男女ともに相手をチェックします。かれらはゆうべ、パーティーを開いたかもしれないし、そこでなにがおきたかわかりません。あなたは教室にすわって、歴史や数学やドイツ語を教えようとします。つまり、かれらに大きくかかわるものに関係していないんです。われわれの理解は、こんなふうにかれらの脳に関係します。その意味で、学習に作用するものの理解に変革が必要です。わたしは最初は意味がわかりませんでしたけど、フェルデンクライスは口を酸っぱくして、「教えることと学ぶことは、ふたつの無関係な過程なんだ。ふつうは関連性がないんだよ」といってました。たとえば、子どもに読み書きを教えるとしましょう。字の読めない子どもたちに対応する方法がありますが、最終的に子どもが字を読むようになるときまでに、そんな方法を使う意味がなくなることがあります。そんな事態が非常に早くおきるんですね。あるいは読み方をひたすら教えに教える方法があって、これは子どもにとって辛い辛い方法です。そして、子どもはなにを学ぶのでしょう。かれらは字を読むのが辛いということを学びます。ところで、われわれはあらゆることを学びます。われわれは学ぶと思われていることを学ぶだけではありません。表現を変えれば、教師が考えていることまで学びます。だから、ぞっとした感じを学ぶのです。どうしていいかわからないことを学び、むずかしいぞということも学びます。

焦点を子どもに絞るととても役だちます。からだの部分をめぐって算数ができるし、自己を通じてほとんどすべての題材を関連づけることができるんです。その意味では学習を非常に自己中心的にすることができますが、長い目で見れば、それほど自己中心的な人間を生みだすことにはならないでしょう。そんな人間のほうが役だちますよ。そんな人間を育てるためには、学習がおきているときに気づかなければなりません。ふつうは学習は、求める結果がでるずっと以前にはじまってます。わたしはよく習慣として重度の運動障害の子どもたちの相手をしますし、そんなときには、かれらが学ばなければならないことから出発します。自分のすることがたとえ二年後だろうと、作用していることを知らなければなりません。現実に子どもの準備が整うまで、歩き方や読み書きを語ることとさえできませんね。

アナットの話を聞いたわれわれは（リード・ヒアロンの話を聞いたときとおなじく）、ふたたび手が一個人を独特の種類の仕事に結びつけるだけでなく、どれほど人間と思想の関係を変えることがあるかを理解する。このような多くの例で見られるように、活動と接触の道具としての手は、より複雑な過程と活動性の付属物にすぎなくなるのかもしれないし、すぎなくなるようにも思われる。しかし、手が結果としてべつの技能（アナットよりヒアロンのほうにあてはまる）に段階をゆずるときでさえ、学習期間中の知識と技能の獲得ではたした歴史的役割は基礎としてのこり、想像力のダイナミックな過程を培養しつづける。この点について、最近『アトランティック・マンスリー』誌に発表した教育関連のコンピュータに関する報告で、トッド・オッペンハイマー（『ニューズウィーク・インタラクティブ』の副編集長）は独自の見解を提示した。

モービル石油の地理学研究上級設計者のクリス・ミーズリングは……いまだに紙とエンピツを使って整然と仕事をする――皮肉なことに、紙とエンピツを使えば意味を徹底的に考えざるをえないから、かれはこれらの道具をコンピュータより相互作用的だと考える。

カリフォルニア州の巨大コンピュータ生産会社ヒューレット＝パッカードのある広報担当は、会社がコンピュータを専門とする人間を雇用することはめったになく、そのかわり共同作業の能力をもつ柔軟で革新的な人間を優遇すると話している。ヒューレット＝パッカードはこのような即戦的な経験の信奉者であり、一九九二年から二六〇万ドルを投じて、数学と科学の技能で――土、タネ、水、ガラスの小ビン、磁石などのような実在する素材を使う——旧式の方法を基礎とする四五の学区を支援してきた。映画会社とコンピュータゲームのアニメーション制作会社の数人の人事採用担当者からも、おなじような数多くの見解が示されている。ルーカス・アーツ・エンターテイメントの人事部長カレン・チェリーニは、コンピュータに多くの時間をかけるアーティストの仕事では「堅苦しさと平板さが目について、豊かさと深みに欠ける」といっている。「伝統的な美的訓練では、身体運動に注意を払う目を養います。そして姿勢、感情、表現を学びとります。すぐれているのは子どものように、スケッチブックなしではなにもできないような人間なんですね[2]」

アナットの経験から、人間の学習にかかわるいくつかの付加的な問題が提起される。そのうちの少なくともふたつの問題には、15章で触れることにしよう。ひとつはヴィゴツキーらが主張したように、からだに付随する経験はいかにして意味と知的理解を確立するか（あるいは、ゆがめるか阻害するか）という問題であり、もうひとつは個人的関心を欠いた学習が遅れる理由を問う問題である。アナットはまた完全に個人的な独創的仕事の創造に、技能と意図を統合するおりの触媒作用となる指導者の力という主題も提起した。これは教師にとって重要な問題になるはずであり、右のふたつの問題に切り離せないほど密接に結びついている。

14章 手のなかに隠されているもの

いまでは外科医は若々しくあるか、いずれにしても年齢より若くなければならない。けっして震えない力強い安定した手と、右手と同様に左手を使う備えと、鋭く明晰な目と剛胆な精神を必要とする。

ケルスス[1]

医療技術はつねに手と結びついてきた。ときには——モシェ・フェルデンクライスが習得し、そのあとアナット・バニエルらに証明してみせたように——ほかの人のリラックスした運動をみちびく熟練した手は、より安楽で優美な運動を誘導するだけではない。熟練した手は忘れていた姿勢や、深刻なストレスと障害にたいする身体反応に関連する記憶も呼びさます。数えきれない変種をもつ「即戦力になる」治療法が、われわれの知るすべての文化圏で考えだされ、実践されている。そのすべては霊長類のグルーミングの悠久の伝統を尊重し、精密にしてきた治療法である。治療法という慣行の遍在性と古さと多様性には、持ちつ持たれつのほうが術策を弄《ろう》するよりましだという、ただひとつの意味があるのかもしれない。われわれのだれもが接触を受ける必要がある。

現代の医師もやはり患者と身体的に接触する機会が多いが、たいていは仲立ちとしての道具を使用する。科学と科学技術の本物の雪崩《なだれ》のようなプレゼントのおかげで、医学の神話的な現場は不可逆的な変貌をとげたように見える。医師は科学と科学技術から、わずか一〇年前なら考えられなかったような結果を招く状況でも、健康を維持し、回復する手段を提供されている。また、この変貌で手の神話的な現場になにがおきたのだろうか。二〇〇年前のロンドンで外科手術をしたサー・チャールズ・ベルは、ケルスス〔一世紀のローマの著述家〕のいったようなあるべき外科医のすべてだった。膀胱《ぼうこう》結石の摘出の最初から最後までの所要時間は三分——外科医のいう「皮一枚」の時間——だった。麻酔はなかったし、隅でモーツァルトを演奏する弦楽四重奏団もいなかった。[2]

科学技術は外科医の手を時代遅れにしなかった。はじめは整形外科医として手で手術をしていた友人で同僚のレナード・ゴードンは、いまでは顕微外科医になっている。かれはスペースシャトルの運行に使うような装備を使用して、赤ん坊の指をふたたび手につけなおしたり、神経の保存に欠かせない細い動脈を縫いあわせたりする。その神経自体が裸眼ではほとんど見えないくらい細いのである。もうひとりの同僚で友人である手の外科医のロバート・マーキソンは、手根管《しゅこんかん》症候群の患者の手首にあけた小さな切り口から光ファイバーのレーザーメスを入れて操作し、横手根靱帯《よこしゅこんじんたい》の裏側を調べてから、どの箇所をどの程度切開するかを決定する。国立研究所の研究者たちはロボット技術や電気通信技術にとりくんでいる。これらの技術のおかげで軍医たちは、アメリカ以外の大陸の病院に入院した兵士たちも手術できるようになるだろう。

外科医になるには非常に長い時間がかかるので、現代の外科医は仕事をはじめるときに「年齢より若く」見えることはめったにない。そのほかの伝統的な資格——力強い手、両手の使用能力、鋭い目、剛胆な精神――のほうはどうだろうか。これらの資格は、いまでもものをいうのだろうか。すべての関係者にとって手術の賭け金は高いので、この問題は重大であり、外科医を訓練する責任をもつ人たちの強い関心を引くだろう。すべての関係者とは外科医の志願者と、外科手術のプログラムを計画して実行する人たちと、もちろん結局は外科医の（または「メス」の）世話になり、かれらの能力を信用せざるをえない患者たちのことである。利用できる研修ポストをめぐる競争ははげしく、研修には長い年月がかかり、その経費は一般の人たちが想像できそうな金額をはるかにこえる。宇宙飛行の志願者の評価となじく、このマラソンの志願者たちを不用意に評価することはできない。訓練施設はなにを求めるのだろうか。期待される外科医は、どのようにして選ばれるのだろう。

ロヨラ大学医療センターのアーサー・シューネマンとジャック・ピクルマンは、外科の教授が外科研修の進展をチェックし指導するために使用する標準的な基準の予想値に興味をもった。責任者たちは実際に未来のスターを選べるのだろうか。右のふたりの研究者は試験官（と試験官自身の試験）を調べるために、ベテラン外科医の判断を一連の標準的な心理テストにかけてみようとした。テストはそれぞれに、この職種から見て成功する外科医の「素質」となると思われる具体的な特質に焦点を絞っていた。かれらは手の動きの早さ、微妙な運動の調整能力、両手の連続的な使用を調査した。また、視覚を乱すスクリーンに埋もれた重要なパターンを見わける能力と、錯綜した問題を解く能力をふくむ視覚を判定した。さらに空間記憶を調べ、ストレスを受けながら仕事を遂行する能力をテストした。かれらはテストを精神運動能力、複合空間視覚組織、ストレス耐性という三つの大きな項目に再分割した（ケルススの定式は二〇〇〇年たっても変わっていない。やはり手と目と神経である）。ふたりはまた右の部分集合の遂行能力で、集団間に測定できる差異があるかどうかを知ろうとして、外科研修医を年齢、性別、利き手で分類した。*

ふたりはテストのデータを集計し、処理したあと、心理テストをもとにして、プログラムで最高点をとった外科医がより劣る外科医に欠けるか、より優秀ななにをもっているかを理解しようと考えた。すぐれた外科医はなにをもっていたのだろうか。目をもっていたのである。

明らかになったことを評価すると、外科のフォークロアとちがって、純粋な「精神運動技能」(手の器用さ)が熟達した外科的能力と並の外科的能力を区別する主要な特質でないことがわかる。どちらかといえば、いくつもの感覚が関係する情報にもとづく知覚をスピーディーに分析し組織だてる能力をふくむ知覚能力と、とくに「ノイズ比率のシグナル」が高いときに(原文のまま)決定的な細目と重要でない細目を区別する能力が、決定的に重要な予兆であることがわかる……これは外科医が仕事を遂行するにあたって、手の器用さと言語能力が重要でないことを暗に意味するわけではない――いうまでもなく、これらも完全に重要である。しかし、すぐれた医師の顕著な特徴は、手術箇所の適切な解剖学的構造がすぐにはわからないときでさえ、「見わける」能力にあることを意味する。つまり、切開部の重要な「目印」をすばやく確認する能力と、手順のどんな所定のポイントでも、いくつもの感覚が関係するデータと行動を知的に組織し、スムーズで有効な一連の反応を可能にする能力のことである。

以上の論点では、わたしは完全に満足した。ところが研究論文の最後で、シューネマンとピクルマン

＊この戦術には、もうひとつの利点がある。以上の要因を基準とする、系統的な教師・評価者の偏向を明らかにすることができる。

はつぎのように結論した。

> 純粋な運動能力は外科医の熟達度の決定的な要因ではない。どちらかといえば、複合的空間情報にかかわる比較的生得的で非言語的・知覚的な基本的認識が、手術室でより中心的な役割をはたすように思われる……それらの認識が外科医の環境と相互作用するとき、こうした現象の研究にたいするわれわれの多面的な方法と多面的な特色をもつアプローチは、これらの能力が——手でなく——脳のより高度で集約的な活動の産物であることを暗示する。[3]

この章の以下の文章を読むにあたって——手でなくという——最後の表現を記憶しておいていただきたい。この章の結論の部分で、ふたたびこの問題に触れることにしよう。わたしの外科用のメスを手渡せば、読者はたんに美しいだけの分析を絶対的に完全にする、穏当な切断法を実行する楽しみを味わえるかもしれない。読者は問題が生じる位置を理解し、それについてなにをすべきかを知るだろう。

わたしはロヨラ大学の研究論文を読むずっと以前から、ひとりの特定の外科医に会おうと決めていた。それはかれが自分の手について——または一般的に医療にかかわる手について——なにをいうかを知り、未来の医師の手の重要性に関する予測を聞くためだった。現在のアメリカでは、医学は巨大な変化を経験しているからである。

ロバート・アルボはただの外科医ではない。かれはまた奇術師であり、奇術のすぐれた歴史家兼コレクターである。わたしははじめてアルボに会うまえから、すばやい手と鋭い目という質問に特別の見解を示してくれるだろうと推測していた。しかしまた、魔術的な結果を生む手で知られる古い職業と医学の関係について、好奇心を満足させてくれるかもしれないと期待していた。かれはこの古くて新しいふたつの職業の結びつきを語り、かれ自身の生活のなかの両方の作用について、きっとなにかを話してくれるだろう。

ドクター・アルボはカリフォルニア州ウエストバークレーの貧しい界隈で、子ども時代をすごした。かれがいうとおり、あたりは「毎日が生存競争だった」。それでも、小さな子どものころから頭に奇術と医学があったという。両親が一ドルで「ミスト・マジックセット」を買ってくれたのは、九歳くらいのときのことだった。かれはすぐに、奇術を見せればクラスの弱いものいじめを避ける絶対に確実な方法になることを悟った。かれが奇術師になれば、かれらはいじめをやめたのである。若い奇術師になった年の夏のあいだ近所の図書館にいき、奇術に関係する本をぜんぶ読んだ。それから図書館員に教わって、バークレーの中央図書館に定期的に通い、奇術の本のコレクションを借りはじめた。

両親は幼い少年に医師になってほしいといった。かれは両親の言葉に反抗したことがなかった。「成績のいい生徒だったただひとつの理由は、医学部にいきたかったことだと思います。いつも医学部にはいれる成績でなければならないと思ってましたし、そのことだけを頭にいれて勉強しましたね」しかし、心に抱いた本物の情熱の対象が姿を消したことはなかった。

奇術ほど追求してきたものはありません。一〇歳にもならないうちから医師になろうと思ってましたが、生活の起動力は奇術でした。奇術は人格の支柱に近かったんです——奇術は世界のすべてのドアを開けてくれました。どこにいっても問題はありませんでした。わたしが奇術をしてみせると、だれでもすぐに友だちになりました。一〇歳の小さな子どものところに、おとながほんとうに押しかけてきたんです。

アルボはとくに大学と医学部にいるあいだに、奇術に社交的価値があることと経済的な意味で欠かせないことを理解した。かれは実演を好んだので、のちに専門家だと思われるようになり、いまではプロの奇術師の世界でも奇術のコレクターと歴史家として有名になっている。

わたしは医学と奇術の関係を考えるために質問した。かれは最近になるまで、ほとんど関係がなかっただろうと返事した。アルボはおもに実技に関心をもってきたので、つい最近までロベール＝ウーダン〔一八〇五～七一、フランスの奇術師〕より古い時代の奇術史に関心をもったことがなかった。しかし、古代の奇術史をめぐる一連の講演のために研究をはじめたところ、医学と奇術が自分の生活のなかで分けてきたほど離れた領域でなかったことを知った。

五〇〇〇年前には、人々を支配するのにいつも幻覚が使われました。たぶん、聖職者とマギたちが担当したのでしょう。*かれらは神殿のまえの壺で火を燃やし、空気力学と水だけで扉を開けたんです——加熱された水が水蒸気になって回転盤をまわし、扉を開けたんでしょう。なにも知らない人たちから見れば、これは奇跡でした——扉を開けたのは神自身にちがいないんです。もっとも初期の時代から見た大きな違いは——善意の聖職者が演じる——白魔術と、黒魔術があることでした。黒魔術は魔術師や魔女や祈禱師に結びついてました。

現在知られるような奇術は、善意の側から生じています。聖職者から離れて、完全な娯楽になったんですね。サーカスの一員だった奇術師が金銭を受けとって楽しませていたわけで、心は関係しませんでした。結局、ロベール＝ウーダンが奇術をサーカスの世界の外にだし、芸術形式にして小劇場の演《だ》し物にしたんです。

アルボの説明によれば、奇術の実演に使われる幻覚を生じさせる方法は、意図的に慎重に予行演習された欺瞞的な行為だという——たいていの医師は医学と奇術の関連を説明するときに、このようなつながりに触れたくないだろう。もちろん、とりわけ自信たっぷりに組織された医学は、欺瞞的慣行から距離をおこうとする。医学は表向きは万能薬の匂いを忌み嫌う。しかし表向きの主張はあっても、医学は有能な医師が科学的か「客観的に」見せるためのカリスマ的な方法で権威を利用し、診療や治療の手段の一部として使用するのを認めている。これはどうしてだろうか。役にたつからである。

医学と奇術の結びつきが非常に古いことが明白なのは、カリスマ的な説得力を使う点にある。要するに奇術師（や魔術師）は被術者や観客の注意力をあやつる手段として、つねに個人的魅力に頼ってきた。それが（神秘的または宗教的な）異常な力をもつ人を証明する効果的な方法だった。驚異的な妙技を演じる能力を披露した奇術師は、その力を「神聖な」または「神秘的な」知識か能力に結びつけ、ほかの

＊「奇術（*magic*）」という語はマギ（*magi*）から派生した。マギとはゾロアスターが創始した古代ペルシアの宗教の司祭のことで、かれらはダーエヴァ（*daevas*）または悪霊を支配する能力をもっていた。より古いサンスクリットのデーヴァ（*devas*）はたんなる「神」の意味であり、善も悪も意味しない。

人たちに影響力を行使して望みどおりに考えさせ、行動させることができたのである。

古い時代の奇術師たちは邪悪だろうと思いやりがあろうと、自分の行為がいかさまであることをつねにわきまえていた。かれらは幻覚を生みだすために必要な力になるのは、被術者のだまされやすさと注意力の乱れであることを承知していた。この原則は革新的であり、それを知る人たちにつねに役だってきた。奇術の観客に心理的基礎をもつ影響力があることは、個性と権威を行使する医師の合法的カリスマ性の使用という現代のアイデアを先どりするものであり、だいじにされてきた医師のベッドサイドのマナーを「白魔術」の範疇にいれることになる。医師は規則的に患者を「魅了して」指示に従わそうとし（特定の薬剤をとらすか禁煙させる）、治療の一部として患者に心理的な刺激をあたえる。[4] ニューヨーク大学とイェール大学医学部の学生部長だったルイス・トマス〔一九一三～九三、アメリカの医師、生物学者〕は、医師の魅力を「身につけるのはむずかしいが、すぐれた医師には欠くことのできない好意を示す生まれつきの能力」だといった。

しかし、医師はほんとうに有効な治療法の作用を信じさせるために、実際に患者をだまさなければならないのだろうか。わたしはアルボに医学と奇術の説得力と欺瞞――望ましい結果を確保するために、情報をどのように使用したり、漏らさないようにしたりするかということ――の役割を比較してほしいと依頼した。

おわかりのように患者にはいろいろなタイプがあるし、観客にもいろいろなタイプがあるんです。だまされることに耐えきれなくて、根ほり葉ほり知りたがる人たちもいます。こんな人たちは説明できないトリックを見ると頭を悩ませ、混乱します。ある説明を聞きたがって、説明を聞きさえすれば、たとえ間違った説明でも満足して演技を見まもります。それにたいしてタネ明かしになんの関心もなく、演技に没頭する人たちもいます。かれらは楽しむためにきているのであり、どんなささいなトリックにも頭を悩ますことはありません。すわって見ていて、楽しければ完全に満足します。

おなじことが医学にもあてはまります。病院にきて「乳ガンです」といわれても、こまかいことを気にしない患者たちがいます。

「先生にお任せします。それでけっこうです」

というのが答えです。ところが、先のことをなんでもかんでも知って、主導力を握ろうとする患者たちもいます。医師が望むのは、

「それでいいですよ。先生がなさることと、わたしがすべきことを話してください」

という抑制力をもつ患者です。こんな人たちは頭もいいし教養もありますが、かれらが望むのはそれ以上ではありません。

ほとんどすべての文化圏の伝統的な「治療家」は、天性の資質と、いわばある取引上の秘密にかかわる知識の力で高いレベルの敬意を集めてきた。しかし、現在のわれわれは科学的に立証されていない診断法と治療法の全域に、大きな制約のある時代に生きている。そうした診断法や治療法が古めかしく、民間医療として使われるようになったというだけで時代遅れの効力のない治療法だと見られる強い傾向がある。われわれは実際に古い治療慣行を（薬草やマッサージや緩和療法などのような）ゆるやかな効果しかないものと考えるか、暗示力としてしか作用しないと考える。治療法が完全な欺瞞を基礎にしているように見えれば、インチキ療法かペテンときめつけ、社会から追放しようとする。アルボはつぎのようにコメントした。

わたしはシャーマン——治療家や祈禱師——と、ペテン師のシャムのあいだに相関関係があると思いますね。[*]初期の治療家はたぶん治療力では、初期の時代の本物の医師にくらべて、よくも悪くもなかったでしょう。われわれが治療法に精通するようになったのは近年のことにすぎません。初期の医学の時代には、医師がほかにできることはそんなにありませんでしたから、ベッドサイドのマナーがよけい重視されたでしょう。初期の医師はペテン療法の罪を犯していたわけです。この問題があったから、二〇世紀になって職業化した医学に科学的根拠に立とうとする運動がおきたんでしょうね。[5]

われわれの話しあいは治療家と祈禱師の語幹の境界の歴史的重なりから、器用な手という両方の職業に共通する要求に移行した。アルボは手の器用さという外科医と奇術師の仕事の並行関係についてコメントし、アメリカの奇術界に君臨する名手リッキー・ジェイの仕事をもちだした。

英語のプレスティディジテーション（*prestidigitation*＝奇術）は「すばやい指」を意味するフランス語からきました。そして、フランス語のプレスティディジタトゥール（*prestidigitateur*）は奇術を演じる人のことでした。この言葉をつくった人物は「マジック」という言葉のひびきが気にいらなかったんです。かれは一八〇〇年代の前半に生きたフランスの貴族で、自分のことを貴族的に呼ぶこの言葉を使いました。サーカスやいかさま師のような低級なものに結びつけたくなかったん

＊われわれは現実に「シャム」と「シャーマン」を意味上の関係があるかのように使っているようだが、そのような関係はまったくない。「シャム」の語源は不明だが「シャーマン」はシベリア語起源である。

ですね。プレスティディジタトゥールだって奇術師ですが、ずっと高級な奇術師でした。もちろん、現在の最高峰はリッキー・ジェイです。わたしはなんどもなんども見ました。リッキーの本物の才能は指の早わざとコインの使い方――それに類する技術――にあります。

手自体に関するかぎり、手術ではもちろん手の器用さが絶対です。外科医としての初期のころに糸の結び方を教わりました。たったいちどしか見せてもらえませんでした。そこで、自分でやってみたんです。ぜんぜん苦労しませんでした。そして、わたしはこの分野ではずっと、もっとも手早い外科医のひとりになってきました。わたしはいっしょに働いたほとんどの外科医より手軽に切開し、手術することができます。わたしにとっては、たやすいことにすぎません。

わたしはドクター・アルボとの話しあいを解説しなければならない。そして、かれの経験に外科医の手と目の技能の慣例的な見方を裏づける以上の価値があると思う理由を説明しなければならない。しかしわたしは、そのまえに医学と奇術の物語の形勢を逆転したいと考えた。そこで、われわれの話しあいにクィンティーノ・マルッチ（芸名はスライディーニ）〔一九〇一～九一、アメリカの奇術師〕の以前の弟子で、現在の「クローズアップ・マジック〔テーブルの上でカードやコインなどを使って見せる奇術〕」のもっとも尊敬されるアーティストのひとりであるマーク・ミットンの話題を紹介することにした。マークは医学界と公式的な関係はいっさいないが、最近、現代の病院にさえ奇術と医学を結ぶ深いルーツにつながるものがあることに気がついたという。完全なエンターテイナーとしての能力を生かして仕事をする（しかし、入院中の子どもにたいする直観的反応から行動する）かれは、奇術師としての技能を公然とした医学的目的に使用し、驚くべき成果をあげたのである。マークからその行動の説明を受けたとき、わたしはまぎれもない医師の声と確信に満ちた医師の理解を聞きとった。かれは問題があることを知り、なにをすべきかを知ったので行動したのだった。

優雅にできた手をもつ奇術師

マーク・ミットンとわたしは、かれが妻と引っ越してきたばかりのニューヨークのマンションで会った。われわれはスライディーニがクローズアップ・マジックに使った、いまではマークの所有物になっているテーブルにすわった。情熱的でオープンな好意をむきだしにするマークは、ニューヨーク生まれではなさそうな感じだった。かれは長くアメリカに住んできたが、実際にはカナダ生まれだった。マークはロバート・アルボのように（マークはアルボを知っている）九歳で奇術のムシにとりつかれた。かれはその年にチェックス・マジックキットを買ってもらい、はじめて奇術のショーを見た。

ミネソタ州の（ダルースに近い）スペリオルに住んでいた一〇代のころは、地元のテレビ局で子どものタレントショーの司会をし、手先の早わざを生かす奇術を演じていた。一六歳のときに、はじめてスライディーニのビデオを見て、手先の早わざを生かすさらに困難な技術に挑もうという気になった。しかし、「心霊術と取りこみ詐欺」を中心とする奇術の心理的な面にも関心があった。これは超保守的なバプテスト派の家庭で育ったせいではないかという。大学はアメリカにきて、最初はワシントンDCのアメリカン大学にいき、そのあとペンシルヴェニア州のハヴァーフォード大学にいった。ハヴァーフォード時代の友人のひとりは物理学を専攻する学生で、ふたりはおなじ関心をもつ話題をしょっちゅう話しあった。かれらはマックス・マリーニ〔一八七三～一九四二、アメリカの奇術師〕の『奇術の書』と、リチャード・ファインマン〔一九一八～八八、アメリカの物理学者〕の著作の意味深い関係に気がついた。

経済学と政治学の関心を生かす仕事を見つけられなかったかれは、卒業後、しばらくのあいだ両親の家に同居した。その時期に空手を勉強し、「ペテン師から奇術のちょっとしたレッスンを受けた」。予想もしていなかったのに、空手はあとで役にたった。奇術にさらに気をいれはじめたころ、ほかの人の動きを真似る方法を教えてくれたからだった。

そのあとすぐにニューヨークに移り、あるストリートマジシャンといっしょに仕事をしはじめた。そのころ、スライディーニに会いにいこうと決意した。スライディーニは八三歳になっていた。

ある土曜日に、ジム・サリヴァンと会いました。スライディーニの弟子で、セリーニという芸名で仕事をしていた人ですね。われわれは長い話しあいをし、かれはスライディーニのことばかり話しました。スライディーニが知っていると思ったことでなく、かれがほんとうに知っていたことを話してくれました。サリヴァンは、

「スライディーニと勉強できたことを、毎日、神に感謝してます」

といいました。こうして、わたしはスライディーニに会いました。とても礼儀正しい人でした。

「わたしのするとおりにしてください」

といわれました。わたしはかれの動きを真似なければなりませんでしたが、空手で勉強したことが役にたちました。スライディーニはすごいテクニックをもっていましたけど、知覚能力をよく理解していて、その知識はほかの奇術師がもっていそうに思えないくらいのレベルでした。かれは知覚に科学的にアプローチし、実際に科学的に分析するんです。たとえば、紙のボールを消すトリックがあります。スライディーニに教わらなかった人がこのトリックを見せると、たしかになんか俗っぽい感じになります——頭ごしに紙を投げる男が見えるだけでしょう。ところがスライディーニの手にかかると、すごくきれいに見えるんですね。理由の一端は人をだます見せ方にあります。スライディーニは本物の奇術師でしたから、これは手軽なトリックにすぎません。かれが教えてく

れたのは、かれの弟子としてのあり方でした。

マークは練習を高く評価するが、ジャッグラーのセルジュ・ペルセリとおなじく、実際に演じてみることが学ぶ秘訣だと考える。

実際に演じてみるほど役だつことはありません。腕時計をすりとるのが、わたしのいうすばらしい実例です。これは手の早わざの一例で、完全なだましの一例ですね。この奇術を見せる奇術師が少ないのは、勉強中にへたをすると逮捕されるからなんですよ。時計をとろうとしていることを承知している人を見つけるか、つかまったときに言い訳になるジョークを準備しているかのどちらかです。それに、これは手はじめにすぎません。技術的な問題とだますことのほかに、見せ方が必要になりますから。あなたがとったように見せるか、それとも、ほかのだれかがとったように見せるか、ぜんぶがぴたりと合わなければなりません。スライディーニはとてもとても強く、人々に本物の奇術を体験させる全体的な効果があると信じていました。かれは、

「いいですか――わたしはあなたにトリックを教えます。トリックはあなたに原則を教え、原則があなたに奇術を教えるんです」

といいました。つまり、こういうことなんです。教えるただひとつの方法は、非常に具体的な手順を通過するということですね。それがスライディーニのしたことでした。弟子のほうはその手順を学びとって、やってみるだけのことなんです。それを演じてみれば、言葉づかいも理解することができるでしょう。かれに学ぶ人はだれでも、二年前後はかれのするとおりのことをします。かれはそのあとではじめて自分のトリックの型のつくり方を教えます。

その奇術の話を聞いて実際に見せてもらったあと、マークは病院の仕事のことを話しだした。

大都市の病院で、子どもがどんな環境にいるか想像しにくいでしょう。たいしたことに思えないでしょうけど、奇術師が医師、看護師、子ども、子どもの親たちと、ときには雑役の人たちまで集めてトリックをすると、みんなの心をひとつにすることができるんです。わたしのすることは、ほとんどそれだけですが、あるべつの事件に巻きこまれたことがあります——われわれはある少年の手助けをして、自分で歩けそうにないと思っていたのに歩けるようにしたんです。

このカーメロという一四歳の少年は、重い腎臓病にいくつかの病気を併発していました。しかし、歩くのに支障がないと思われていたのに、車椅子から立てないんです。わたしはかれと話をしたあと、自分も一四歳のころ、なにをしていたか考えました。子どもだったわたしは仕事がほしかったんです。この少年はいつも、ほかの人からキャンデーや小銭や、手にはいるものを巻きあげていました——じつをいえばペテン師です。わたしの考えは、われわれから金銭を巻きあげる方法を教えることでした。

ある日、カーメロにカードを読みとるトリックを見せました。例の、一枚のカードを引かせて、相手の目を見ながらあてるトリックですね。とても暗示的なトリックです。相手はカードを見るたび、目の不随意運動をおこします。いいあてるのは、すごく簡単なんです。ふたりでこのトリックをいっしょに見せる練習をしました。実際にするのはわたしですが、こちらは表にでない方法でした——こちらはなにもしていないように見せる大スライディーニのやり方です。相手に動きをさとられないようにする方法で、こちらの存在を消してしまうわけですね。相手の知覚をあやつるだけ

です。こうしてわたしがトリックをしかけ、カーメロは主役になりました。このトリックを練習した翌日、

「きみはたいした役者だよ」

といって祝ってやりました。ほんとうに、そう思ったんですよ――するとかれは、

「ちゃんとわかってるじゃない。そのとおりだよ。ぼくはたいした役者なんだ」

といいましたね。そして、自分がいかにすばらしい役者かをしゃべりつづけました。わたしはかれに、われわれと仕事をする資格は十分にあるし、その気があれば、いっしょに奇術をしてもいいと話しました。これはまさにペテンでした。まぎれもないペテンです。だれかの腕時計をすりとるのとそっくりでした。少なくとも、わたしはペテンだと思ってました。


マークはカーメロを気づかない標的にする、信用詐欺に引きこむチャンスを見つけたのだった。


その瞬間は三か月後にやってきました。かれはわれわれといっしょに働こうと決めてました。病気が重くて家族はいないので、生活方法を見つける手だてはないし、おカネを稼ぐアイデアもなかったんです。カーメロはぐあいが悪くて病院に閉じこめられていても、人をペテンにかけることの好きな一四歳のニューヨークっ子らしい気概をもってました。少なくとも、わたしはそれに賭けました。それがちょっとしたペテンをかけるチャンスになったんです。三か月後に、病室にはいっていいっていいました。

「じつに悪いけど、きみを使うことはできないみたいなんだ。なにもかも準備したんだよ――おカネも、なにもかもね。でも、車椅子のことは考えてなかったんだ。きみが歩けないことを知らな

かったんだよ」

　それから——これはほんとうのことですけど——かれに話しました。

「われわれは一日に四つの階で仕事をするんだけど、階段を使うようにしてるんだ。きみを待ってると——つまり、エレベーターを待ってると——全体のスケジュールが狂って仕事ができなくなっちゃうんだよ」

　これもよくある奇術のテクニックです。非常に整然とした真実を見せて、きびしい情報をあたえ、ひっかけるわけですね。わたしはほんとうの情報——エレベーターが遅いという情報で、それはかれも知ってたでしょう——を提供して、「すまない」といっただけでした。カーメロはひどいショックを受けて泣きだしました。わたしが病室をでていこうとすると、かれは、

「でも、ぼくは歩けるんだよ」

　といいました。映画を見てるようでした。わたしは信じないふりをしました。これも完全なペテンです——いや、もっと悪いかな。完全なだましの手口ですよ。

　そして、これがうまくいきました。その週末、看護師から聞いた話では、かれはいいスニーカーを手にいれてくれたら歩いてみせるといったそうです。看護師はつねづねペテンにかけられていましたから、驚きませんでした。親切にスニーカーを手にいれてやったんです。そうしたら、かれは歩きました。少しは時間がかかりましたが、車椅子がいらなくなったんです。自慢するわけではありません。わたしから見れば、ちょっとした試みをしただけでした。潜在的な危険性はありました。この危険性を忘れないようにしたいと思います。病院のスタッフと、この出来事について時間をかけて話しあいました。現実に、われわれのグループと病院のスタッフの仕事関係が、それでずっと緊密になったと思います。

マークの体験から、医学がときに奇術という時代遅れの銘柄の恵みを受けることがあるのが暗示される。このたぐいの奇術には、熟練した外科医の「複合空間視覚能力」が必要になるが、それ以上のなにか、ふざけていえば精神空間的知覚とでも呼べそうななにかが必要だろう。ルイス・トマスは共感という、このそれ以上のものにふさわしい言葉を使用した。

不運にもカーメロは病気に勝てなかったが、本物の「治療」がおこなわれたのだった。重い病気にかかった都会の子どもに会った若い奇術師が直接的に対決し、ペテンにはペテンをもって治療したのである。ここでカーメロの真実を理解しようと決意したのは、医師でもないマークだった。かれは少年の人生の終わりに、失った運動能力だけでなく尊厳まで回復するために知識を使用したのだった。

医学も奇術も疑惑を自主的に一時停止することで成立する。そのためには、関係する両者が一時的に自主性を捨てることが前提にならなければならない。診察室や病院にいる患者たちと、奇術ショーを見る観客のなかにいる人間は——治療（かトリック）の方法を知る必要があるかどうかはともかくとして——権限と責任を他者に委譲する儀式に参加することになる。自分では手を打てないことを認めた患者は、医師に、

「先生を信用しています。先生がわたしを治せることを知ってます」

というだろう。芝居にすぎないとはいえ、奇術師もおなじ種類の台座に立っている。ほんのわずかのあいだ透視力をもち、賢明にして強くなる。かれは力強い知識をもち、魔力を作用させることができるときには、それがほんとうの魔術になる。

ここで、すでに触れた切断法を実行するために、ロヨラ大学の話題にもどることにしよう。記憶を新たにすれば、外科研修医の研究を終えた大学のふたりの研究者は、よりすぐれた外科研修医を識別する基準が「複合空間視覚組織」という領域を中心にした、より高度な皮質の統合作用にあることを発見したという話だった。これはこみいった研究だが、わたしにはその意味がはっきりとわかる。じつをいえば、わたしは緊急治療室の医師として駆けだしの時代をすごし、この能力でぞっとするような数多くの裂傷を修復した。だから外科医に必要なのは、目前の問題が教科書にもどこにも見あたらないときでさえ捜すべきものを知り、見るべきものを知ることだと請けあうことができる。したがって、訓練を積んだ外科医の才能ある目が、能力の差異を生みだすすべてだと結論するのになんのためらいもない。

しかし、この研究論文の執筆者たちはゴールを通過したあとも走りつづけ、溝にとびこんだのである。かれらは理由も説明しないで、手が視覚となんの関係もないと強く暗示する。しかし、これは不正確である。かつて生きたすべての外科医は生まれた瞬間からはじまる人生の歴史をもち、その歴史はからだ――からだのすべて――と心の共通した修業制度の記録となった。これは詩でなく、背後に観察と分析という資産をもつ平叙文である。すべての年月のあいだに若者（ある時点で頭が外科医になるという夢であふれた若者）は志願者以前の状態に達し、脳は手、目、耳、舌、鼻を総動員して情報を収集し、世界の意味を理解した。外科医のあるべき脳が手にメッセージを送らなかったら、手から返ってくるメッセージを知らなかっただろう。メッセージが最初に手に送られた理由は、この若者がどんなものを手にいれようと、それに手をのばして握り、触れ、ひっくり返し、重さを測り、くっつけ、切り離し、はずませたりしたことにあったのである。手はなによりも情報を入手するために動いたし、手にもつ対象に働きかけることによってのみ情報を入手できた。脳にもどった情報は、空間視覚的イメージをつくりだす脳の過程の一部として触覚的・運動感覚的な操作の言語で記入され、視覚系からきた情報と比較された。脳が手に話すのとおなじくらい確実に、手は脳に話をするといったロバートソン・デイヴィスは、事態が作用する方法を説明していたのである。

もちろん、ロヨラ大学の研究者たちの結論は、技術的に正しかったということはできるだろう。かれらは外科医の過去を変えることができないのである。かれらができるのは、目のまえにいる個々の人間の現状を評価することにすぎない。外科研修医のジェーンやジョンが、どのようにしてロヨラ大学にきたかということは、かれらがひとたびキャンパスにはいれば無関係になる。その点はかれらに譲歩しよう。

しかし、わたしはかれらが発見し、表現した差異を説明したとは思わない。アルボ、ゴードン、マーキソンをふくめ、これまでに会ったすべての外科医は、初期の子どもの時代から操作できる複雑な対象の振る舞いに魅了されてきた。かれらはたんに、モノがどのように見えるかということに魅了されたのでなく、手のなかでどのように感じ、どのように振る舞うかに魅了されたのである。かれらがテニスボールを知覚したか、中国の消えるボールを知覚したかは――またはボールを打つか、目をつむるか開くかしてカードを引いたかは――ほんのささいな問題にすぎない。ティム・インゴールド〔イギリスの社会人類学者〕を引用すれば、知覚は脳の内部を走る処理装置のなかを進むのではない。組織全体の振る舞いや、世界と相互作用する組織全体の独占的な個人史と無関係な知覚――あらゆる種類の知覚や視覚運動的知覚をふくむ知覚――と呼ばれるものはなく、またありえない。それは組織全体の振る舞いや、世界と相互作用する組織全体の独占的な個人史と無関係な知能と呼ばれるものがなく、またありえないのとおなじことである。

外科研修医の選考委員会は、こんなことを知る必要がないのかもしれないが、親と子どもたちの先生はこのことを知る必要がある。

15章 手に向かって進もう

これは数学的発達と関係がないように思えるかもしれないが、わたしはそうは思わない。わたしは非常に幼いころ、バルサ材で飛行機の模型をつくりはじめた。五歳までに、すでに自分自身でつくるようになっていた。頭のなかでは、いつも模型がどんなものになりそうかわかったし、部材が頭のなかにある設計にどのように合致し、どのように設計を変更する成り行きになるかわかっていた。父がいつも手伝ってくれたが、どういうわけか自分の手でなにからなにまでやりたかった（『マスマティシャン』第七号）。

W・ガスティン「すぐれた研究能力をもつ数学者の発達」より[1]

われわれがなにをするかに関係なく、子どもは言語をもつ以前からでさえ好奇心が強く、質問好きな生物である。この内在的な好奇心は思考と行動のこのような強力な目標になるので、その重要性を高く評価しすぎることはありえない……

シーモア・サラソン[2]

本書は手が人間生活の中心部で、脳とおなじほどの比重をもつという前提に立つ調査だった。あなたがそれに同意しようと反対しようと、問題は答えを必要とする。手は人間の学習に関係する。本書のはじめで、わたしはつぎのように問いかけた。「手がたんなる人間らしさのメタファーやアイコンでなく、たいていはほんとうに満たされた成功した人生の現実の中心点であるという事実を、教育制度はどのようにして調整し、また調整しなければならないのだろうか」

多くの人にとって手は特殊な訓練を積む年月の中心であり、職業としての仕事をもつ生涯にとって、思考、技能、感情、意図の決定的に重要な道具になる。このような人たちの経験は、すべての学習者に適用されるのだろうか。われわれがこれまで手について学んできたことを、そっくり子どもの授業の向上のために活用できるのだろうか。個々の子ども——あなたの子どもや孫——の具体的な教育上の要求や関心を、われわれのもつ教育制度で調整することはできない。これは子どもがそれぞれにちがうという教育のための大計画の設計にとって、大きな難点になる。

カナダの教育家キーラン・イーガンは『教育を受けた心』のなかで、どんな教育改革戦略も、長い教育史の結果にとりくまざるをえないと指摘する。この教育史の期間に、三つの教育目標が継承されてきた。

> 若者を成人社会の現在の規範と慣例に適合させる必要があること、若者の思考を世界の現実と真実に確実に順応させる知識を教えこまなければならないこと、個々の生徒の個人的な潜在能力の発達を促進すべきであることの三つである。[3]

イーガンは三つの目標が等しく望ましいことに同意する。そして、教育組織にたいする義務として見ると、あいにくと三つの目標はまた相互間に矛盾するという。社会化としての教育というすべての教育の最古の理念は、どんな社会の生存にとっても決定的に重要である。社会内にいる若者が、その文化圏の生活に成人として責任をもって参加するには、必要な能力を身につけなければならない。プラトン（前四二八頃～前三四七、ギリシアの哲学者）のアカデメイアはこの理念に挑戦し、抜本的な（そして選ばれた人の）代替案として「真理」の体系的な追求を通じた精神的訓練の洗練を目標とするカリキュラムを提出した。アカデメイアは古代ギリシアの既存の教育思想と教育組織を改良も強化もしなかったが、若者を社会に「浅はかに」迎合させようとする訓練への鋭い非難となった。

しかし、周知のようにプラトンの教育理想は実現困難であることが証明された。イーガンが伝えるようにジャン＝ジャック・ルソー〔一七一二～七八、フランスの思想家〕は一七六二年に出版した『エミール』で、アカデメイアの挫折と暗黒面を明らかにした。ルソーが示したのは（イーガンの表現によれば）「頭の鈍い教育者たちがカリキュラムをくみたてる学問形式をとり、最上の論理的順序と思われる形態に組織して、学生を力ずくで服従させた。その結果は苦痛と暴力と失望」の場所になったことだった。ルソーが主張したこの誤用の修正方法と、たぶんアカデメイアの挫折の「解決策」は、学校で「自然な」（つまり発達指向の）教育方法を採用することだった。現在では、かれの革新的な思想はピアジェ、ヴィゴツキー、デューイ〔一八五九～一九五二、アメリカの哲学者、教育者〕という名まえに強く結びついている。しかし、プラトンの思想が置き換えようとした学校に対抗する思想だったように、ルソーの思想はプラトンに対抗する思想だった。だから、三つの教育目標のあいだの矛盾は、ルソーと後継者たちの手では解決されなかった。発達指向の教育慣行は、プラトンの真理追求を実現するよりよい方法でなかっただけではない。イーガンはつぎのようにいう。

> ルソーと現代の後継者たちは、プラトンの純理論的な仕事をより有効にできるかもしれない方法論的な手順にかかわる勧告をしているだけではない。かれらは現実に、べつの仕事を勧告している……プラトンの思想では、知識が発達を駆りたてる。ルソーの思想では、発達が知識を駆りたてる。[4]

イェール大学の心理学者シーモア・サラソンは、最近の一連の著書でイーガンの三番めの教育目標に焦点を絞る。サラソンは自分を「ひとつの大きな着想をもつヤマアラシ」だといいながら、教育は「すべての人間が創造的・芸術的潜在能力をもって生まれてくる」ことを理解するときにしか成功しないという。人間精神の基本的な好奇心の強さは、人間の基本的欲求を自己と世界の重要な関係の確立のために役だて、（その過程に内在する）「周辺のある局面に自己の刻印を押す」[5]ために役だてる。サラソンはかれの教育処方箋が教育思想の三大目標の最高のブレンドをつくるとも、ブレンドするにちがいないとも主張しない。かれの使命は親と教育者のために、ジョン・デューイが理解した内容に新しい活力をあたえることにある。デューイは芸術的衝動の性質を理解し、ふだんの生活や人間の創造力と芸術的衝動の関係を理解した。デューイは『経験としての芸術』でつぎのように書いている。

この仕事は芸術作品という経験の洗練され強化された形式と、経験を構成すると普遍的に認められる日々の出来事、行動、苦痛とのあいだの連続性を回復することにある。[6]

サラソンは施設に収容された成人の学校の管理者と交わした議論に没頭したあと、数年前から精力的に代替教育を提唱しはじめた。かれは『心理学にたいする芸術の挑戦』で、その筋書きを語っている。サラソンはそのなかで、読者に美術教育学者ヘンリー・シェイファー＝ジンメルンの仕事を紹介する。

わたしは一九四二年に、心身障害者の州立居住施設サウスベリー訓練学校でシェイファー＝ジンメルンに会った。施設の「子どもたち」はじつに短時間しか意欲的に熱中して働くことができないと思われたが、わたしが見たのは内的イメージにかたちをあたえようとして、三時間ばかり連続して努力する人たちだった。そして驚異中の驚異は、かれらが自分のしたい活動を決めていることだった。シェイファー＝ジンメルンの役割はかれらの作品のそれぞれをいっしょに研究することだった……シェイファー＝ジンメルンは人々にいちども描く対象や描き方を語らないで、暗示することから着手した。

「見たいように見るために、どんなに簡単でも見たいものを描いてみましょう」

かれは人々に、いつもつぎのように問いかけていた。

「できた仕事が気にいりましたか。研究してみましょう。どこかに変えたいところがありますか。気にいらないところがありますか。もういちどやってみたいですか」

かれはつぎのようにいうのが好みのようだった。

「芸術的活動を通じてなにかを形づくると、われわれはその過程で形づくられ、変化します。そして、このことが発達の過程を促進するのです」[7]

サラソンの主張によれば、人間の学習はいくつかの比較的単純な基本的条件に合致しさえすれば、「知能」の規範となる尺度のどんな予測とも無関係に進行する。もちろん、もっとも重要なのは、自己の利益をはかって情報、理解、技能の追求が指向され、推進されるときに、すべての生徒が最高のレベルで最高に早く学ぶことである。このことは幼児たち、幼い子どもたち、思春期の人たち、老若の成人たちにとって等しく真実であり、知力の評価に関係なく等しく適用される。サラソンが正しいとすれば、以上のことが意味するのは、脳外科医になるべく自分の好みと経験を基礎にして自発的・積極的に選択する学生は、すべて二〇歳までに脳外科医になる十分な準備ができるだろうということである。ただし、その願望を支える位置にいる人たちが必要な援助を提供するか、少なくとも立ちはだからないことが条件になる。[8]

現代的な「子ども本位」の教育にたいするアプローチにも、べつの非常に重要な成果がある。そうしたなかで、もっとも印象的に記録されたのは、才能開発研究プロジェクトである。シカゴ大学でベンジャミン・ブルームのひきいるグループの手でおこなわれたこのプロジェクトは、約一二〇人の成人の過去に（それぞれの成人と、かれらの教師、友人、家族との面接をもとにして）さかのぼる研究だった。これらの成人たちはすべて三〇歳までに、コンサート・ピアニスト、彫刻家、数学者、神経学者、オリンピックの水泳選手、プロのテニス選手という非常にばらつきのある六つの高度な要求の多い競合的な領域で、全国的に認められる成功をおさめた人たちだった。こうした子どもたちはほとんどのケースで、たいてい十代以前から（ほとんどの人は特定の職種を限定して期待されたわけではなかったが）[9]家族のもつ仕事や達成にかかわる強力な価値体系に反応して、関係する活動に時間をかけてきたという。ピアニストを中心とする調査をしたローレン・ソスニアックは、こうした子どもたちと家族について、つぎのようにいっている。

時間がたてば、かれらは相互に激励し支えあう相互依存と自立体制をつくりだしたように思われる。最初はだれも、なにに関係しているのか考えもしなかったし、どれだけつづくかも、どこにたどりつくかも考えなかった。わたしはそのピアニストか親が最初から巨大な成功をめざして努力していたら、たぶん、これほど成功しなかっただろうと主張したい。親と教師はそのような技能を身につけていないだけに、若者の仕事にたいするかれらの認定と喜びはもっとも意味をもつように思われる。ソロピアニストをめざす向上心と期待は、技能と理解力の発達とともに成長する。ピアニストたちは目標の達成をめざす努力を学ぶにつれ、より困難で遠い目標をめざして勉強することを学んだのである[10]（傍点は筆者）。

ジョン・デューイのもうひとりの現代の信奉者ジーン・バンバーガーは、最初はピアノの天才少女だった——彼女はアルトゥール・シュナーベル〔一八八二〜一九五一、オーストリアのピアニスト〕の弟子だった。彼女はちょうど一〇年前に教師や学生や教育実習生といっしょに、マサチューセッツ州ケンブリッジの都心部の学校の教育最前線にとびこんだ。彼女は音楽の勉強で天才児たちがとったアプローチと、「音楽的素養のない」子どもたちがとったアプローチの差に関する初期の研究に刺激を受けて行動したのだった。彼女は学習の性質にかかわる——よりくわしくいえば正規教育の計画と運営にかかわる——彼女自身の推定を危うくする発見を手がかりに、一般的なカリキュラムを設定する公立校で、早い学習者と遅い学習者を観察することにした。

バンバーガーは最初、子どもに焦点を絞ろうと考えたが、すぐに教師もいっしょに観察しなければ子どもに努力を注ぐ意味がないことに気がついた。教育研究者たちは何年もまえからおなじ観察をしてきたが、バンバーガーは「顕微鏡」の倍率を拡大するにつれ、問題にたいするまったく新しいアプローチの仕方を発見したのである。

あまり理解されていないが十分に認識されている現象にとりくむために、ものづくり実験室が創設された。それは身のまわりの複雑なものを組み立てたり、修理したりするのにもっともすぐれた手をもつ子どもが、学校ではたいてい学習にもっとも苦労する子どもだという現象のことである。学校では記号的な知識に力点がおかれるので、こうした子どもが「遂行能力に欠陥がある」と見られるのは驚くべきことではない。われわれは「手にかかわる知識」と「記号的な知識」は強力だが異なるし、世界的にこの現象を組織だてる等しく評価された方法はないという、つまりべつの推測から出発した。[11]

このプログラムに参加した教師たちは最初の生徒を迎える以前に定期的な会合を開き、活動しはじめたあとも定期的な会合をつづけた。この会合はカリキュラムの素材のプレゼンテーションを話しあい、教師と生徒のカリキュラムが相互作用する期間中におきたことを判断するための好機となった。バンバーガーは教師のひとりのメアリーが、八歳のジェフにおきたことを説明した会合を回想する。モービルを組み立てていたジェフは、真ん中からさがった棒にくっついた重さのちがう二個の部品のバランスをとろうとしたという。メアリーはジェフが棒に軽く手をそえながら、二個の部品を押して動かす位置を心得ていることに気がついた。どうしてそんなことがわかったのかと聞いてみると、

「わかっただけですよ」

というのがジェフの答えだった。説明を強要されたかれはいった。

「シーソーみたいに、そうすればいいって思ったんです」

バンバーガーは以下のように解説する。

教師の会合で、メアリーはこの話をして問いかけた。

「それができることで、ジェフになにが『わかった』んでしょうね。かれはシーソーのコメントで、なにをいおうとしたんでしょう」

教師たちはある混乱におちいった。もちろん、かれらはジェフとちがって「重量と距離は比例する」という公式を学んでいた。しかし、教わったことも学んだことも、じかに目で見て感じとることに結びつきそうに思えなかった。[12]

プロジェクトの意味深い構成要素となり、たぶん実際にもっとも意味深い達成となったのは、教師と

生徒の両方の側の「体内にある」知識と、知識の形式的言語表現（または表現の試み）のあいだの研究だった。バンバーガーはわたしとの話しあいで、この問題をさらに精密に分析した。

特定の子どものグループにとって最大の問題は、あらゆる種類の記号的・言語的素材と数で数える素材を使いこなし——ものごとを紙に書いて——行動と説明のあいだを往復することでした。読み方を学べない子もいれば、数学がそんなにできないのに数学を表現する子もいました。なかには力学の問題を解いたり、歯車のついた機械を組み立てる問題を解いたり、電気回路の接続方法を理解したりするのに、すごい能力を発揮する子どももいましたよ。でも——そして、これがとても大切なポイントなんですが——ほかの人間に教えたり説明したりするときになると、説明や絵や表記でさえ、わたしが重要だと思う内容や学校で教える内容とまったくちがう特徴に集中するんです。

多くのおとなとおなじで、教師は学校の知識と日常的な知識をきちんと分けることに慣れてきています。ところが教師たちは混乱したおかげで、その瞬間に、このような知のあり方——「それを感じることによって」働くノウハウか「手にかかわる知識」と、学習した形式論に暗にふくまれる意味——のあいだの不一致を認識し、不一致に面と向かいあうことになりました。かれらはばつの悪い思いをしても、こうした一致しない点を徹底して調べる質問の仕方を学んだんです。

バンバーガーの考えでは、教室の教師は「好奇心をもちつづけ、学習しつづけ、混乱しつづけることが許される」。より以上重要でないにしても、おなじくらい重要なのは、バンバーガーと同僚たちが情報としての理解（書物や言語にもとづく知識）と、行動としての理解の相互作用を調査する強力な方法を見つけたことだった。バンバーガーがこの実験室について説明したように、より古い「より単純な」

教育方法のおかげで、成人と子どもの考える様式と見る様式の交錯する場が成立したのである。そして、（教師をふくむ）学習者たちが自分の理解の性質を明らかにする方法と、いっしょに仕事をする人たちに知ったことを表現する技能を高める方法が継続的に求められた。

ものづくり実験室のバンバーガーの体験と発見の内容を知ったわれわれは、キーラン・イーガンにもどることになる。読者は思いだすだろうが、イーガンは教育組織が、現代の教育慣行を補強する「三大理念」に固有の矛盾を解決できないと主張した。かれはこの袋小路を包囲する方法として子どもにたいする教師のアプローチを修正し、認識の発達や機能の連続的な順序と（かれの考えでは）階層の両方に順応することを提案する。イーガンはとりわけ人間の進化と文化史が、子どもの認識の発達を促進する枠組みを提供すると考える。そして、教師は人間の文化が「理解の種類」という形式で蓄積したものを若者たちのために活用できるという。

イーガンの考えでは、知的発達には「ある人間が成長する社会で使用できる知的道具の役割の理解が必要になる」。それぞれの社会で発見される道具は、順を追って高くなる意味で、身体的理解、神話的理解、非現実的理解、哲学的理解、反語的理解という順序になる。これらの異なる種類の理解には、暗に人間の思考能力の進歩が意味されている。イーガンはマーリン・ドナルドの挿話的文化というモデルを、ミメシス文化、神話的文化、理論的文化に割りふりする。だからかれは、われわれが理解のより高い形式に移行するにつれ、より低い形式を捨てさることはないと提唱する。

われわれは読み書きができるようになっても、口頭言語の使用者でなくなることはない。だから、口頭言語の使用者になっても、前段言語の意味の作成者でなくなることはない。わたしは身体的理解が、ある一般的な「人間の性質」を構成するというつもりはない。われわれはまた言語的でない明確に人間的な方法で、世界を理解するというだけである。[13]

成人としてのわれわれがどんなに理解の反語的様式と結びついた道具を信頼しようと、反語的理解を引きだしたすべての形式と接触しつづけるし、すべての形式を使うことができる。すべての形式は共存し、理解と行動に影響をあたえつづける。教師にとって、このことはなにを意味するのだろうか。はじめて入学する子どもは、身体的道具の使用に熟達し、身体的理解を明示する。かれらはのちに低学年で、神話的理解の証明としての物語にもっとも早く反応する。四年生か五年生になるまでには非現実的な説明にもっとも強く引かれるようになり、思考の非現実的な道具を最高度に使いこなす。

大きな事件を保存しようとすることと、未解決の事件の記憶を保存しようとすることは、ヘロドトス〔前四八五頃〜前四二五頃、ギリシアの歴史家〕の時代から現代までに書かれた非現実的な歴史の中心部になってきた……平均的な一〇歳の子どもに『ギネスブック』の内容が、どうして典型的な数学や地理の教科書よりはるかに魅力があるのだろうか。ひとつの答えは、そのような事実がより非現実的なことにある。かれらは世界のふしぎ、もっとも極端な経験、現実の限界、最大の達成、もっともエキゾティックな生活形態、もっとも驚くべき出来事について語る。[14]

こんどは、わたし自身の体験にもどることにしよう。本書の仕事が進行するにつれ、わたしは二組の情報のあいだで、予期しなかった対話が展開されていることにしだいに気づくようになった。そして私的な話しあいから、手の熟練した使用を必要とする仕事が、シーモア・サラソンの表現を借りれば、人々に「周辺のある局面に自己の刻印を押す」ための意味をあたえることを学んだ。さまざまな情報源から発見したことがらは、科学的な面では、とくに手と手の調節メカニズムの進化を指し示し、この進化は人間の認識の構造と認識の作用の組織化のもっとも重要な原動力となった。

本書の対話は個々の学習者たちの経験と、認知・行動科学のある大規模な構成概念とのあいだの交流だったのである。ほぼ全体として自分の実際面から語られたセルジュ・ペルセリのジャッグルの説明は、ＭＩＴの運動制御とコンピュータ科学研究グループの発見を「裏づける」。利き手の四本の指を失ったあとの注目すべき体験から習得した、ジョージ・マクリーンの両手を使う道具支配にかかわる見識は、利き手と利き手でない手の調節にたいする大脳半球の特殊化に関する実験室の苦労を重ねた発見に呼応する。ドロシー・トーブマンとパトリック・オブライエンは、手の小さな筋肉の活動の重要な原則を推測し、音楽家（や書き手）の書痙を脳疾患の結果と考える神経学者たちを挑発する。アントン・バッハライトナーはマリオネットをあやつるときに重要な知覚的変化がおきることに気づき、この経験をもとに人形遣いたちにマリオネットの目を通して見ることを教えこむ*。

いうまでもなく、わたしが説明する「セットになる対話」には双方向性の性格がある可能性があり、またあるにちがいない。しかし実際には、科学のもっとも広い世界から個人的学習の小規模な特殊事情を裏づける実例を見つけることは非常にむずかしい。つまり、われわれは人間の学習の性質について生物学から知ったことを、個々の人間に体系的に適用する方法をまだ学んでいないように思われる。

人間の「手と脳の複合体」は、二本の足を使う移動と手の構造の比較的ささやかな変化と結びついて存在するようになった。多くの有力な進化論者たちが指摘したように（そして、わたしが本書でさまざまな視点から示そうとしたように）、手と腕のあらゆる種類の構造上の修正で、その時代に不完全に先んじたものに「最終的な特質があたえられた」と考えるのは進化理論の重大な誤解だろう。そこにあったものは、すでに完全だったのである。アウストラロピテクスの手は不完全な人間の手でも未完成の人間の手でもなかった。それは完全に完成されたアウストラロピテクスの手だったのである。霊長類の脳がひとたび言語を支えるために必要なある種の内的回路網をつくりあげたあと、現在の完全な脳が実現され、人間の一連の完全な行動上の潜在能力を発揮させる舞台を設定したと考えるのも、おなじように誤りだろう。

　われわれが用心深く仮定できるのは、約二〇〇万年前から全体的な影響を受けて変化した握る潜在能力をもつ手が、少なくともある種のヒト科の先例のない独自に成功した生存戦略の一部になったかもしれないということである。そのヒト科は遺伝的基盤にもとづいて、そのような手をもったのだった。それはこの手がヒト科にあらわれるのに、とびきり都合のよい時代だったように思われる。「手と脳の複合体」が進化しつづけるにつれ、ヒト科の手は改良されつづけた。われわれのもっとも初期の先祖は創意にとむ道具使用と、象徴的表現や指示や伝達の手段としての身振りの大きな助けを受け、危険の多かった放浪生活を世界的な移住に転換した。ホモ・エレクトゥスの世界規模の分散や手と脳の共進化と一致して現代のホモ・サピエンスが出現し、われわれが人間の知能として論じるものが出現したのである。

　ロビン・ダンバーは人間の新皮質が拡大したのは道具使用を支えるためだけでなく、移住するヒト科の社会で増大した社会的複雑さという要求を支えるためだったと主張する。つまり、言語（ゴシップ）は霊長類がもっとも重要なつながりを確立し、維持するためにつねに用いてきた手によるグルーミングの代用物になったというのである。マーリン・ドナルドは直接的な時間と場所をこえたヒト科の認識の広がりを、道具の製造と使用や、ミメシスを通じた経験から手にいれた情報の伝達に関連づける。ミメ

＊バッハライトナーは認知科学の返答を待たなければならないだろう。認知科学はこの現象を追求する道具も理論ももっていない。

シスは意図にかかわる使用と表示にかかわる使用の両方の意味をもつ、新しい視覚運動的行動だったというのである。かれは進化によって、話し言葉と言語を支える発声器官や新皮質が修正されたことを容認する。これらの変化は、こんどは二〇万年前から一〇万年前のあるときにはじまった行動にかかわる認識の領域の急速な拡大を支えたが、それはホモ・エレクトゥスからホモ・サピエンスに移行する期間のことだったというのである。

ヘンリー・プロトキンはとくにダーウィニズムの視点から、本質的におなじ歴史を検討した。かれは人間のどんな成功した生存戦略も、二種類の並行関係にある「装置」(か戦略)の作用を必要としたと主張する。かれが一次的発見法と呼ぶより安定した、より保守的な装置は、もっぱら現代のホモ・サピエンスに同定される種に特有の身体的・行動的特色の全体を構成する。この同時に獲得される身体的・行動的特色が、幼児期から成熟期に移行する期間の人間の生存の基本的装備になる。

人間の成熟する環境は、生まれたときから性的成熟にかけて予想できない変化をとげるかもしれない。だから、われわれの遺伝プログラムはまた、二次的発見法という装置を許容する。二次的発見法とは、それぞれの個人が出会う特定の環境から発生する、予測できない要求にあわせて考えつく新しい行動上の適応戦略のことである。どんな種にとっても比較的大切な二次的発見法の重要さは、新しい脅威や機会にさらされる危険性に左右されるだろう。このような危険性はサメに出会うほど高くはない。ところが、ほぼ完全に慣れない環境で経験の全体を駆使したヒト科にとって、この危険性は極端に高かった。だから、アウストラロピテクス属とヒトにとって「不確定な未来という問題」は、遠い可能性でも抽象的な可能性でもなかった。それどころか、つねに生活を支配する環境だった。人類は学習することと変化することを強要されるだけでなく、ひたすら学習することと変化することを身につけ、この世界に生まれてくるのである。

以上の発見法の構成は、教育理論と教育実践にかかわる人たちにたいして、少なくともふたつの重要な帰結をもつ。第一に以上の発見法から、われわれは以下のことに気づかざるをえない。つまり、手と脳の複合体がわれわれのそれぞれに、精通しなければならない（考えださなければならない）極度に多様な一連の古くて新しい技能と、選択するにあたって生活の予測できる要求か意外な要求に出会う自由をあたえることである。第二に、そしておなじく重要なことに、この発見法の構成はすべての古典的な心・からだという二分法の不自然さを明らかにする。光の物理的特性と鳥の飛行についての知識は、網膜の感光性という人間の目のレンズの光学的特性、目を眼窩内で動かす筋肉、網膜で特定の方向に動くか指向する光を感知する脳の視覚系の一個の細胞、空中から接近する物体の方向に頭と目をすばやく正確に向ける身体的指向反射に反映される。文化的行動のもっとも複雑な形式の実例を考えてみれば、心・からだという古い分離法は細心の綿密な調査にも耐えることはできない。ジャッグルや運動競技のような純粋に「身体的な」技能の高水準の達成は、手順にかかわる知識と宣言型の知識の統御に依存し、非常に成功した数学者、彫刻家、科学者で観察されるばあいとおなじ発達のコースをたどる。教育者にたいする生物学からのメッセージは明白であり、知能を育成するもっとも有効な技術は、心とからだを結びつける（分離しない）ことをめざすべきである。

また、教育思想家と教育制度の設計家にたいしては、生物学から決定的に重要なひとつの教訓がある。ある業績があらゆる逆の予想を裏切って、有用なだけでなく非常に重要なことが証明され、専門家たちをびっくりさせることがあるが、そのような業績をあげる個人がでつづけるだろう。われわれは自分の未来の要求（われわれはそれを才能か天分と考えるだろう）を完全に予測することはできないし、われわれ自身の生存戦略を完全に配備することもできない。われわれは能力のおよぶ範囲内でなら以上のことができるし、するだろうし、またすべきだろう。しかし、われわれを創造したゲームでは、進化を負かすことは絶対にできないだろう。だから、ちがうビートを聞いて、やもたてもたまらず、そのビートにあわせて行進する人たちに備えなければならない。

人類の起源の解明に関係する人たちの仕事のおかげで、われわれはますます以下のような証拠を見つけだしている。それはヒト科の手と手の運動の拡大するレパートリーが、最初から行動と文化と認識の進化の過程で発生するものを完備していたという証拠のことである。だから、シャーウッド・ウォッシュバーンが暗示したように、手が手の成長する感覚と運動の複合体を脳に書きこむにつれ、脳が手の技能を向上させた——そのあいだずっと大空は……氷河は……捕食者は……等々等々——という可能性がもっとも高いように思われる。この理解をこえた長い過程の受益者であるわれわれは、過去から引きついだ選択的だが深く埋めこまれ、広く配分された「知識」と、読みとれそうにない未来に順応すべく感度よく準備された「知識」をもって生まれている。われわれはまた「本来的な好奇心」、人間と遺伝子という生まれた脈絡にたいする反応性、地球上で比類のない手と脳、独自の直観と技能と判断を確信できる能力という、独自の二次的発見法をもって生まれているのである。

サー・チャールズ・ベルは手に関する画期的な論文で、「アナクサゴラス〔前五〇〇頃～四二八、ギリシアの哲学者〕とともにわれわれは、哲学者のなかに人間の優位性が手に支えられているという見解を受けいれるべきだった人たちがいることにあまり驚かない*」と書いている。ベルはアナクサゴラスがただの身体的な付属物に敬意を払いすぎたと判断した哲学者に反論し、「人間がもっとも賢明な生物だったから」手をあたえられたと考えた。ベルは手の構造が完全に知能に調和していることこそ、生物界の支配的役割を人間に割りふるという神の目的を明らかにする——明らかにすると同時に証明する——と推論したのだった。[15]

世界に革新的に反応する能力（二次的発見法と正規の教育的努力の主目的）としての知能はまた、全体としての人間の一面である。7章で書いたように、解剖学者のフレデリック・ウッド・ジョーンズはベルの教説に反対し、手に運動をあたえ、人間に優位性をあたえたのは「全体としての神経メカニズム」だと主張した。ドーキンズとデネット派に属する現代のダーウィニストは、ベルの「素朴な」考えにとどめの一撃をくわえ、進化を公平で盲目的だと説明した。進化の結果がわれわれにとって、もっぱら非常に好都合なことが証明されたので、われわれは自己を意味のある設計でできた産物だと自己判断しているというのである。

しかし、ことわざにいうように、風呂の湯といっしょに赤ん坊を流すべきではない。われわれは現代の進化論のせいで、人間の手が設計を明らかにするというサー・チャールズ・ベルに同意できなくなっている。しかし人類学と認知科学は、この手が設計を呼びさますと応酬する。考えれば考えるほど手と脳の革命的な結びつきは、古人類学、発達心理学、認知心理学、行動神経学の限定的で統合的な主題のひとつとして適切である。たとえ鉱源を見誤ったとしても、ベルはダイヤモンド鉱を発見したのだった。

現在のわれわれはアナクサゴラス、サー・チャールズ・ベル、ジョン・ネイピア、ラウル・テュビアナ、メアリー・マーズキー、ジーン・バンバーガー、ヘンリー・プロトキン、ハーラン・レインのような多くの人たちの声を聞いて学ぶ、適切な理由をもつように思われる。かれらの集合的メッセージは(ロバートソン・デイヴィスのもっとも雄弁な表現をあたえられたように)、脳が手に話すのとおなじくらい確実に手は脳に話すということにある。自然発生する運動は思考と意図的な活動の基礎になり、自我の身体的・心理的座標は、この運動の根底にあるメカニズムを通じて存在するようになる。手は人間にとって運動の組織化と、人間的な認識の進化で特別の役割と地位をもっている。[16]

シーモア・サラソンは創造性の意味を追求し、手と知的活動の決定的なつながりを明らかにした。深

＊アナクサゴラスは太陽と月は神でなく、地球をまわる熱い石だと主張して信用を落とすまで、アテネで哲学と科学を教えていた。

く個人的な創造的衝動は、学習の中核となる決定的な要素である。創造的衝動には収集された情報、検討され分析された着想、くだされた決定が必要であり、その結果として、個人的に評価された目標に向かう進展が可能になる。サラソンがいうように、この過程に成功すれば最終的所産に個人的署名を書きこめるだろう。「創造的な仕事」が整理棚、絵、ホットロッドのエンジン、詩、後ろ宙返り、ナーシングホーム〔高齢者を中心に看護する主として個人施設〕の患者の笑顔、紙に書いた三角形、馬蹄のこともある。どのような対象も活動も自動的に除外されることはない。

創造的行為はまた内的状態を変えようとする衝動か、ほかの人の内的状態を変えそうな情報を伝えようとする衝動からもおこる。このような主導性をもたないで、成功不成功を判断できると考えるのは愚かである。個人は創造性を通じてのみ世界と世界内の自分の位置にかかわる理解を明らかにできるし、また明らかにしたいと考えるすべての人が、それらを明らかにすることができる。生得的な好奇心の麻痺と、みじめな孤立だけが創造性を抑圧することがある。ヨハン・ホイジンガ〔一八七二～一九四五、オランダの歴史家〕の『ホモ・ルーデンス』にはじめて注目させてくれたのはヨン＝ロアル・ビョルクヴォル〔ノルウェーの音楽理論学者〕であり、かれは『内なるミューズ』[17]で『ホモ・ルーデンス』を引用した。わたしはヨハン・ホイジンガのこの著作を読んでいないが、オスロのビョルクヴォルの自宅でかれに会い、家族のジャズ演奏を聴いた。ルーデンスとは「遊び好きな」を意味し、それは手自体がわれわれに関係するように関係する遊びの精神か、喜びに満ちた精神か、好奇心の強い実験と探検であることは明白であり、どうやら学習と成長の強力なオルガナイザーのようである。われわれは自分のこうした面を、もう少し強く推進することを考えてもいいのかもしれない。

わたしはとくに強調し、さらに研究すべき価値をもつものとして、キーラン・イーガンのある観察に刺激を受けた。一〇歳前後の子どもの「非現実的」目ざめにたいする潜在能力については、完全に特別ななにかがあるように思われる。この時期は修業期間に理想的であり、ふつうなら直接的な家族から離れた独特の成人・子ども関係が成立する。そして子どもの想像力は、この関係のなかで成熟という目標と助言者に結びつく。子どもと子どもの活動性にかかわる助言者の心遣いは、巨大な長期的結果に結実することがある。

　わたしは本書で紹介した数多くの話しあいに、一貫性があることに感じいった。なかにはときに七歳という早さで、ある技能（あるいは技能をもつ人）に強い共感をもったことを思いだす人たちもいた。子どもが職業を決めるにしてはあまりに早すぎる年齢のように思えるが、この年齢で自分の発現しそうな才能を感じとれるはずがないという理由でもあるのだろうか。学校の司書の先生に「ポパイそっくりの腕」だといわれたときのデイヴィド・ホールは、七歳を大幅にすぎていたわけではなかった。「成功する長期学習者」であることを証明するほぼすべての子どもたちが、十代以前に一連の成功する職業的修業時代をはじめている。アントン・バッハライトナーがはじめて人形劇を見物し、セルジュ・ペルセリがはじめてジャッグラーに会い、ジャック・シェイファーがはじめて大きなエンジン音を聞き、ロバート・アルボがはじめての奇術のトリックを学び、パトリック・オブライエンが最初のおもちゃの楽器を演奏したときがそうだった。

　リチャード・ムーアはカリフォルニア州のレッドブラフに住む鉄工職人である。＊ いまの仕事場は祖父がはじめたものであり、かれは高校に進学する以前から、長年、溶接工を勤めた人たちのそばで働いた。リチャードは一〇歳で、はじめて父親の仕事場にいったときのことを話してくれた。

＊かれはジャック・シェイファーの子どものころからの友人である。

なにげなくいっただけなんです。エド・ダービーがいつも可愛がってくれて、なにからなにまで教えてくれました。かれの横で一三歳くらいから働きましたね。仕事をさせてくれて、そのうちのいくつかを捨てさせるんです――これじゃ使いものにならないよってね。もういちどやりなおせ――いいかいってわけですよ。あるとき、ぼくをしかりつけたんで、頭にきちゃってやめました。家に帰って、考えに考えました。そして翌日の朝、仕事場にいったんです。そのときのことは忘れませんね。かれが、

「よお、今日はちゃんとできそうかい」

というんですよ。

「うん」

と返事をしました。どんな仕事だったかおぼえていませんが、もういちどやりなおしました。そしたら、かれがやってきて、

「おいおい、ちゃんとできるじゃないか」

ってほめてくれたんです。ぼくが知ったのは、自分にもできるということでした。でもほら、なんたって子どもですから、自分じゃよくできたと思っても、かれにはピンとこなかったんですね。

リチャードは（一四歳で）高校にはいって農業機械の授業にでるまでに、もう機械を使う仕事にかなりな経験を積んでいた。

その先生はふたりの生徒の手助けをしようとしてたんです。生徒のほうはドリルで一センチの穴

を開けようとして、二〇分もやってました。先生は引きついで、けずってみたんですけど、切れが悪いんです。とうとうぼくは、

「あのう、ぼくがかわって、けずってもいいでしょうか」

といってみたんです。先生はカッとなって、

「そうか、おまえがもっとうまくやれるって思うんだったらな」

っていいましたよ。そこで、ぼくが少しけずってみると穴が開きました。先生の角度が合ってなかったんです。学校には古ぼけた鉄工所がありましたけど、先生はなんにも知らないんですね。そこで、ぼくが鍛造《たんぞう》のはじめ方とコークスのつくり方をやってみせました。それからの三年間、先生はぼくを鉄工所の親方にしましたよ。

リチャードの娘のジルは、いまでは仕事場の古顔である。しかし、いまだに女性に溶接の仕事の見積もりをさせると、いやな顔をする男性たちがいる。

ジルは夏になると仕事場にきました。オーバーオールを着て、ポニーテールの頭に帽子をかぶって、みんなをいらいらさせましたよ。あの子が一二歳か一三歳のときだったと思いますが、リンディから溶接機をくみたてる男がきたことがあります。売りだし中の美しい機械をもってきました。仕事場でみんなが試したあと、その男は、

「どんな感じですかね」

といったんです。そこで、ぼくが、

「もうひとり、やらせてみたい人間がいるんだ」

　というと、男は、

「どの人のことですか」

　というんですね。わたしが大声で、

「ジル、フードをつけてこっちにこい」

　と呼ぶと、あの子はやってきました。

「この溶接機がおまえの気にいるかどうか、やってみろよ」

　というと、さっそく機械を使いはじめました。そして、

「そうね、いい調子だわ。でも、ミグほどじゃないわね」

　といったんです。ミグっていうのは、そのころ、うちで使ってた溶接機です。その男はなぐり倒しそうな勢いで、ののしってましたよ。しかし、あの子はうちで働いていた男のふたり分くらい、うまくビード〔溶接でできる溶接金属〕をこなしましたね。いまじゃ免許をもった溶接工です。でも、こんなことができる女の子は、たくさんはいませんけどね。


　われわれは親を最初の教師として生活をはじめ、玩具、言語、音楽、ほかの子ども、ほかのおとなとの初期の接触を通じて学習する。そして教師、親族、友人、競争相手のような、ひかれたり追い払ったりする公的・非公的な数知れぬ相互作用を通じて自己の変化を感じとる。われわれは独立という性急な目標にたどりつく新しい成人として、模範的原型に自分を合わせそうとする。そして、この人物（相手の原則か仕事）との競合を通じて生産的な仕事、交際、報酬を予想できる生活に向かう。正規教育はあまりに熱心に、社会化することを教えこもうと努力する。キーラン・イーガンが主張するように、われわれは現実には周囲の人たちと接触して提供される道具（手にもつ道具と認識にかかわる道具）に精通し、

使い慣れるにつれて社会化の過程にくみこまれる。

学習の規制が非常にむずかしいのは驚くべきことでないし、学習の指導と誤った指導が非常に容易なのも驚くべきことではない。学習は脳であり、手であり、目であり、耳であり、皮膚であり、そして心である。学習は単独の自己と共同体内の自己であり、一般的で特殊であり、大と小をかねる。脳と手の相互作用と、べつの自分のあらゆる生き方――音楽演奏、建設、遊び、ハイキング、料理、ジャッグル、運転、芸術活動――に成功する生活のなかの協力的関係の成長で、学習と呼ばれるものが人間の生命の究極的な謎であることが示されるだけでなく証明される。学習はエネルギーを要求するが、消費する以上に生産する。それは謎めいていて酵素のようである。そして、われわれの内部の身体的・認識的・感情的・精神的な要素の融合を表現する。学習は主要な道具であり、われわれは学習を通じて個人的に生存するためにも、共同体として生存するためにも人間という種の強制力を行使する。[18]

学ぼうとする欲求と能力はわれわれ全員の内部にあり、いずれも消失することは（まったくなくはないが）考えにくい。どちらも成長し、明確なかたちをとり、多くの見える手と見えない手の活動を通じて相互に補強しあう。われわれは生きるにつれて、手の活動に感動し、行動し、誘導され、挑発され、保護される。学ぼうとする欲求は、脳と手が相互に活力を交換するにつれて明確なかたちをとりつづけ、学ぼうとする能力は、われわれがモノをつくるための独自の個人的な研究室を創設するにつれて成長しつづける。

わたしはこの章と本書を終えるにあたって、イギリスのマンチェスター大学の社会人類学者ティム・インゴールドを引用する以上に適切な方法を考えつかない。かれはいうまでもなく、脳中心の知能の見方にたいする不満をわたしとともにする。

西欧思想が二分法を構成する傾向をもつのは主要な決定的特質のひとつであり、われわれは（精神の特性としての）知性と、（身体的実働としての）行動という区別をもってきた。もちろん、われわれは環境の構成要素とおりなす関係のニュアンスに、ある敏感さと反応性を示す行動をとる動物を「知性的」と説明してもいいかもしれない。しかし「知能」という認識装置の操作に、知性的という特質をあたえるのはまったくべつの問題である。知能はなぜか動物の内側にあり、この特権的な場所から知覚的データを処理し、活動の糸を引くとされている……認識は全体としての動物の達成であり、動物のために媒体として役だつ内的メカニズムで達成されることはない。だから、動物自体から離れて「知能」というようなものはなく、知覚と活動の独自の特定の力をもつ動物の進化以外に知能の進化はないのである。[19]

親と教師がこれらの事実をもっと高く評価すれば、正規の教育と自発的な「生涯学習」を相互に補強しあう関係にできるかもしれない。また、子どもの好奇心を目ざめさせたいと願い、学習の用意のある子どもに接触しようとする親や教師に利用できるもっとも強力な戦術は、たんに手に向かって進むことなのかもしれない。

エピローグ

じつをいうと本書のこの付属的なエピローグは、ホールをまわる短いワルツか、たぶんポルカのようなものだろう。わたしは本書の見解のもつ性質は、本来的に変化してやまないと考える。ここでは、そのような性質を証明するいくつかの見解が示される。書物を完成させたあとの著者には、たいてい答えのない新しい疑問のリストがつきまとうのではないだろうか。現在のわたしは、ここで提起されるが答えのない疑問のいくつかに、答えようとする義務があるのかどうかをいぶかっている。

すぐれた生物学者エルンスト・マイアー〔一九〇四～二〇〇五、アメリカの動物学者〕は最新の著書で、生物学は説明的であるより記述的であり、物理学の世界と結びつく手順や解答の再現を期待することはできないと指摘する。[1] 第一原因を理解しよう——自然の基本法則にのっとって、すべてのことを説明しよう——とする科学の抑えがたい衝動は、物理学という感情を交えない世界では完全に意味をもつが、この願いは一般に神経科学や認知科学の世界に移ると挫折する。ある人が「脳科学はxかyかzを達成するために、aかbかcをなすべきだと示す」と主張すれば、適切な答えは懐疑論になるだろう。

組織された心理学は自己達成という問題にかかわる「通俗的な心理学」を鼻先であしらい、とくに仕事に関係する人間に見られる非常に強力な衝動を完全に見のがしてきた。たしかに多くの人にとって仕事は非常に強力な経験の発生源になり、独特の個人的努力と永続的な個人的変化の理由になることがある。人々が仕事に没入する範囲を無視した心理学の形式主義は、わたしには想像力と見識の致命的な欠如を証明したように思われる。

じつのところ働く生活では、人生で出会うもっとも忘我状態になりやすい経験と関係のいくつかを味わえる。それだけでなく人生の初期段階では、仕事のための見習い制度は人間生活のほぼすべての肯定的な原則のミクロコスモスになり、自分はどんな人間になるのだろう、自分はなにを達成するのだろうという、一〇代や二〇代の人間の存在にかかわる大きな苦闘の温室になることがある。

多くの学校の教育は標準化しているせいで、たいてい個人的要求に答えることに失敗する。意欲や独創性をもつあまり、「正規」教育にほとんど関係しようとしなかった人たちと話しあう機会でもなければ、あなたはこんな事実を知ることはけっしてないだろう。実際には仕事に感じる愛情を、まったく問題にしない人たちがかなりな多数派を占める。あなたはまた人々が真実の自己に出会うとき、どれほど強烈な刺激を受け、どれほど活気づいて生産的になるかに思いいたらないだろう。最初からかれらの内奥に隠されていた愛着について暗示があったことに気づけば、はじめて人生から急に性格に合致する対象を提示され、「よし、やってみよう」という内部の声を聞いて有頂天になるかれらの様子を理解できるだろう。仕事（職業）にかかわるフォーマルな心理学は、どうして雇用主用の管理者マニュアルに限定されるのだろうか。親、学者、われわれのすべては、どうして自然発火をもとに進行する教育——子どもが関心を引かれた対象に関して連発する質問を合図とする教育——を求めないのだろう。

われわれは実際に特殊な技能をもち、適性を機能させているのだろうか。本書の準備段階で、わたしはサンフランシスコのジョンソン・オコナー研究基金のデイヴィド・ランサムと、サウサリート〔サンフランシスコ湾に面した保養地〕の国際手の分析研究所の創設者リチャード・アンガーの話を聞いた。ランサムは「人間工学研究室」で管理される適性テストを統括しており、アンガーは現代のすばらしく挑発的な手の読み手（「手相見」）となっている。進んでふたりのモルモットになったわたしは、ランサムの発言（わたしが「アイデアの持ち主」だということ）に好奇心をそそられ、アンガーの発言（わたしの「人生の目的」は他人の創造性に関係し、自分の信じるなにかが実現するのを見ることにある）に仰天した。

　デイヴィド・ランサムと話したわたしは、テストを反復しても個人の得点が大きく変わらないことを知った。ジョンソン・オコナーの顧客はたいてい大学生前後の年齢で最初のテストを受ける。かれらはときに何年ものちにやってきて、かならず最初とおなじ再テストを受ける。テストのために準備できることはなく、生物学を基礎とするテストでは仕事の成功と相関関係にあると思われる条件（器用さ、聴覚、視覚などと特定の認知的・心理的指向）だけに焦点が絞られる。ジョンソン・オコナーはこれらの条件を原則として、なにより適性テストを確立しようという気になったのである――かれは英語を話せない移民に雇用機会をあたえ、早く成功の確率の高い職種につかせたいと望んだのだった。かれの著作『そんなふうに生まれついて』は「洗練された」産業心理学者たちとおりあわないかもしれない。しかし、わたしはテストや著作の結論にランサムの発言――比較的単純な一連の反応と技能の「プロファイリング〔人の能力評価や行動予測のために心理的・行動的特徴をデータとして記録分析すること〕」があれば、ほとんどあらゆる仕事につきものの特定の要求と環境に人々を身体的・認識的・心理的に合致させる支えとして使うことができるという発言――以外の調査の指示を見つけることができなかった。

　リチャード・アンガーの仕事は大きな謎である。わたしはそれ以前に手相見に会ったことがなかった。もちろん、かれの発言にとびあがるほどの衝撃を受けるとは予想もしていなかったのに、そのとおりの事態がおきたのである。

両手の一対の指紋は、生まれる五か月前から変化しません。わたしの好みの推論で人の指紋を見るのは、ドングリを見て、どんな種類のオークになるかを見ぬくようなものですよ。人々が自分にあった種類のオークになる方向に向かって行動していれば、人生の目的を追求しているねと話します。そして、そんな人は人生の目的に向かって行動しているので、生活はよくなるでしょう。

同時に、人生や状況の妨害になるあらゆる種類のアクシデントがおこります。ほんとうに自分に適することをしていて失敗すれば挫折感が強いでしょうから、恐怖心もつきまといます。しかし、これらは一定の種類の人生の経路に特有の失敗です。努力目標が人生の目的に結びついていれば、かれらの努力目標は意味をもちます。

手相見の判断からすると、人間の手にはふたつの心理を読みとれる性質があります。最初に個性があって、個性は習得した行動と生得的才能と、あらゆる種類のものごとの組み合わせです。個性には関連する行動のパターンと、個性の構造との関係で予測できるある種の反復される行動がふくまれます。

もうひとつの指紋は、生まれる以前にくみこまれている変化しない面の反映です。それは魂の刷りこみのような「遺伝子プール」に由来するなにかです。遺伝子プールは一定数の人を治療家や指導者などに選んだんですね。[2]

わたしはアンガーに、手相見の歴史について少し話してくれと依頼した。

手相見は非常に古く、実際には有史時代に先立ちます。アリストテレス〔前三八四～前三二二、ギリシアの哲学者〕は手相見を「最古の技法」と書きました。かれは、

「手相見はあなたがどんな人間か、どんな非行におぼれそうかを告げる」とも書いています。推定では、手相見はインド起源です。ギリシア人はインド人の手相見を引きついだのであり、この慣行は四〇〇〇年前から一万年前のインドにさかのぼるといわれます。手相見は占星術とおなじ術語を使用します。手のひらには、ビーナス〔金星〕、マース〔火星〕、ジュピター〔木星〕という領域があります。この方式を思いついたのは、インドのだれかわかりません。手の最初の読み方のルールをしるした一万年前の数個の木片が、インドのどこかに保存されているという報告があります。しかし、だれもそれを見ることができないのですから、ほんとうかどうか知りようがありませんね。

しかし、歴史時代にはいるとすぐに手相見が古い専門分野として伝えられはじめたことがわかります。ユリウス・カエサル〔前一〇一頃〜前四四、ローマの政治家〕は手を読んだし、アレクサンドロス大王〔前三六五〜前三二三、マケドニアの王〕も手を読んだと考えられています。実際には、手相見の歴史は組織された運動の歴史というより、広い範囲で手を読んだ個々の人たちの歴史なんですね。グーテンベルク印刷機で三番めに印刷された本は、手相見の本だったということをどこかで読んだことがあります。

アンガーはほとんどのことをジョークにしてしまうが、かれ自身はけっしてジョークではない。はじめて顔をあわせてからの数年間、アンガーと話しあってきたわたしは、かれを観察し、かれから学びとる機会が何回となくあった。そしてかれの仕事を、このどこか理解しにくい技法の技術者から受ける一般的な予想と根本的にちがうと考えるようになった。アンガーは少しも伝統の違反者ではない。かれの仕事の多くは、古典的な手引きと由緒ある術語に密着している。親指は頑固さや自制と、潜在能力を表現しようとする個人的衝動に関係するはずである。ジュピター（ときにはゼウス）と呼ばれる人指し指は、ほかの人たちに影響をおよぼそうとする指導力と欲求に結びつく。サターン〔土星〕の中指は秩序を求めて強制する傾向か、たんに細部にこだわる傾向に関係する。アポロの薬指は芸術的・創造的衝動や公的役割に結びつく。マーキュリー〔水星〕の小指は「ウィット」や内的コミュニケーションの質や性格と関係し、ある範囲の交渉技能に関係する。アンガーはこの図式を保持するとともに、頭脳線、感情線、生命線の伝統的な解釈と同時に、手のさまざまな特別の「適性」とほかの特徴を活用する。

しかし、かれが伝統的な手相見の理論に追加した内容は独創的であり、理論的に挑発的であって——わたしは最初のころほど驚かなくなっているが——深刻な心理的要因や生活上のストレスに関係する病気をもつ大勢の患者を診る医療行為に非常に有用である。アンガーは指紋を採点するという単純で再使用できる方式を基礎にして、手の外見と模様のより慣例的な評価と解釈を補足する。そして、心理学の専門家の診断を（私的か公的に）受けた人には完全におなじみの報告書を作成する。また、かれは個人的な面談のばあいとおなじくらい率直に、手に刻印されたイメージの再検討から結論をくだすので、実際には意図的か非意図的なでっちあげになる危険性は非常に低い。

われわれが最初に会った数年後に、わたしはクリニックのひとつのコンサルタントとしてアンガーを雇いはじめたあと、かれの研究所で一年間のコースを受講した。そして、このコースと医学校の放射線医学のコースが完全におなじであることがわかった。しかし、この研究所でわれわれは、発達・比較精神力学の非常に洗練された理論をもとに整理され展示された膨大な量の手形を通じて研究した。アンガーはかれの方式が作用する理由を説明する理論を提示できなかったし、提示しなかった。かれはつぎのように説明した。

「みなさんがその理論を見つけなければならないんです」

アンガーは社交的で真摯で好奇心が強く、ウィットにとんで控えめで知的であり、わたしの会った人たちと似て率直である。わたしはかれの技能がもつ意味と疑問に目のくらむ思いをした。かれはまたわたしに、変えるべきだと思ったことを人々に強制しすぎると注意した。わたしはそのとおりだと考えた。わたしは愚かな方法で脳の作用の仕方がわからない理由と、そのことについて嘆くべきでない理由を説明しようとするだろう。大切なのは、あなたが自分に生まれつきなにが適しているかを知る、ただひとりの人だという事実に気づくことである。あなたに子どもがいれば、以上のことはかれらにもあてはまるだろう。あなたには子どもにとって、なにが最適かを知る方法がないのである。かれらだけが秘密の答えを見つけることができるし、半分のチャンスでもあれば見つけるだろう。なかには答えを見つける人もいれば、見つけられない人もいるだろう。そして、この大切なことを遅れないで見つけられるかどうかは、終始一貫して社会が個人的選択と教育問題の幅広い定義を、どれほど積極的に支持するかどうかに大きく左右される。

　脳の生理科学に行動の理解の基礎をおこうとする試みから、困難な問題が生じることを解明しようと努めてみよう。以下の実例は、この方法を使えば政治問題も容易に説明することができるという私見を反映する。

　一九九三年一一月一七日は、アメリカ国会が北米自由貿易協定（ＮＡＦＴＡ）の制定のために投票した日だった。投票自体は明快さの見本だった――この問題は賛成か反対かという単純な多数決で決定されたのだろう。この一一月一七日の投票の直前に、以下のような状況があったと想像してみよう。アメリカ大統領は投票の結果がわかりしだい、メキシコ大統領とカナダ首相に電話をかけたがっていたという状況である。投票日に先立って、アメリカ大統領はふたりの議員が態度を保留していることを知ったとしよう。ふたりはそれぞれに、ＮＡＦＴＡ問題の投票にからむ政治危機に過敏になっていることが知られていたのである。大統領のスタッフは、ひとりの議員が「やや賛成」で、もうひとりが「やや反対」だと判断した。スタッフが徹夜で前者を説得し、後者を翻意させようとしたのは驚くほどのことではない。クリントン氏は結果が確実になりしだい、メキシコ政府とカナダ政府の相手方にいいニュースを報告しようとして、ふたりの揺れ動く議員を表示する特別電話回線の設置を指令した。「やや賛成」の議員の監視を指示されたスタッフのひとりは、この人物が態度を変えないことを知ったときだけ回線1に電話し、「やや反対」の議員を担当したスタッフのひとりは、この人物が考えを変えて条約に賛成すれば回線2に電話することになった。こうして大統領には、最初の電話が鳴りしだい電話をかける準備ができたのである。回線2が鳴れば、かれは電話をかけるだろう。どちらの回線も鳴らなければ、大統領は悪いニュースを国外に伝える仕事をニュースメディアに一任することになる。

予備段階の長い連鎖は、実際に投票する議員たちだけにとどまらなかった。議員にメッセージを送るすべての人たちが二者間の選択を深く考慮し、交わされた議論を検討し、生活上の潜在的なコストと見返りを思いやり、友人や同僚や親族と話すなどという、おなじような過程を経過したのである。一一月一七日のこの大イベントに先立つすべての出来事を想像しようとするだけでも、まったく茫然とするような仕事になる。

われわれはこのために制限範囲を設定される。比喩的に語られた大統領は何百万というおなじ神経細胞の一個にすぎないし、何百万という神経細胞は脳内のどこかにあるただ一本の筋繊維を作動させる力をもっている。脳内の神経細胞のもっとも単純な決定——運動皮質の一個の神経細胞が、南北のはるかな距離に位置するべつのある神経細胞にメッセージを送るのだろうか——でさえ、ほぼつねにNAFTAの例とおなじくらい複雑な先立つ歴史をもっている。

脳は強制的・反回的・限定的相乗効果から機能が生じることを伝える自然原則を表現する。そこには左半球と右半球があり、また感覚神経と運動神経がある。それぞれの機能は独立し、かつ並行し、経路にそって／経路を通じて／経路内に情報を伝える組織網の存在を表現する。この経路がほかの経路（もうひとつのニューロン、もうひとつの神経、もうひとつの神経核、もうひとつの半球、もうひとりの人物など）と相互作用すれば、こうした関係の連続的展開は直接的結果と、明確に先立つもののなかった離れた結果との両方に左右される。このような関係の多くは同時的・非排他的に存在するのかもしれないし、協力的か、中立的か、対立的であるのかもしれない。わたしもまた、そのとおりである。わたしは父親、夫、医師、有毒廃棄物の生産者、納税者、ときには共和党に投票する民主党員、ブルースの好きな白人男性、宗教上の無神論者、真実を告げる完全な記録から見るとかなり劣る正直な人間である。

脳は無数の同時に作用する機能の統一体と、べつの機能の統一体を統合する。このべつの機能の統一体は——過去、現在、未来の——調整構造としての神経ネットワークの組み合わせを変更することで存在し、自己を維持する。脳は気候や外敵と仲間についての悩みのもとになり、酸素、コーヒー、ジン、愛情、スピード、注意にたいする抑えがたい衝動を引きおこす。脳の解剖学的構造と生理学は混乱と整合性、連続性と変化の両方を支えている。われわれが脳の連続的でありながら、同時に作用する操作（われわれはこれらの操作を「優勢な」半球と「優勢でない」半球のどちらかに感謝しながらふりわけるる）に気づけば、脳は思った以上に複雑なように見える。しかし、脳は現在のところインターマスと呼ばれる、それ自体不断に流動する微細なデータの壮烈に複雑な集合を表現する技術にたいする適性を証明するように思われる。コンピュータ科学者のジェームズ・ベイリーが説明するように、インターマスは気候の予測や、タイタニック号を沈没させたのは実際には氷山でなかった理由の理解に必要とされる。

われわれは連続的思考の訓練の所産として、大きな原因から生じた大きな結果のほうを好む。たとえば二〇世紀はじめから、われわれは巨大なタイタニック号を解体した、おなじくらい巨大な氷山のイメージになじんできた。衝突自体は小規模だったが、衝撃を受けたあとの船体に広がった騒ぎが独特の作用をしたという報告は、原因を推測するわれわれの先入見にあわないので割引されてきた。おなじく、タイタニック号は低温にもろいことで知られる安価な等級の鉄鋼で建造されたという事実も、めったに指摘されなかった。ひとつの氷山と一隻のタイタニック号という対称性を無視するのは、いまだにむずかしいのである。[3]

人間の脳は無限の流動性と劇的な再結合の自由市場である。多数の通商路が交差する大都市を想像すれば、情報、商品、エネルギー、人々がすべて船、車、航空機、鉄道で到着し、おなじく事実上は電話、ファックス、モデム、光ファイバー、パラボラアンテナなどを通じて到着することがわかるだろう。人間、荷物、メッセージが特定の行き先なしに、この複合体にはいりこむことはまれでしかない。それはある理由から都市にはいってきており、この理由は都市の内部に時空座標をもっている。この座標におさまれば多くのべつのことがおこるかもしれないし、多くの出来事がおこるかもしれない（いずれも予測可能で予測不可能であり、少なくとも理論的には、すべての確率を特定することができる）。集合のあとになにがおこるかを、だれも正確に確信することはできない。都市では多くの会合が開かれ、関係が樹立されて検討され、消滅する。だれひとり——市長も、警察署長も、州知事も、アメリカ大統領も、マフィアの首領でさえ——その推移を全体として知ることはできない。まさに都市は実在する。それは永続的に調整されるカオスであり、抑制される進化である。

脳とからだでもまた、これとおなじことがおこる。ひとりの人間はアレクサンドリア、ニューヨーク市、北京、そして（もちろん）ガラパゴス諸島に類似する環境である。それは古いものと新しいもの、周知の組み合わせと所定の手順、予想外の遅延に満ちている。実験、接触、機会、危険、希望と絶望、死と再生。メッセージはケネディ空港からマンハッタンへ向かうタクシーのように、周知の通商路としての神経を通じて脳に集まり、宛て先と約束をもって到着する。これらのメッセージのどれがどのように脳に作用するかという問題は、確率としてしか予測することはできない。

　われわれはつねに科学的還元主義によって機能を理解しようと望んできた。われわれは脳を調査し、また数多くの脳を調査して類似性に着目する。そして、パターン化した方法で機能が「特殊化」していることに注目する。われわれは分割と統合に気づき、安定性と不安定性を発見する。左半球の小さな領域の損傷が言語と直結することに気づき、これを「言語野」と結論づける。われわれは視神経と後頭皮質を発見し、これらの構造の損傷で失明する人たちがいることに気づいて脳の「視覚基質」を発見したと思いこむ。しかし、さらに綿密に調べてみると事態はそれほど単純でないことがわかる。背視覚系と腹視覚系、手と目の調整の発達史、ＡＳＬを解釈する能力を考えても、わたしが一九五五年に大学生としてはじめてピカソ〔一八八一～一九七三、スペインの画家〕の『ゲルニカ』を見て四時間も立ちつくした理由も、その二〇年後にワシントンのナショナルギャラリーでマティス〔一八六九～一九五四、フランスの画家〕の切り抜き絵展の最後にたどりついて涙を流した理由も、そのさらに二〇年後にバリー・カイトというカリフォルニアの画家の趣のあるコラージュに思わず吹きだした理由も理解できないだろう。

　脳は積極的なかかわりで変化し、その意味で記憶する。脳は観察できる世界のサンプリングや、観察できる世界のイメージが混淆するサンプリングを制限されることに甘んじない。脳は見るだけでなく聞きとっている。脳は音と視覚を分離しつづけることも、融合させることもある。脳は「視覚」と「音」の両方のエネルギーの相関的パターンとして、外的対象と外的対象が発信する内容を結びつける。トラのうなり声と牙のイメージが目前に浮かべばアドレナリンを放出し、たちまち全身を絶叫マシーンに変える。ニューロンの迷路のどこかで生まれる「トラ」という語は（「火事」という語のように）実物を目前にしているかのように、おなじ効果をあげることができる。脳は経験に備えている。経験から学んで、ありふれたトラブルと新しいトラブルの両方に備えることのできるどんなトリックも使用する。

形式的な生息域が頭部内であっても、脳は頭部内に生息しない。脳はからだと連絡しようとし、からだとともに世界に接触しようとする。脳が脊髄で「終わり」、脊髄が末梢神経で「終わり」、末梢神経が神経筋接合部で「終わって」、われわれはクォークにたどりつくということができる。しかし、脳は手であり手は脳であって、両者の相互依存性はクォークにいたるまでのほかのすべてのものをふくむ。

われわれは細部で途方にくれる。われわれは明確に区別できるように――ほかの人より早くか、よりよくか、より確実に仕事ができるように――ある努力目標に反応する右半球と左半球に気づき、こちらの半球はこの機能に特殊化していると結論づける。こうした発見は大切であり、（たぶん）役だつだろうが、そのような発見はわれわれが工夫する検査の人為構造として真実であるにすぎない。ひとたび左半球と右半球が力をあわせれば、われわれの注意や遠近法は変化するし、独特の組み合わせと一連の新しい結果を考えなければならない。言語は語と意味論と統語論のみではない。言語はまたメロディーであり、ときにはダンスでもある。耳の聞こえない人のばあいのように、ときには手の沈黙のダンスになることもある。言語は音声で、表情で、行間の語句である。言語は彫った小さなオブジェ、潜水艦、椅子、わきの下のにおい、ヘアスタイル、歌、バチカンの煙突の一筋の煙〔ローマ教皇が選出されるときの進行過程が宮殿の煙突からでる煙の色で外部に知らされる〕である。

脈絡と無関係に生物学的システムの強さを判断することはできない。だから「知能」という語句の意味をめぐって混乱しても有益ではないだろう。それはひとつの語句にすぎない。教育者とそれ以外の多くの人たちは、ひとつの知能でなく、いくつもの知能があると説明したハワード・ガードナーに感謝してきた。わたしはこれが正しい方向への動向だと考えるが、わたしを失望させる多重知能論という部分は、ひとつの不合理な巨大なエリート主義を六つの細分化したエリート主義の公国に分割する強い傾向をもつ。「空前絶後の輝かしい天才はだれか」という問いが「だれが最大の数学者で、だれが最大の音楽家で、だれが最大のプログラマーで、だれが最大の天体物理学者か」という問いに変わる。わたしはそのようなことには関心がない。なにかの頂点に立つ人は重要なことがらを的確に処理し、致命的なバナナの皮をふまないようになんとかして管理してきたから頂点にいるわけである。また、かれらはけっして、ひとりでそれを成し遂げたのではない。

数年前のある夜、わたしは（ハーラン・レインとちがって）グラフや図形が大嫌いなのに円の夢を見て目がさめた。わたしがすでに話しあった人たちや、わたしと話したがっていると思える人たちが円形になって立ち、実際に円を描いていたのである。それはなぜか火のまわりに集まって食事や物語や音楽を楽しむ小部族のようであり、かれらはまたなぜか襲撃を避けようとして円陣をくむ幌馬車隊のようだった。それは自分自身と運命を相互に結びつけた多くの人たちの自覚のマンダラだったのである。

このマンダラのような形状がわたしに暗示したのは、われわれは相互にちがうが、この差異を活用すれば、ほぼ確実に利益になるだろうということだった。差異を活用する知識が実在するとすれば、その知識は個人に外在するが共同体自体に内在する分散した遺伝性の特色として、集合的に実在するにちがいない。身体的・認識的・感情的構造の基礎的な両立性をもつ個人の混合体が、遺伝子プールでたえず産出されるような部族は、たぶん生存上の利点をもつだろう。われわれにはこうした共同体の特色を、遺伝子検査で検出できる可能性があったのだろうか。わたしはそれを疑問視する。われわれは適性検査や教育方針や社会工学によってか、子どもにビタミンを投与し、相互に作用する玩具で包囲し、アイビーリーグの大学にはいれと悩ますことによって、遺伝子の効果を倍増することができるのだろうか。

あなたはどう考えるだろう。

ロシアとアメリカはちがう国である。遠く離れて折りあわない好戦的な国であり、独立国であっても相互依存性をもち、一時的な関係にある。ほぼ確実に一〇〇〇年後に失われる漠然とした記憶では、いまも部族的なふたつの国家は、どんな特定の瞬間にもアメリカ大統領とロシア大統領というふたりの人間に自己を擬人化する。ふたりは生身の人間であり、首長の地位に悩む生活を送る、誤りを犯すこともある一個人にすぎない。かれらは（これまでのところ）より小さな存在であることを断念し、「国家」という意識面に居住する。かれらの生活は矛盾に満ちている。食事をし、性的行為をし、トイレットペーパーを使い、孫を愛し、祖国の市民の生活の保護を誓わされる。しかし、かれらは死ぬ可能性があることを知りながら若い男女を戦争に送りだす。かれらは若い男女が死んでも悲嘆にくれないが、犯罪者でもなく後悔もしない。「国家」には独自の生命と生活がある。どんな生物学的コホート〔同齢の出生集団〕も部族も国家も、権力をもって考え行動する権限をあたえられた人物がいなければ存続できないし、かれらの権力は排除や反乱や死によってのみ解消される。これは生息域にすぎないのだろうか。それが社会の生存にかかわる遺伝性の特色だとすれば、染色体はなにを目指すのだろう。

交尾のときになると、生殖能力をもつオスはメスを手にいれる権利を勝ちとるために、ほかのオスと闘争するだろうし、殺しさえするかもしれない。脳は闘争させると同時に交尾させる。エジプト人、アステカ人、ギリシア人、アジア人、アフリカ人はいずれもこの事実を知っていた。すべての文化圏の神話は、支配権を掌握しようとする脳の集合的物語である。ワーグナー〔一八一三～八三、ドイツの作曲家〕の楽劇『ニーベルングの指環』は、かれ自身の脳が巨大な欲望と巨大な好機の激突から生じる生来的な生命力と動揺と冷酷さの解決を求めた音楽であり、物語である。

ワナに足をはさまれたクマは足をかみ切って逃げたあとも、できるかぎり仕事をつづけようとするだろう。それは軍隊を犠牲にして国を救う大統領とおなじことである。ワーグナーもクマとおなじように愛し、食べ、防衛し、殺戮する。かれはときに脳内で神々のひとりの足をかみ切るか火をつけなければならないし、そうでなければ、その神はワーグナーを捕らえて狂乱状態に追いこむだろう。

だれもだれかに起こることを知らないし、だれかがなにかをする理由もわからない。脳を理解し再設計してみても、われわれを救うことにはならないだろう。コンピュータのまえにすわった三歳の子どもは、野球や人形や玩具の車やブランコが自分のからだになにをできるかを発見し、その反対に自分のからだがそれらになにをできるかを発見する。子どもたちがその「要領をえない」幼年時代の経験を飛び越えることができても、やはりわれわれを救うことにはならないだろう。インターネットで人目を引くジャッグルの真似を見まもる子どもがいるとしても、三個のボールを放りあげてみようとしなければ、その子どもになにが起こるかはわからないだろう。子どもたちはより幼い年齢でコンピュータのよりすぐれた使い手——とハッカー——に育つので、われわれは野球や興奮状態や協力関係についての子どもたちの観念が、自分たちとまったくちがうふうに一新される事態を受けいれる準備をしなければならない。われわれは間違いなくプロトキンの二次的発見法に感謝することができる。

完全にコンピュータ化した子どもは、われわれとおなじ結果にたどりつくかもしれないし、大きくちがう結果にたどりつくかもしれない。脳の感覚運動的システムが一定して安定しない年齢で、現実との主要な仲介者としての触覚が視覚と交代し、バーチャルな野球が旧式の野球と交代するとすれば、結果は脳自体の知覚・運動的操作に使用されるからである。現実に人生のごく初期にキーボードやマウスや3Dグラフィックスと結びつければ、まったく新しいなにかが起こるだろうし、それが成人としての生活で新しい発見法（問題を解決する行動）を通じて産出するものを見るのは非常に興味深いだろう。わたしはわれわれが公立校にインターネットを熱心に導入する社会にいることに驚かない。われわれが運動場や学校図書館の本と別れようとすることには少々びっくりする。そして、われわれが以下のように考えていることに仰天する。つまりわれわれは、学校内のコンピュータネットワークのスポンサーたちが、子どもに幸福な成功する成人となる方法を教えるより魅力的な方法の開発を熱心に引き受けるあまり、タバコ会社から学ぼうとしないだろうと考えているのである。

脳の問題で悩みすぎるのを中断し、脳をしぼりあげれば生活を改善できるかのように熱心に考えすぎるのを中止するときがきている。一〇万年前の先祖から遺譲された才能を個人的に喜ぶのは当然だが、自分に適するゲームの種類を自分で見つけないことには道理はない。わたしは新しい一〇〇〇年間がなにを用意しているかについて、ほかの人以上に知っているわけではない。しかし、われわれが自分の生活の自立性を高め、子どもや若い人たちや年老いた人たちに自主性を確立させ、維持させるための効果的な刺激を提供できるように、なおも学ぶべき多くのことがあるのを確信する。とどのつまり人類は、クマやサメやウズムシとおなじ生存の可能性をもっている。ある特定のクマはハンターに撃たれるかもしれないし、べつのクマに殺されるか肝炎で死ぬかもしれない。運がよければベリー類の豊富な、季節的な仲間のいる緑の多い林間の空き地で暮らすだろう。ブッシュに尿のにおいをのこし、樹木（かほかのクマ）に爪跡をつけ、子グマをつくってから、ときがくれば最後に横たわって安らかに死ぬだろう。そして、つぎの世代のための場所をあけ、かれらにかれら自身の運命を託すだろう。

わたしは最近、ある医師団から偏頭痛の話をしてくれという依頼を受けた。そして、偏頭痛に苦しむ患者のひとりの数学者の話をしたオリバー・サックスを思いだした。この人物は頭痛でほとんど動けなくなっていたが、結局、効力のある薬剤が見つかったという。ふしぎなことに頭痛がおきるのは、なぜか画像化や陶酔感や生産性に関係する日に結びついていたのである。ドクター・サックスは、「わたしはかれの頭痛を治したが、あいにくと数学まで治してしまった」

といっている。偏頭痛には、どこか妙な面がある。健康な人たちが非常な高率で偏頭痛をもち、原因はセロトニンという神経伝達物質にたいする脳内の反応にある。セロトニンにはいくつかの重要な体内の化学作用があり、睡眠と夢の両方に関係する。ＬＳＤはセロトニンの化学分解を妨害し、幻覚症状を引きおこす。

講演の準備をしていたわたしは、偏頭痛がとくに家系的に発症するので、この病気はわれわれが神のような夢を見る力をもった代償に支払うべき対価の一部にちがいないと思いついた。本書で論じたように、現在のところ人間のばあいにのみ想像する能力――夢を見る能力――は思考と手でつくりだすものの複雑さを創出する能力と強く結びついている。「夢を見る」を意味するラテン語のラベレ（*rabere*）は、「夢を見る」と（恐水病にかかった［*rabid*］動物のように）「激怒する（*rage*）」の両方を意味することでわたしを魅了する。フランス語のレヴェ（*rêver*）はさらにすぐれており、「夢を見る」と（英語のように）「うわごとをいう（*rave*）」の両方を意味する。それは想像力と可能性を通じてエンジン音を聞きとり、一枚の紙にあなた自身の手で引いた線の集まりのなかから、望ましいイメージを出現させて興奮させる能力のことである。われわれ人間は合理性だけでなく、非合理性を活用するからこそ現在のような存在になっている。だからわたしは、公的な種名の命名者たちに絞って最終的な提案をすることにしよう。ルイス・リーキーが命名したホモ・ハビリスの相続財産を再生して、人間生活の手と手の中心的役割を称賛しよう。それから、われわれの合理性が無意識によって育成され、陽気な好奇心で活気づくことを思いだそう。このため、やや長い名称――ホモ・ハビリス〔能力あるヒト〕・ラベンス〔夢見るヒト〕・ルーデンス〔遊ぶヒト＝ホイジンガの命名〕・サピエンス〔賢いヒト＝リンネの命名〕――がのこるが、それは本質的な（そして多彩な）人間を捕らえるのに、現在のわれわれがもつ以上にずっとふさわしい名称である。

補遺

サー・チャールズ・ベルとジョン・ラッセル・ネイピアにたいする短い賛辞

わたしはつきるところ本書の指針となる着想をもった最初の人間でないだけでなく、本書のような著作を書いた最初の人間でもない。もちろん、手に関する（数多くの著作をふくむ）多くの印象的な文献がある。しかし、このリストには事実として、本書とおなじ主題をもつ二冊の英語による先立つ著作がふくまれる。それは手が人間の認識的・身体的・感情的発達を決定するという主題である。

この一連の仕事に着手した医師サー・チャールズ・ベルは、スコットランドの外科医だった。かれは一八三三年に、人間の手を神の存在の証明として使用することを中心的な使命とする書物を書いたのである。このことは以下の表題で明らかになる。

ブリッジウォーター論文

天地創造で明らかになった神の力と知恵と美徳について

論文Ⅳ

手、証明できる設計としてのそのメカニズムときわめて重要な資質

サー・チャールズ・ベル、K．G．H．F．R．S．L．&E

ベルの輝かしい経歴には、簡略に説明する価値がある。一七七四年に聖職者の息子として生まれたかれは、少年時代に画家デイヴィド・アレンから絵を教わった。かれは最終的に大学と医学校にいったが、高校時代の二年間の説明には聞き慣れた響きがある。

「わたしが受けた高校の教育は、苦痛のタネであり屈辱だった」

外科医だった兄のジョンはエディンバラに解剖学の学校を創設していたので、大学時代のベルは兄の学校を手伝った。ベルの熱烈な保護者だったもうひとりの兄のジョージは、回想記につぎのように書いている。

「チャールズは生来の頭脳の明晰さと手の器用さや、考え方の揺るぎない適切さに熱心な仕事ぶりがくわわって、まだ人生がはじまっていない少年のうちから、当時の称賛すべき外科医となり、最初の解剖学者のひとりになった」

ジョンから解剖学と外科にたいする関心を推進するよう勧められたベルは、二〇代半ばまでに、すでに画家としての重要な著作『表情の解剖学』〔岡本保訳『表情を解剖する』医学書院〕を発表した。かれは診療所を開設するためにロンドンに移住したあとも、解剖学を研究し教えつづけた。ベルはまたスピードが重要視された時代に、熟練した外科医としての名声を広げた。消毒薬も麻酔も使えなかったので、三分以内に膀胱結石を外科的に除去する能力が、名声の強力な後押しになったことがわかる。

しかし、かれの名声がもっとも長くつづいたのは、神経学の分野だった。顔面神経について独創的な重要な仕事をしたベルは、脊髄のレベルでも運動神経と感覚神経の解剖学の基本原則を確立した。急性顔面麻痺はいまもベル麻痺と呼ばれているので、この病気の患者の全員がかれの名まえを知ることになる。また医学生の全員が脊髄との付着部で、運動伝道路と感覚伝道路が分岐することを説明する「ベル法則」を勉強する。

サー・ゴードン・ゴードン＝テイラーとE・W・ウォールズというベルの伝記作者たちは、一八〇八年七月に書かれたベルの『新脳解剖学の要点』という未発表の原稿の転写を収録した。この原稿は発表されなかったし、発表の予定もなかったのである。それは現在では「友人の批判を仰ぐ」「要約解説」と呼ばれそうな原稿であり、かれはそのなかで脳の解剖学的研究の基礎に関して到達した結論を思いっきり表現している。この短い原稿はベルが第一級の解剖学者だったことを示すだけではない。かれはまた内容を概念化した意味で、完全な現代人だったのである。だから当時のだれも脳機能に関するベルの完全に適切な基本的理解を、少なくとも現在のわれわれのような意味で理解しなかったように思われる。シェークスピア俳優が以下の文章を口にしているところを想像しながら、ベルの考えを習得しよう。ベルは約二〇〇年前に、現在のわれわれとおなじように脳を理解していたのである。かれは現代の神経科学の本物の父だった。

脳の操作には、三つの面があるといえるかもしれない。⑴からだの枠組みは生まれながらに生命の特性をもち、非常に重要な部分は脳と神経の操作を介するひとつのシステムとして、ともに維持される。また、われわれは体内でたえず進行する無数の繊細な操作を意識しないが、非常に重要な器官のひそかな操作は脳の支配を受けている。⑵第二に知的能力の発達に先立つ直観的運動は、脳と神経を通じておこなわれる。⑶最後に心の働きを目ざめさせる感覚の操作と、からだの動く部分にたいする心の作用は、脳と神経を介する。第一の面はまったく正確であり、心とは関係しない。第二の面は思考と活動の道具の規定され制限された操作である。最後の面はわずかな度合いではじまり、範囲と多様性には限界がない。のこりのすべては最後の面に従属し、その目的は活動を呼びおこすことと、知的なあり方を維持することにある。[1]

手にかかわるベルの考えは、脳にかかわる考えとおなじくらい驚くほど進んでいたのである。もうひとりの医師兼解剖学者がこの物語を引きついだのは、一世紀半のちのことだった――この論題自体からしても、ベルの風格のある論じ方からしても、気軽に引きつげるような努力目標ではなかったのだろう。しかし、実際には解剖学者で人類学者のジョン・ネイピアが、一九八〇年に『手』を発表したときに価値ある続編が出現した。ネイピアの著作は手の比較解剖学者としての長い経歴の成果を反映し、人類学者たちが手の進化史の物語を伝えようとした一世紀間の仕事を集約する。ネイピアの評伝は書かれていないが、ラッセル・H・タトルは一九九三年に新しく編集され改版された『手』の序文で、つぎのようにいっている。

ジョン・ラッセル・ネイピア教授は、現代の霊長類学の創始者たちのなかで卓越している。かれはホモ・ハビリスという新種の手の説明と解釈で知られており、多くの同時代人と若い学生たちは、かれの霊長目についての創造的・機能的・生態学的・行動学的・進化論的概観から刺激を受け、かれの考えや鋭い観察を発展させ挑戦した。『手』はドクター・ネイピアが単独で書いた最後の主著であり、すぐれた研究者としての経歴の絶頂期に書かれている。ここではかれは人類と人類以外の動物の解剖学や進化史と、われわれの手についてのより広い人類学的・芸術的展望にかかわる広範な知識を、非常にわかりやすく興味深いかたちで分かちあっている。

わたしは本書『手』〔本書の原題 The Hand〕を、ふたりの異例の才能をもった医師兼科学者と、かれらの人間科学への画期的貢献にたいする深い敬意と感謝の念をもって書きあげた。

女性と人類の進化』どうぶつ社，1986
㉔ ドニーズ・レストウ編／鍋島元子・大島かおり訳『ランドフスカ音楽論集』みすず書房，1981
㉕ ハーラン・レイン編／石村多門訳『聾の経験――18世紀における手話の「発見」』東京電機大学出版局，2000
㉖ D. H. ロレンス／小川和夫訳『精神分析と無意識；無意識の幻想』南雲堂，1987
㉗ ウィリアム・C. マックグルー／足立薫・鈴木滋訳『文化の起源をさぐる――チンパンジーの物質文化』中山書店，1996
㉘ エルンスト・マイア／八杉貞雄・松田学訳『これが生物学だ――マイアから21世紀の生物学者へ』シュプリンガー・フェアラーク東京，1999
㉙ デズモンド・モリス／日高敏隆訳『裸のサル――動物学的人間像』河出書房新社，1969（角川文庫，1979／1999）
㉚ W. ペンフィールド&T.ラスミュッセン／岩本隆茂他訳『脳の機能と行動』福村出版，1986
㉛ スティーブン・ピンカー／椋田直子・山下篤子訳『心の仕組み――人間関係にどう関わるか』上・中・下，NHKブックス，日本放送出版協会，2003
㉜ スティーブン・ピンカー／椋田直子訳『言語を生みだす本能』上・下，日本放送出版協会，1995
㉝ H. ポイズナー，E. S. クリマ&U.ベルギ／河内十郎監訳／石坂郁代・増田あき子訳『手は脳について何を語るか――手話失語からみたことばと脳』新曜社，1996
㉞ オリバー・サックス／佐野正信訳『手話の世界へ』晶文社，1996
㉟ ジェイムズ・シュリーヴ／名谷一郎訳『ネアンデルタールの謎』角川書店，1996
㊱ Sally P.Springer & Georg Deutsch／宮森孝史・松嵜英士訳『左の脳と右の脳』医学書院，1985（第2版 1997）
㊲ イアン・タッターソル／秋岡史訳『サルと人の進化論――なぜサルは人にならないか』原書房，1999
㊳ イアン・タッターソル／河合信和訳『化石から知るヒトの進化』三田出版会（発売・出版文化社），1998
㊴ レフ・ヴィゴツキー／柴田義松訳『新訳版・思考と言語』新読書社，2001
㊵ フランク・R. ウィルソン／田中麗子訳『音痴かぶきっちょか――潜在能力を引き出すために』ムジカノーヴァ（発売・音楽之友社），1989

邦訳文献

① リンダ・アクレドロ＆スーザン・グッドウィン／たきざわあき編訳『ベビーサイン――まだ話せない赤ちゃんと話す方法』径書房，2001
② チャールズ・ベル／岡本保訳『手』医学書院，2005
③ フランク・ベンソン／笹沼澄子他訳『失語・失読・失書』協同医書出版社，1983
④ ヨン＝ロアル・ビョルクヴォル／福井信子訳『内なるミューズ――我歌う，ゆえに我あり』上・下，日本放送出版協会，1999
⑤ ジョン・ブラッキング／徳丸吉彦訳『人間の音楽性』岩波書店，1978
⑥ W. H. キャルビン／須田勇他訳『マドンナがしとめた――脳の進化は女性から始まった』誠信書房，1987
⑦ スタンレー・コレン／石山鈴子訳『左利きは危険がいっぱい』文藝春秋，1994
⑧ M. クリッチュリー＆R. A. ヘンスン編／柘植秀臣他監訳『音楽と脳』サイエンス社，1983
⑨ アントニオ・R. ダマシオ／田中三彦訳『生存する脳――心と脳と身体の神秘』講談社，2000
⑩ ロバートソン・デイヴィス／行方昭夫訳『五番目の男』福武書店，1991
⑪ リチャード・ドーキンス／中嶋康裕他訳／日高敏隆監修『盲目の時計職人――自然淘汰は偶然か？』早川書房，2004（1993年刊の『ブラインド・ウォッチメイカー』の改題・新装版）
⑫ テレンス・W. ディーコン／金子隆芳訳『ヒトはいかにして人となったか――言語と脳の共進化』新曜社，1999
⑬ ダニエル・C. デネット／山口泰司監訳／石川幹人他訳『ダーウィンの危険な思想――生命の意味と進化』青土社，2001
⑭ ジョン・デューイ／鈴木泰司訳『芸術論；経験としての芸術』春秋社，1969
⑮ ロビン・ダンバー／松浦俊輔・服部清美訳『ことばの起源――猿の毛づくろい，人のゴシップ』青土社，1998
⑯ ジョン・C. エックルス／伊藤正男訳『脳の進化』東京大学出版会，1990
⑰ ラウラ・エスキヴェル／西村英一郎訳『赤い薔薇ソースの伝説』世界文化社，1993
⑱ M. フェルデンクライス／安井武訳『フェルデンクライス身体訓練法――からだからこころをひらく』大和書房，1982／新装版 1993
⑲ N. ゲシュヴィント＆A. ガラバルダ／品川嘉也訳『右脳と左脳――天才はなぜ男に多いか』東京化学同人，1990
⑳ スティーヴン・ジェイ・グールド／櫻町翠軒訳『パンダの親指――進化論再考』上・下，早川書房，1986（ハヤカワ文庫 1996）
㉑ スティーヴン・ジェイ・グールド／仁木帝都・渡辺政隆訳『個体発生と系統発生――進化の観念史と発生学の最前線』工作舎，1987
㉒ ラーグナ・グラニット／中村嘉男訳『目的をもつ脳』海鳴社，1978
㉓ ドナルド・C. ジョハンソン＆マイトランド・A. エディ／渡辺毅訳『ルーシー――謎の

demic Press, 1983.
Zeki, S. "The Visual Image in Mind and Brain." *Scientific American,* September 1992, pp. 69–76.

Steklis, D., and M. Raleigh, eds. *Neurobiology of Social Communication in Primates: An Evolutionary Perspective.* New York: Academic Press, 1979.

Stern, C., and W. Stern. *Die Kindersprache.* Leipzig: Barth, 1928.

Tattersall, Ian. *Becoming Human: Evolution and Human Uniqueness.* New York: Harcourt Brace & Co., 1998. ㊲

———. *The Fossil Trail: How We Know What We Think We Know about Human Evolution.* New York/Oxford: Oxford University Press, 1995. ㊳

Thach, W., H. Goodkin, and J. Eating. "The Cerebellum and the Adaptive Coordination of Movement." *Annual Review of Neuroscience* 15 (1992): 403–42.

Tubiana, Raoul. "Architecture and Functions of the Hand." In Tubiana, ed., *The Hand,* vol. 1.

———, ed. *The Hand,* vol. 1. Philadelphia: W. B. Saunders, 1981.

Tufte, Edward. *Visual Explanations: Images and Quantities, Evidence and Narrative.* Cheshire, Conn.: Graphics Press, 1997.

Vygotsky, Lev. Translation revised and edited by A. Kozulin. *Thought and Language.* Cambridge, Mass.: MIT Press, 1986; originally published in Russian, 1934. ㊴

Wagner, C. "Success and Failure in Musical Performance: Biomechanics of the Hand." In Roehmann and Wilson, eds., *The Biology of Music Making: Proceedings of the 1984 Denver Conference.*

Washburn, Sherwood L. "Tools and Human Evolution." *Scientific American* 203, no. 3 (1960): 63–75.

Wertheim, N., and M. Botez. "Receptive Amusia: A Clinical Analysis." *Brain* 84 (1961): 19–30.

Wiesendanger, M., et al. "Two Hands, One Action." In Wing, Haggard, and Flanagan, eds., *Hand and Brain: The Neurophysiology and Psychology of Hand Movements.*

Wilkins, W., and J. Wakefield. "Brain Evolution and Neurolinguistic Preconditions." *Behavioral and Brain Sciences* 18 (1995): 161–226.

Wilson, Frank R. *Tone Deaf and All Thumbs?* New York: Viking-Penguin, 1986. ㊵

——— and F. Roehmann, eds., *Music and Child Development.* St. Louis: MMB Music, Inc., 1990.

Wing, A., P. Haggard, and J. Flanagan, eds. *Hand and Brain: The Neurophysiology and Psychology of Hand Movements.* San Diego: Academic Press, 1996.

Wynn, Thomas G. "The Evolution of Tools and Symbolic Behavior." In Lock and Peters, eds. *Handbook of Human Symbolic Evolution.*

Young, Gerald. "Changes, Constancies and Continuities in Lateralization Development." In Young, et al., eds., *Manual Specialization and the Developing Brain.*

———, et al., eds. *Manual Specialization and the Developing Brain.* New York: Aca-

Extrinsic Finger Muscles." *Journal of Neuroscience* 15, no. 1 (1995): 284–97.
———. "How Might the Motor Cortex Individuate Movements?" *Trends in Neuroscience* 13, no. 11 (1990): 440–45.

Schueneman, A., and J. Pickleman. "Neuropsychological Analysis of Surgical Skill." In Starkes and Allard, eds., *Cognitive Issues in Motor Expertise.*

Seitz, R., and P. Roland. "Learning of Sequential Finger Movements in Man: A Combined Kinematic and Positron Emission Tomography (PET) Study." *European Journal of Neuroscience* 4 (1992): 154–65.

"Serge Percelly Does Not Take Juggling Lightly." *The New Yorker,* November 8, 1993, pp. 50–51.

Sergeant, J. "Mapping the Musical Brain." *Human Brain Mapping* 1 (1993): 20–38.

———. "Distributed Neural Network Underlying Musical Sight-Reading and Keyboard Performance." *Science* 257 (1992): 106–9.

Sherrington, Charles. *The Integrative Action of the Nervous System.* New York: Scribner, 1906.

Shreeve, James. *The Neandertal Enigma: Solving the Mystery of Modern Human Origins.* New York: William Morrow and Co., 1995. ㉟

Sicard, Roch-Ambroise. "Course of Instruction for a Congenitally Deaf Person." In Lane, ed., *The Deaf Experience.*

Sloane, D., and L. Sosniak. "The Development of Accomplished Sculptors." In Bloom, *Developing Talent in Young People.*

Sosniak, Lauren. "From Tyro to Virtuoso: A Long-term Commitment to Learning." In Wilson and Roehmann, eds., *Music and Child Development.*

———. "Learning to Be a Concert Pianist." In Bloom, ed., *Developing Talent in Young People.*

Spalteholz, Werner. *Hand Atlas of Human Anatomy.* Philadelphia/London: J.B. Lippincott Company, 1923.

Speaight, George. *The History of the English Puppet Theatre.* 2d ed. Carbondale, Ill.: Southern Illinois University Press, 1990.

Springer, S., and G. Deutsche. *Left Brain, Right Brain.* 4th ed. New York: W. H. Freeman and Co., 1993. ㊱

Staden, Heinrich von. *Herophilus: The Art of Medicine in Early Alexandria.* New York: Cambridge University Press, 1989.

Starkes, J., and F. Allard, eds. *Cognitive Issues in Motor Expertise.* Amsterdam: Elsevier Science Publishers B.V., 1993.

Steenhuis, R., and M. Breton. "Different Dimensions of Hand Preference That Relate to Skilled and Unskilled Activities." *Cortex* 25 (1989): 289–304.

Children's Early Language and Gesture." In Gunnar and Maratsos, eds. *The Minnesota Symposia on Child Psychology,* vol. 25.
———. "On the Autonomy of Language and Gesture: Evidence from the Acquisition of Personal Pronouns in American Sign Language." *Cognition* 27, no. 1 (1987): 1–62.
———, and P. Marentette. "Babbling in the Manual Mode: Evidence for the Ontogeny of Language." *Science* 251 (1991): 1493–96.
Phillips, C. *Movements of the Hand.* Liverpool: Liverpool University Press, 1986.
Pinker, Steven. *How the Mind Works.* New York: W. W. Norton, 1997. ㉛
———. *The Language Instinct.* New York: William Morrow and Co., 1994. ㉜
Plotkin, Henry. *Darwin Machines and the Nature of Knowledge.* Cambridge, Mass.: Harvard University Press, 1993.
———. *Evolution in Mind.* London: Penguin Books, Ltd., 1997.
Poizner, H., E. Klima, and U. Bellugi. *What the Hands Reveal about the Brain.* Cambridge, Mass.: MIT Press, 1987. ㉝
Pramstaller, P., and C. D. Marsden. "The Basal Ganglia and Apraxia." *Brain* 119 (1996): 319–40.
Radetsky, Peter. "Silence, Signs and Wonder." *Discovery,* August 1994, pp. 62–68.
Ray, E., and P. Square-Scorer. "Evidence for Common Expressions of Apraxia." In Hammond, ed., *Cerebral Control of Speech and Limb Movements.*
Reynolds, Peter C. "The Complementation Theory of Language and Tool Use." In Gibson and Ingold, eds., *Tools, Language and Cognition in Human Evolution.*
Roehmann, F., and F. Wilson, eds. *The Biology of Music Making: Proceedings of the 1984 Denver Conference.* St. Louis: MMB Music, 1988.
Rosenbaum, D. *Human Motor Control.* New York: Academic Press, 1991.
Rothwell, J. *Control of Human Voluntary Movement.* New York: Chapman and Hall, 1994.
Roy, Eric, and P. Square-Storer. "Evidence for Common Expressions of Apraxia." In Hammond, ed., *Cerebral Control of Speech and Limb Movements.*
Sacks, Oliver. *Seeing Voices: A Journey into the World of the Deaf.* Berkeley: University of California Press, 1989. ㉞
———. "Neurology and the Soul." *New York Review of Books,* November 22, 1990, pp. 44–50.
Sarason, Seymour. *The Challenge of Art to Psychology.* New Haven: Yale University Press, 1990.
Schick, K., and N. Toth. *Making Silent Stones Speak: Human Evolution and the Dawn of Technology.* New York: Simon and Schuster, 1993.
Schieber, M. "Muscular Production of Individuated Finger Movements: The Roles of

———, K. Wullstein, and S. Viegas. "Evolution of the Power ('Squeeze') Grip and Its Morphological Correlates in Hominids." *American Journal of Physical Anthropology* 89 (1992): 283–98.

Mayer, Ernst. *This Is Biology: The Science of the Living World.* Cambridge, Mass.: Harvard University Press, 1997. ㉘

Merzenich, M., and K. Sameshima. "Cortical Plasticity and Memory." *Current Opinions in Neurobiology* 3 (1993): 187–96.

Miller, Jonathan. *The Body in Question.* New York: Random House, 1978.

Morell, Virginia. *Ancestral Passions: The Leakey Family and the Quest for Humankind's Beginnings.* New York: Simon and Schuster, 1995.

Morris, Desmond. *The Naked Ape.* New York: Dell, 1967. ㉙

Müller, K., and V. Hömberg. "Development of Speed of Repetitive Movements in Children Is Determined by Structural Changes in Corticospinal Efferents." *Neuroscience Letters* 144 (1992): 57–60.

Napier, John. "The Prehensile Movements of the Human Hand." *Journal of Bone and Joint Surgery* 38-B, no. 4 (1956): 902–13.

———. *Hands.* Rev. ed. Princeton, N.J.: Princeton University Press, 1993.

Nuda, R., et al. "Neurophysiological Correlates of Hand Preference in Primary Motor Cortex of Adult Squirrel Monkeys." *Journal of Neuroscience* 12, no. 8. (1992): 2818–947.

O'Connor, Johnson. *Born That Way.* Baltimore: Williams and Wilkins, 1923.

Oldfield, R. C. "The Assessment and Analysis of Handedness: The Edinburgh Inventory." *Neuropsychologia* 9 (1971): 97–113.

Oppenheimer, Todd. "The Computer Delusion." *Atlantic Monthly,* July 1997, pp. 45–62.

Paz, Octavio. *Early Poems 1935–1955.* New York: New Directions Publishing Corporation, 1973.

Penfield, W., and T. Rasmussen. *The Cerebral Cortex of Man.* New York: Macmillan, 1950. ㉚

Peters, M. "Subclassification of Non-pathological Left-handers Poses Problems for Theories of Handedness." *Neuropsychologia* 28, no. 3 (1990): 279–89.

———, and M. Lang. "Do 'Right-Armed' Lefthanders Have Different Lateralization of Motor Control for the Proximal and Distal Musculature?" *Cortex* 28 (1992): 391–99.

Petitto, L. "In the Beginning: On the Genetic and Environmental Factors That Make Early Language Acquisition Possible." In Gopnick and Davis, eds., *The Biological Basis of Language.*

———. "Modularity and Constraints in Early Lexical Acquisition: Evidence from

Behavior. Cambridge, Mass.: Harvard University Press, 1991.
Lock, Andrew. "Language Development and Object Manipulation." In Gibson and Ingold, eds., *Tools, Language and Cognition in Human Evolution.*
———, and C. Peters, eds. *Handbook of Human Symbolic Evolution.* Oxford: Clarendon Press, 1996.
Long, Charles. "Electromyographic Studies of Hand Function" (fig. 4). In R. Tubiana, ed., *The Hand,* vol. 1.
———, et al. "Intrinsic-Extrinsic Muscle Control of the Hand in Power Grip and Precision Handling." *Journal of Bone and Joint Surgery* 52-A, no. 5 (1970): 853–67.
McGrew, W. *Chimpanzee Material Culture: Implications for Human Evolution.* New York: Cambridge University Press, 1992. ㉗
McManus, I., and P. Breton. "The Neurobiology of Handedness, Language, and Cerebral Dominance: A Model for the Molecular Genetics of Handedness." In Johnson, ed., *Brain Development and Cognition.*
MacNeilage, P., M. Studdert-Kennedy, and B. Lindlom. "Primate Handedness Reconsidered." *Behavioral and Brain Sciences* 10 (1987): 247–303.
McNeill, D. "So You Think Gestures Are Nonverbal?" *Psychological Review* 92, no. 3 (1985): 350–71.
Macpherson, J. "How Flexible Are Muscle Synergies?" In D. Humphrey and H.-J. Freund, eds., *Motor Control: Concepts and Issues.*
Marzke, Mary. "Evolution." In Bennett and Castiello, eds., *Insights into the Reach to Grasp Movement.*
———. "Evolution of the Hand and Bipedality." In Lock and Peters, eds., *Handbook of Symbolic Evolution.*
———. "Evolutionary Development of the Human Thumb." *Hand Clinics* 8, no. 1 (February 1992).
———. "Joint Functions and Grips of the *Australopithecus afarensis* Hand, with Special Reference to the Region of the Capitate." *Journal of Human Evolution* 12 (1983): 197–211.
———. "Precision Grips, Hand Morphology, and Tools." *American Journal of Physical Anthropology* 102 (1997): 91–110.
———, J. Longhill, and S. Rasmussen. "Gluteus Maximus Muscle Function and the Origin of Hominid Bipedality." *American Journal of Physical Anthropology* 77 (1988): 519–28.
——— and K. Wullstein. "Chimpanzee and Human Grips: A New Classification with a Focus on Evolutionary Morphology." *International Journal of Primatology* 17 (1996): 117–39.

Humphrey, D., and H.-J. Freund. *Motor Control: Concepts and Issues.* New York: John Wiley and Sons, 1989.

Ingold, T. "Tool Use, Sociality and Intelligence." In Gibson and Ingold, eds., *Tools, Language and Cognition in Human Evolution.*

Jeannerod, Marc. *The Cognitive Neuroscience of Action.* Cambridge, Mass.: Blackwell Publishers, 1997.

———. *The Neural and Behavioral Organization of Goal-Directed Movements.* Oxford: Clarendon Press, 1988.

Johanson, D., and M. Edey. *Lucy: The Beginnings of Humankind.* New York: Simon and Schuster, 1981. ㉓

Johnson, M., ed. *Brain Development and Cognition.* Oxford: Oxford University Press, 1993.

Jones, Frederick Wood. *The Principles of Anatomy as Seen in the Hand.* 2d ed. Baltimore: Williams and Wilkins, 1942.

Joseph, H. *A Book of Marionettes.* New York: Viking Press, 1929.

Kemper, S. "If It's Impossible, Michael Moschen Will Do It Anyway." *Smithsonian,* August 1995, pp. 38–47.

Kilbreath S., and S. Gandevia. "Limited Independent Flexion of the Thumb and Fingers in Human Subjects." *Journal of Physiology* 479, no. 3 (1994): 487–97.

Kimura, Doreen. *Neuromotor Mechanisms in Human Communication.* New York: Oxford University Press, 1993.

Klein, R. *The Human Career.* Chicago: University of Chicago Press, 1989.

Kumin, Maxine. *House, Bridge, Fountain, Gate.* New York: Viking Press, 1975.

Lanais, R., and J. Welsh. "On the Cerebellum and Motor Learning." *Current Opinion in Neurobiology* 3 (1993): 958–65.

Landau, Misia. *Narratives of Human Evolution.* New Haven: Yale University Press, 1991.

Landowska, Wanda. *Landowska on Music.* Collected, edited and translated by Denise Restout, assisted by Robert Hawkins. New York: Stein and Day, 1964. ㉔

Lane, Harlan. *The Mask of Benevolence: Disabling the Deaf Community.* New York: Alfred A. Knopf, 1992.

———, ed. Translated by Franklin Philip. *The Deaf Experience: Classics in Language and Education.* Cambridge, Mass.: Harvard University Press, 1984. ㉕

Lawrence, D. H. *Fantasia of the Unconscious.* New York: Penguin Books, 1960; first published in 1922. ㉖

Lewis, O. J. *Functional Morphology of the Evolving Hand and Foot.* Oxford: Clarendon Press, 1989.

Lieberman, Philip. *Uniquely Human: The Evolution of Speech, Thought, and Selfless*

———, and L. Schneider. "Building a Tree Structure: The Development of Hierarchical Complexity and Interrupted Strategies in Children's Construction Activity." *Developmental Psychology* 13 (1977): 299–313.

Guiard, Yves. "Asymmetric Division of Labor in Human Skilled Bimanual Action: The Kinematic Chain as Model." *Journal of Motor Behavior* 19, no. 4 (1987): 486–517.

Gunnar, M., and M. Maratsos, eds. *The Minnesota Symposia on Child Psychology*, vol. 25. Hillsdale, N.J.: Lawrence Erlbaum Associates, 1992.

Gustin, W. "The Development of Exceptional Research Mathematicians." In Bloom, ed., *Developing Talent in Young People.*

Halsband, U., and H.-J. Freund. "Motor Learning." *Current Opinion in Neurobiology* 3 (1993): 940–49.

———, et al. "The Role of Premotor Cortex and the Supplementary Motor Area in the Temporal Control of Movement in Man." *Brain* 116 (1993): 243–66.

Hammond, G. E., ed. *Cerebral Control of Speech and Limb Movements.* Amsterdam: Elsevier Science Publishers, 1990.

Harnad, Steven, H. Steklis, and J. Lancaster, eds. *Origins and Evolution of Language and Speech.* Annals of the New York Academy of Sciences, vol. 280. New York: New York Academy of Sciences, 1976.

Harris, L. "Laterality of Function in the Infant: Historical and Contemporary Trends in Theory and Research" In Young, et al., *Manual Specialization and the Developing Brain.*

Healed, J., J. Liederman, and N. Geschwind. "Handedness Is Not a Unidimensional Trait." *Cortex* 22 (1986): 33–53.

Hein, A., and R. Diamond. "Contribution of Eye Movement to the Representation of Space." In Hein and Jeannerod, eds., *Spatially Oriented Behavior.*

Hein, A., and Marc Jeannerod, eds. *Spatially Oriented Behavior.* New York: Springer-Verlag, 1983.

Hewes, Gordon. "The Current Status of the Gestural Theory of Language Origin." In Harnad, Steklis, and Lancaster, eds., *Origins and Evolution of Language and Speech.*

———. "A History of the Study of Language Origins and the Gestural Primacy Hypothesis." In Lock and Peters, eds., *Handbook of Human Symbolic Evolution.*

Holloway, Ralph. "Evolution of the Human Brain." In Lock and Peters, eds., *Handbook of Symbolic Evolution.*

———. "Paleoneurological Evidence for Language Origins." In Harnad, Steklis, and Lancaster, eds., *Origins and Evolution of Language and Speech.*

of Isometric Finger Forces to the Frictional Condition.) *Experimental Brain Research* 104 (1995): 323–30.

Frederiks, J. A. M., ed. *Handbook of Clinical Neurology,* vol. 1: *Clinical Neuropsychology.* Amsterdam: Elsevier Science Publishers, 1985.

Freund, H.-J. "The Apraxias." In Asburg, McKhann, and McDonald, eds., *Diseases of the Nervous System: Clinical Neurobiology II.*

Garber, Marjorie. *Vice Versa.* New York: Simon and Schuster, 1995.

Gardner, Howard. *Frames of Mind: The Theory of Multiple Intelligences.* 10th-anniv. ed. New York: Basic Books, 1993.

Gates, A., and J. Bradshaw. "The Role of the Cerebral Hemispheres in Music." *Brain and Language* 4 (1977): 403–31.

Geschwind, N., and A. Damasio. "Apraxia." In Frederiks, ed., *Handbook of Clinical Neurology,* vol. 1: *Clinical Neuropsychology.*

———, and A. Galaburda. *Cerebral Lateralization: Biological Mechanisms, Associations and Pathology.* Cambridge, Mass.: MIT Press, 1987. ⑲

———, and A. Galaburda, eds. *Cerebral Dominance: The Biological Foundations.* Cambridge, Mass.: Harvard University Press, 1984.

Gettings, Fred. *The Book of the Hand: An Illustrated History of Palmistry.* London: Paul Hamlyn, Ltd., 1965.

Gibson, Kathleen. "Animal Minds, Human Minds: General Introduction." In Gibson and Ingold, eds., *Tools, Language and Cognition in Human Evolution.*

———. "Beyond Neoteny and Recapitulation: New Approaches to the Evolution of Cognitive Development." In Gibson and Ingold, eds., *Tools, Language and Cognition in Human Evolution.*

———, and T. Ingold, eds., *Tools, Language and Cognition in Human Evolution.* New York: Cambridge University Press, 1993.

Gopnick, M., and S. Davis, eds. *The Biological Basis of Language.* Oxford: Oxford University Press, 1996.

Goss, C. "*On Movement of Muscles* by Galen of Pergamon." *Journal of Anatomy* 123 (1968): 1–26.

Gould, Stephen Jay. *The Panda's Thumb: More Reflections in Natural History.* New York: Penguin Books, 1980; ⑳

———. *Ontogeny and Phylogeny.* Cambridge, Mass.: Harvard University Press, 1977. ㉑

Granit, Ragnar. *The Purposive Brain.* Cambridge, Mass.: MIT Press, 1977; 1980 ed. ㉒

Greenfield, Patricia. "Language, Tools and Brain: The Ontogeny and Phylogeny of Hierarchically Organized Sequential Behavior." *Behavioral and Brain Sciences* 14 (1991): 531–95.

Music. London: Heinemann, 1977. ⑧
Culin, S. *Games of the North American Indians.* New York: Dover, 1975.
Damasio, Antonio. *Descartes' Error: Emotions, Reason and the Human Brain.* New York: G. P. Putnam's Sons, 1994. ⑨
———, and H. Damasio. "Brain and Language." *Scientific American* 267, no. 3 (1992): 89–95.
Davidson, R., and K. Hugdahl, eds. *Brain Asymmetry.* Cambridge, Mass.: MIT Press, 1995.
Davies, Robertson. *Fifth Business.* New York: Penguin Books, 1970. ⑩
———. *What's Bred in the Bone.* New York: Penguin Books, 1986.
Dawkins, Richard. *Climbing Mount Improbable.* New York: W. W. Norton & Co., Inc., 1996.
———. *The Blind Watchmaker: Why the Evidence of Evolution Reveals a Universe Without Design.* New York: W. W. Norton & Co., Inc., 1986. ⑪
Deacon, Terrence. *The Symbolic Species: The Co-evolution of Language and the Brain.* New York: W. W. Norton & Company, 1997. ⑫
Dehaene, Stanislaus. *The Number Sense: How the Mind Creates Mathematics.* New York/Oxford: Oxford University Press, 1997.
Dennett, Daniel. *Darwin's Dangerous Idea: Evolution and the Meanings of Life.* New York: Simon and Schuster, 1995. ⑬
Denny-Brown, D., ed. *Selected Writings of Sir Charles Sherrington.* New York: Paul B. Hoeber, Inc., 1940.
Dewey, John. *Art as Experience.* New York: Minton and Balch, 1934. ⑭
Donald, Merlin. *Origins of the Modern Mind: Three Stages in the Evolution of Culture and Cognition.* Cambridge, Mass.: Harvard University Press, 1991.
Duchenne, Guillaume. *Physiology of Motion.* Translated and edited by E. Kaplan. Philadelphia: J. B. Lippincott Co., 1948; original French edition, 1867.
Dunbar, Robin. *Grooming, Gossip, and the Evolution of Language.* Cambridge, Mass.: Harvard University Press, 1996. ⑮
Eccles, John C. *Evolution of the Brain.* New York: Routledge, 1989. ⑯
Egan, Kieran. *The Educated Mind: How Cognitive Tools Shape Our Understanding.* Chicago: University of Chicago Press, 1997.
Esquivel, Laura. *Like Water for Chocolate.* New York: Doubleday, 1992. ⑰
Falk, Dean. *Braindance.* New York: Henry Holt and Co., 1992.
Feldenkrais, Moshe. *Awareness Through Movement.* New York: Harper and Row, 1977. ⑱
Forssberg, H., et al. "Development of Human Precision Grip." (4. Tactile Adaptation

Cambridge, Mass.: Harvard University Press, 1991.

Bébian, Roch-Ambroise. "Essay on the Deaf and Natural Language, or Introduction to a Natural Classification of Ideas with their Proper Signs." In Lane, ed., *The Deaf Experience.*

Beek, P., and A. Lewbel. "The Science of Juggling." *Scientific American* 273 (November 1995): 92–97.

Bell, Charles. *The Hand, Its Mechanism and Vital Endowments, As Evincing Design: The Bridgewater Treatises on the Power, Wisdom, and Goodness of God as Manifested in the Creation.* (Treatise IV.) New York: Harper and Brothers, 1840. ②

Bennett, K. M. B., and U. Castiello, eds. *Insights into the Reach to Grasp Movement.* Amsterdam: Elsevier Science B.V., 1994.

Benson, Frank. *Aphasia, Alexia and Agraphia.* New York: Churchill Livingston, 1979. ③

Bernstein, Nicolai. *The Coordination and Regulation of Movements.* Oxford: Pergamon Press, 1967.

Bjørkvold, Jon-Roar. *The Muse Within: Creativity and Communication, Song and Play from Childhood Through Maturity.* Translated by William H. Halverson. New York: HarperCollins, 1992. ④

Blacking, John. *How Musical Is Man?* London: Faber and Faber, 1976. ⑤

Bloom, B., ed. *Developing Talent in Young People.* New York: Ballantine Books, 1985.

Brust, J. "Music and Language: Musical Alexia and Agraphia." *Brain* 103 (1980): 367–92.

Bühler, Karl. *The Mental Development of the Child.* New York: Harcourt Brace, 1930.

Byrne, R., and A. Whiten. "The Thinking Primate's Guide to Deception." *New Scientist* 116, no. 1589 (1987): 54–57.

Calvin, William. *The Throwing Madonna.* New York: McGraw-Hill, 1983. ⑥

———. "The Unitary Hypothesis: A Common Neural Circuitry for Novel Manipulations, Language, Plan-ahead, and Throwing?" In Gibson and Ingold, eds., *Tools, Language and Cognition in Human Evolution.*

Chomsky, Noam. "Language and Thought." Anshen Transdisciplinary Lectureships in Art, Science, and the Philosophy of Culture, Monograph Three. Wakefield, R.I.: Moyer Bell (The Frick Collection), 1993.

Ciuffreda, K., and L. Stark. "Descartes' Law of Reciprocal Innervation." *American Journal of Optometry and Physiological Optics* 52, vol. 10 (1974): 663–73.

Corballis, Michael. *The Lopsided Ape.* New York: Oxford University Press, 1991.

Coren, Stanley. *The Left-Hander Syndrome: The Courses and Consequences of Left-Handedness.* New York: Free Press, 1992. ⑦

Critchley, M., and R. A. Henson, eds. *Music and the Brain: Studies in the Neurology of*

参考文献

Acredolo, L., and S. Goodwyn. *Baby Signs: How to Talk with Your Baby Before Your Baby Can Talk.* Chicago: Contemporary Books, 1996. ①

Alajouanine, T. "Aphasia and Artistic Realization." *Brain* 71 (1948), 229–41.

Allard, F. "Cognition, Expertise, and Motor Performance." In Starkes and Allard, eds., *Cognitive Issues in Motor Expertise.*

———, et al. "Declarative Knowledge in Skilled Motor Performance: Byproduct or Constituent?" In Starkes and Allard, eds., *Cognitive Issues in Motor Expertise.*

Annett, M. *Left, Right, Hand and Brain.* Hillsdale, N.J.: Lawrence Erlbaum Associates, 1985.

Archambault, R., ed. *John Dewey on Education: Selected Writings.* Chicago: University of Chicago Press, 1964.

Armstrong, D., W. Stokoe, and S. Wilcox. *Gesture and the Nature of Language.* New York: Cambridge University Press, 1995.

———. "Signs of the Origin of Syntax." *Current Anthropology* 35 (1994): 349–68.

Asberg, A., G. McKhann, and W. McDonald, eds. *Diseases of the Nervous System: Clinical Neurobiology II.* Chichester: Wiley, 1992.

Austin, Howard. "A Computational Theory of Physical Skill." Doctoral dissertation, Department of Electrical Engineering and Computer Science, Massachusetts Institute of Technology, March 1976.

Bailey, James. *After Thought: The Computer Challenge to Human Intelligence.* New York: Basic Books, 1996.

Bamberger, J. "The Laboratory for Making Things." In D. Schön, ed., *The Reflective Turn: Case Studies in and on Educational Practice.* New York: Teachers College Press, 1991.

———. *The Mind Behind the Musical Ear: How Children Develop Musical Intelligence.*

sic Books, 1996), pp. 156-57.

● 補遺

1 Gordon-Taylor and Walls, *Sir Charles Bell : His Life and Times* (Edinburgh : E. &S. Livingstone Ltd., 1958), p. 223.

らないと強調し，接触することを世界を探って知る最終手段だと考えた。視覚は錯覚を条件とし，錯覚は距離とサイズという問題（サイズは一見したときの距離から推定されるにちがいない）か，三次元の再構成という問題（視覚の三次元は二次元の地図から，遠近法という間接的な手がかりを使って推定される）から発生する。積極的触覚を中心とする触覚はサイズと容積の直接的な評価に関係するので，このような制約に従うことはない。さらに触覚は硬度，弾力性，質感，温度，重量などのような対象の特性の知覚にとって決定的に重要であり，これらの特性は視覚だけではほとんど評価することができない（Jeannerod, *The Cognitive Neuroscience of Action* [Cambridge, Mass. : Blackwell 1997], pp. 38-39）。

17 Jon-Roar Bjørkvold, *The Muse Within : Creativity and Communication, Song and Play from Childhood Through Maturity* (translated by William H. Halverson, New York : Harper Collins, 1992)〔ヨン＝ロアル・ビョルクヴォル／福井信子訳『内なるミューズ』上・下，日本放送出版協会〕.

18 ジョン・ブラッキングは南アフリカのヴェンダ人に見られる，この過程のもうひとつべつの視点を説明する。

個性と認識の発達についてのヴェンダ人の理論は，以下のような前提からはじまる。すなわち，子どもは自分自身の発達に消極的に参加するより積極的に参加し，ほかの人たちとの社会的相互作用を通じて人間になれるにほかならない，という前提である…幼児は最初の身体的に危険な年代を生きのびれば，その子どものからだに宿る亡き先祖の霊という先天的特質が新しい人間としてのさまざまな社会的経験によって少しずつ修正され，最終的に強い独立した人格に発達するだろう。この自我の発見，「他者」の発見，「本物の自我」である先祖の自我の発見の多くは…完全に体系的な音楽的訓練を通じて達成される（Blacking, “Music in Children's Cognitive and Affective Development : Problems Posed by Ethnomusicologic Research,” in Wilson and Roehmann, eds., *Music and Child Development*, p. 76）。

19 Tim Ingold, “Tool Use, Sociality and Intelligence,” in K. Gibson and T. Ingold, eds., *Tools, Language and Cognition in Human Evolution* (New York : Cambridge University Press, 1993), pp. 430-31.

● エピローグ

1 Ernst Mayr, *This Is Biology : The Science of the Living World* (Cambridge, Mass. : Harvard University Press, 1997), chapter 3,“How Does Science Explain the Natural World?”〔エルンスト・マイア／八杉貞雄・松田学訳『これが生物学だ――マイアから21世紀の生物学者へ』シュプリンガー・フェアラーク東京，第3章「科学は自然界をどう説明するか」〕.

2 ネイピアの『手』(*Hands*, Princeton : Princeton University Press, 1993, revised edition）の6章は，皮膚紋理学（指紋）に関係する。「指紋を印章として使った最初の実例は，中国の商人のあいだでかなり一般的に使われた紀元前3世紀にさかのぼる」(p. 133)。ネイピアは手相占いに触れていない。リチャード・アンガーは以下の著書を推薦する。Fred Gettings, *The Book of the Hand : An Illustrated History of Palmistry*, London : Paul Hamlyn Ltd., 1965.

3 James Bailey, *After Thought : The Computer Challenge to Human Intelligence* (New York : Ba-

2 Seymour Sarason, *The Challenge of Art to Psychology* (New Haven : Yale University Press, 1990), pp. 76-77.

3 Kieran Egan, *The Educated Mind : How Cognitive Tools Shape Our Understanding* (Chicago : University of Chicago Press,1997), p. 3.

4 Egan, *The Educated Mind*, p. 20.

5 Sarason, *Challenge*, p. 75.

6 John Dewey, *Art as Experience* (New York : Minton and Balch, 1934), p. 3〔J. デューイ／鈴木康司訳『芸術論；経験としての芸術』春秋社〕. 十分な議論のためには，サラソンの *The Challenge of Art to Psychology*〔『心理学にたいする芸術の挑戦』〕（第 5 章）を参照。

7 Sarason, *Challenge*…, pp. 68-69.

8 これはもちろん，デューイも考えたことである。デューイが考えたのは，個人が追求しようと決めたどんな目標であれ，達成し，調査し，価値をあたえるに必要な方法を調整する力としての自己訓練という教育だった。処罰を強める方法である慣例的な意味の訓練は，現実にはデューイが考えた学習の原動力と正反対だった。デューイはこの点をつぎのように説明した。「すべての本物の教育は訓練で終わるが，それ自体としてやりがいのある活動に没頭することで進行する」（R. Archambault, ed., *John Dewey on Education : Selected Writing* [Chicago : University of Chicago Press, 1964].）

9 Lauren Sosniak, "Learning to Be a Concert Pianist," in Bloom, ed., *Developing Talent in Young People*.

10 Lauren Sosniak, "From Tyro to Virtuoso : A Long-term Commitment to Learning," in F. Wilson and F. Roehmann, eds., *Music and Child Development* (St. Louis : MMB Music, Inc., 1990), pp. 286-87.

11 Jeanne Bamberger, "The Laboratory for Making Things," in D. Schön, ed., *The Reflective Turn : Case Studies in and on Educational Practice* (New York : Teachers College Press,1991), p. 38.

12 Bamberger, *The Reflective Turn*, p. 44.

13 Egan, *The Educated Mind*, p. 166.

14 Egan, *The Educated Mind*, pp. 84-85.

15 Charles Bell, *The Hand, Its Mechanism and Vital Endowments, As Evincing Design* (New York : Harper and Brothers, 1840), p. 157. 生物学的形態が神の目的の生けるカタログであり，証明であるということを立証するのが（19 世紀はじめのほかの生物学的百科全書派たちと共通する）ベルの目的だったのだから，かれが「明らかにする」という語を選んだのは意図的である。

16 マルク・ジャヌローは以下のようにいう。

> 握ることを視覚運動的な面に還元することはできない。握ることはより広い機能の運動にかかわる対応物である。手を触れ，手で扱っているあいだ，握ることは前提条件になり，視覚と触覚からくる対象の同定のための信号はともに処理される。学者たちのなかには（たとえばチャールズ・シェリントン），指の腹を体感的「斑」と考えた人たちがいた。つまり，手は扱わなければならない対象を視覚の中心部の範囲内にもってくるので，「もっとも繊細な指の運動は視覚斑と触覚斑の同時発生的な支配下にあるにちがいない」ということだった。バークリー〔1685～1753，イギリスの哲学者〕は有名な『視覚新論』（1734）で，対象は触覚で知覚されるにほかな

sics）と医師（*physician*）は，自然と自然の知識を意味するギリシア語の語源を共有し，医師（*doctor*）は「教えること」を意味するラテン語に由来する。だから，開業医は意識的・理性的に仕事の基礎を――迷信でなく――物理学的世界の知識におき，特殊な知識を支配するためでなく，教えるために使用する。たしかに，これはあるべき姿である。最後に埋もれた意味に触れておこう。英語の「真実をドクターする」という表現は，故意に偽り伝えることを意味する。

しかし，医師は古代の伝統がかれらの手においた力の誘惑的な影響力から脱却できない。病院の医師が着る長い白衣は，ただの抗菌予防処置として着けたエプロンではない。聖職者の衣服のように権威をあらわす式服であり，医師と患者はそれが知識と権力の儀式的な確認であることを知っている。

5　医学と奇術にかかわる象徴性のもっと深いレベルには触れないが，これはそれ自体として魅力的な話題であり，実際に現代のもっとも有名な奇術師のひとりに活用されている。アルボの親友であるデイヴィド・カッパーフィールドは，この種の奇術の卓越した実践者であり，箱を使うかれのショーは，なかにはいった人のからだに異常なことがおこるという幻覚に満ちている。アルボは以下のように説明する。

> 現実に，からだに関係する幻覚には興味深い背景となる歴史があります。1915年ごろから，奇術師が女性のアシスタント――美人であればあるほどよかったのです――を使うのが一般的になりました。このアシスタントはでてきたり消えたりしたので「ボックス・ジャンパー」と呼ばれてました。あらゆる奇術が女性アシスタントを使っておこなわれ，女性アシスタントの美しさがショーをより魅力的にしたのです。
>
> セルビット〔1881～1938，イギリスの奇術師〕がのこぎりで女性を半分に切るトリックを考えついたころは，いまのわれわれが見るほど劇的ではありませんでした。このトリックは最初は，足首と手首に2本ずつロープを結びつけ，穴から引きだす仕掛けでした。女性のからだは実際には見えません。かれらはロープを強く引っぱって，それから箱をのこぎりで半分に切ったのです。
>
> このトリックはアメリカで，サーストン，ダンテ，ケラー〔いずれも19世紀末～20世紀前半に活躍した奇術師〕の手で改良され，頭と足が見えるようになりました。そのあとも，箱をより短く薄くするような修正がくわえられましたね。しかし最初のコンセプトでは，それが女性であることさえわかりませんでした。なにも見えないのですから，だれでもよかったのです。

たぶん，美女をのこぎりで半分に切る有名なトリックにくらべれば，医学，奇術，古代の聖職者のどこにも，表面的により近い象徴的な関係はないだろう。しかし，このトリックは実際には，三者をひとつにしたスペクタクルである。つまり，表面的にはからだの切断と再接着という劇的で魔術的な幻覚であり，類推すれば，外傷と修復という現実生活の外科的事件になり，われわれの夢のなかでは，人間のいけにえという古代の宗教儀式になる。

● 15章　手に向かって進もう

1　W. Gustin, “The Development of Exceptional Research Mathematicians,” in Benjamin Bloom, ed., *Developing Talent in Young People*（New York : Ballantine Books, 1985）, p. 287.

は望みにくいだろう。本文で指摘したように，このエデンの生息域は美的感覚の出現を促進したにちがいない。そして，それはすばらしいことである。それでも，ランドーは樹上生活という生息域は「豊富な食料，わずかな捕食，隠れ家，充足感」を特徴としたと指摘する。その結果，霊長類の生息域は「果実食，平和，怠惰，抑止的」になったのである（p. 46）。

わたしにはランドーが原罪の物語に魅力的なひねりを効かせたように思われる。環境からの予想外の贈り物だった美的感覚は，人間の限定的で威厳ある特色になるが，人間は本来的に過剰な生物である。美的感覚の盲目的な追求は無制限の快楽主義になり，だから，われわれは決まってトラブルに巻きこまれる。そこで，これを阻止しなければならなかったのである。エデンの園からの追放にたいする定番のメッセージをゆがめることになっても，これはゆかいな清教徒的メッセージになる。われわれをエデンの園から追いだしたのは，知識にたいするタブーを尊重しなかったり，違反したりしたことでなく，その反対に近い野心の欠如――怠惰――だったのである。

わたしはランドー説を好むし，われわれはすぐに，この問題がいかに扱いにくいかを理解する。親から提供される巣のなかで安心している現代の典型的な甘ったれのティーンエイジャーは，力ずくで追いだされるまでテレビを見，ビデオゲームをし，ファストフードを食べていつまでもいつづけるだろう。成人になったティーンエイジャーの両親がすべて証明できるように，この無価値な生物は追いだされたあとでさえ，くり返し攻撃的に以前の隠れ家を求めるだろう。

3 M. A. Mariner, *San Francisco Chronicle*, February 3, 1993, p. 4.

4 “Best in the Business,” *San Francisco Focus Magazine*, August 1996, pp. 77-78.

● 13章　タフで，やさしく，粘り強く

1 Moshe Feldenkrais, *Awareness Through Movement*（New York : Harper and Row, 1977）, p. 46〔M. フェルデンクライス／安井武訳『フェルデンクライス身体訓練法』大和書房〕.

2 Todd Oppenheimer, “The Computer Delusion,” *Atlantic Monthly*, July 1997, pp. 45-62.

● 14章　手のなかに隠されているもの

1 以下より引用。A. Schueneman and J. Pickleman, “Neuropsychological Analysis of Surgical Skill,” in J. L. Starkes and F. Allard, eds., *Cognitive Issues in Motor Expertise*（Amsterdam : Elsevier Science Publishers B. V., 1993）, p. 189.

2 Ira M. Rutkow, *An Illustrated History of Surgery*（St. Louis:Mosby-Year Book, 1993）を参照。理髪店の店頭の円筒は，伝統的に理髪店の店先にさがっていた赤と白の布を象徴する。おもに切開し，切り離し，「石のために」切っていた初期の外科の手順の大半は，教会が修道士の時間外にすべきことを決めていた時代に，修道士仲間から理髪師が引きついだものである。イギリスでは17世紀まで理髪師兼外科医が大きな影響力をもち，理髪師が確立していた古い職業組合から医師としての外科医が職業組合を切り離して独立したのは，チャールズ・ベルの少しまえの時代だった。

3 Scheneman and Pickleman, “Neuropsychological Analysis of Surgical Skill,” pp. 189, 193, 197.

4 英語で医師を意味するフィジシャン（*physician*）とドクター（*doctor*）のギリシア語とラテン語の語源は，物理学的・生物学的（で精神的）世界の知識が豊かになると同時に，これらの世界への依存度が低くなる文明に移行する重要な道標となる。物理学（*phy-*

に複雑な生体力学を結びつければ，訓練をゆっくりと慎重に進めなければならない理由が明らかになる。音楽の必要条件と，楽器の敏感さと，手や腕に生じる感覚をよく考えて順応してから，はじめて訓練をくり返す（安定させる）必要がある。忍耐強く思慮深い分析と慎重な準備を通じて，個人差を交えながらこの原則を尊重しなければならない。これに失敗すれば，器楽奏者が受ける演奏上のすべての障害のほとんどの原因になる。

5　ドイツのハノーバー音楽演劇大学の音楽生理学教授クリストフ・ワーグナーは，20年近くかかって音楽家の上肢の生体力学の正常値と変異値を記録した。かれの仕事は音楽家の生体力学の計測の配分に一般人と共通する部分があることを示したが，それと同時に運動の範囲や柔軟性の比較的小さな限界が特定の楽器の演奏の成功を大きく左右することがあるのを明らかにした。つまり，器楽奏者にとって人間工学は決定的に重要になる。以下を参照。C. Wagner, "Success and Failure in Musical Performance : Biomechanics of the Hand," in F. Roehmann and F. Wilson, eds., *The Biology of Music Making : Proceedings of the 1984 Denver Conference*（St. Louis : MMB Music, 1988）.

6　John Blacking, *How Musical Is Man?*（London : Faber and Faber,1976）, p. 7（originally published by the University of Washington Press, 1973, in the John Danz Lecture Series）. 亡くなったブラッキングは北アイルランドのベルファーストにあるクイーンズ大学の社会人類学教授だった。

7　現在のプロトキンはジェラルド・エデルマン〔1929～，アメリカの生化学者〕と一致して，人間の知能は遺伝的に決定された選択的注意の支配下に「本能的に」進化すると提唱する。だから選択的注意の作用は，特異性として指令でなく選択メカニズムに依存する人間の免疫反応に似ている。以下を参照。Henry Plotkin, *Darwin Machines and the Nature of Knowledge*（Cambridge, Mass. : Harvard University Press,1992）, pp. 161-78.

8　Howard Gardner, *Frames of Mind : The Theory of Multiple Intelligences*（10th-anniv. ed. ; New York : Basic Books, 1993）, pp. xi-xii.

9　Merlin Donald, *Origins of the Modern Mind : Three Stages in the Evolution of Culture and Cognition*（Cambridge, Mass. : Harvard University Press, 1991）, p. 382.

● 12章　ルーシーからルルとローズへ

1　Laura Esquivel, *Like Water for Chocolate*（New York : Doubleday, 1992）, p. 51〔ラウラ・エスキヴェル／西村英一郎訳『赤い薔薇ソースの伝説』世界文化社〕.

2　ミーシャ・ランドーは『人間進化の物語』（New Haven : Yale University Press, 1991）で意図的かどうかわからないが，エデンの園から追放されたアダムとイヴのもうひとつの正当化と，創世記の寓意の新しい解釈を示す。もうひとつべつのエデンの園――ユダヤ・キリスト教神学の地上の生息域でなく，樹上の生息域――が実在したというのである。われわれは原罪についてのランドーの説で，人間の運命の弱さという永遠の主題にたいするもうひとつべつの起源に気づく。

・エデンの園から追放されたのは人間でなく二足歩行以前の樹上性の人類の祖先だった。
・追放の理由は罪でも神の知識にたいする禁じられた渇望でもない――生息域が変わり，もはや樹間の生存が選択肢でなくなったことにある。

ランドーは物語形式を革新的に使用して，イースターの卵のように隠された特殊で重要な教訓を求める科学的言説を追求しようとする。かれは大きな寓意をもつ人間進化の物語の限定された段階を無意味にしない。新しい種から見れば，これ以上に辛辣な教訓右のような研究にはきびしい制約がある。
この問題は人間の腕で推定して研究しなければならない。もっとも最近の興味深い研究のひとつは，セントルイスのワシントン大学の生理学者マーク・シーバーがサルでおこなった研究である。シーバーは前腕の屈筋と伸筋の筋収縮のパターンを（サルで）詳細にマッピングする方法で，人間の指の器用さという崇高な謎を想像力を駆使した努力で解こうとした。かれが確定したのは，個々の指の運動がつねに別々の筋肉の配列の活動に反応しておこることであり，それぞれの筋肉は主動筋か拮抗筋としてか，あるいは安定させる作用として，どこかに貢献するということだった。ところで，この調節戦略のほとんど想像を絶した複雑さは，拘束具に固定されたサルの腕で確定された結果であり，ここで「指示された運動」は一方向に向かう一本の指の隔離された運動にすぎない。拘束されない運動の門を開こうとするか，ピアノ・ソナタを演奏する仕事をしようとすれば，運動がいかにおこなわれるかを見つけだす位置も方法もわからないだろう。以下を参照。M. Schieber, “Muscular Production of Individuated Finger Movements : The Role of Extrinsic Finger Muscles,” *Journal of Neuroscience* 15, no. I（1995）: 284-97 ; M. Schieber,“How Might the Motor Cortex Individuate Movements?” *Trends in Neuroscience* 13, no. II（1990）: 440-45.
このような観察結果があっても，「この筋肉がこの指を動かす」という観念は真実から遠すぎるので笑いを誘うほど素朴である。しかし予備的段階であっても，この仕事には音楽演奏や楽器の練習にすぐにも応用できる生理学的原理の暗示がある。
第一にシーバーは右に引用した二番めの論文で，神経系は手の把握の相乗効果の既存のレパートリーを利用して，複雑な調節問題を軽減しているかもしれないという仮説をたてた。つまり指の洗練された運動では，すべての複雑さを詳細に説明しようとすべきでなく，より小さな一連の共通するパターンから逸脱する運動と比較して説明すればいいだろうということである。ここには特定の音楽作品の練習では，長い連続的な打鍵があらわれても，手の構えの「休息箇所」を使う好機を利用して計画的に進めることができるという意味がある。このようにすれば，手を動かしっぱなしのときでも休ませることができるだろう。
第二にシーバーの仕事についてマルク・ジャヌローがいったように，「このモデルでは一本の指の運動を産出するのに，数本の指の運動を産出する以上のニューロンが必要になるだろう」。つまり一本の指を動かすより，手を動かすほうがやさしいということである。このことは音楽技法は可能な箇所では，できるだけ手と腕に技術的戦略の基礎をおくべきだということを意味する。指の位置を決めるのに手と腕を使うようにして，指の運動をできるだけ単純な押したり離したりする運動に限定すべきだということである。以下を参照。M. Jeannerod, *The Cognitive Neuroscience of Action*（Cambridge, Mass. : Blackwell Publishers, 1997）, pp. 42-43.
トーブマンもオブライエンも音楽家のけがの予防に決定的な重要な条件として，いくつかの基本的原則で一致する。手自体のなかにある小さな筋肉は，収縮と弛緩の非常に急速な周期に生理学的にあうが，持続的収縮にはよく反応しない。これらの筋肉はまたセンサーとなる。つまり，指の皮膚とともに中枢神経系に使用される最前線の斥候と偵察兵となり，からだと楽器が接触する位置から伸張と運動の小さな細部をすべて報告する。そして，この情報は事前に計画された自動的な連続運動を修正するために必要なタイミングと力の調整と微調整に決定的に重要になる。これらの前提条件と手自体の極度手首の伸長の組み合わせに依存することがわかるだろう。この共力性の運動は運動組織によって自動的に組織されており，そのルーツはたぶんブラキエーションの期間中の手を上からあてる枝の握り方にあるのだろう。

音楽家にとって DIP 関節の屈曲は二重の意味で問題になる。第一に深指屈筋の収縮には，つねに手首をのばし，手に力強いグリップを準備させる筋肉の収縮が付随する。また，あいにくと力強いグリップは指の急速に反復する屈曲と伸長にとって，適切な姿勢の基本ではない。第二に最近の独立した指の屈曲にかかわる物理学的・生理学的調節に関する研究で示されたように，FDP は現実に物理学的にも電気的にもひとつの筋肉ではない。だから一本の指の DIP 関節が曲がると，ほかの指の屈筋運動を誘発するので，ほかの指は積極的な伸長によって動かないようにしなければならない。以下を参照。S. Kilbreath and S. Gandevia, "Limited Independent Flexion of the Thumb and Fingers in Human Subjects," *Journal of Physiology* 479, no. 3（1994）: 487-97.

指の運動の調節に見られる付加的な複雑さは，骨にたいする靱帯と筋肉の連結の組み合わせだけでなく，相互間の連結の組み合わせにある。ギヨーム・デュシェンヌとかれの古典的研究『運動の生理学』以来，解剖学者と外科医は指の調節に関連するふたつの問題を解決するために，手と脳の生体力学的・生理学的メカニズムを理解しようと苦闘してきた。このふたつの問題はいずれも成功する楽器の技術に大きな意味をもつ。第一の問題は関節の屈曲と伸長，外転と内転，および回転の組み合わせを調節する方法に関係する。これらの運動は手首と手の関節のそれぞれで独立して変化すると同時に統合されるので，手と指が生体力学的にひとつの単位として機能する。第二の問題は指先の力の急速な調整に関係し，この指先の力は（弦や鍵盤や弁との）接触運動から解放運動にかけて指先でぶつかる生体力学的抵抗力を基準にする。以上の変動性の同時的な調節に驚くべき複雑さが要求されるので，高水準の音楽演奏に極度に長い訓練が必要なことと，気安く「タッチ」といわれるものを維持するために連続的な反復練習が必要なことがほぼ確実に説明される。

6 章で書いたように，わたしがロッククライミングに興味をもったのは指の「禁じられた」使用が必要らしいことからだった。いまでは，わたしのいいたいことがわかるだろう。ドアのかまち（か岩棚）からぶらさがるデイヴィド・ホールの手を想像して，あなたの手と指をおなじ位置においてみよう。こんどは指先の関節を曲げたまま，できるだけ早く指を上下に小刻みに揺するか，手首を上下に動かしてみよう。この運動には手を引っぱる伸筋に打ち勝つ非常に強い力が必要になるので，それほどやさしいとは思えないだろうし，そんなに早くもできないだろう。DIP 関節を積極的に屈曲させると，MP 関節の指全体の自由な反復運動が大きく阻害される。ロッククライマーが転落しないようにするために必要なのはまさにこの反応だが，指を早く動かして演奏する音楽家には破滅的である。

われわれは筋肉が手と指の急速な運動を調節する細かい細部を，広い範囲では知らない状態にいる。前腕と手だけでも 39 の筋肉があり，技術的に進んだ楽器演奏のみごとな演技で観察される演奏速度では，これらの筋肉のほとんどが，毎秒，なんども断続的に活動する。神経系の計算問題を考えると，運動組織の心理学者が訓練を積んだ音楽家の演奏の正確さと安定性を説明できる階層的な調節理論を求めつづける理由が明らかになる。熟練した運動を支配するときの脳をじかに観察する方法がないように，このような演奏中の人間の腕と手の筋肉活動の細かい細部を直接的に観察する方法はない。だから，覚領域を「支配し」，修正し，鋭敏にし，先例のない方法で高度に分析的で抽象的な新しい性格をあたえ，視覚言語と視覚的知覚を可能にするかのようである…

この言語的・空間的能力が，手話の使用者だけに見られる特殊な発達かどうかを疑問に思われるにちがいない。かれらはべつの非言語的な視覚・空間的能力を発達させ，新しい形式の視覚的知能が可能になるのだろうか（pp. 95-97）。

サックスは手話の使用者の空間的認識の「高まり」を証明するいくつかの証拠を再検討したあとで，その意味の議論を認知科学の視点から開始する。

このような発見はまた，以下のような基本的な疑問に結びつく。つまり神経系か少なくとも大脳皮質は，どの程度まで先天的な遺伝的制約（一定の中心部と一定の場所――特殊な機能のために「組みこまれた」領域か，「事前にプログラミングされた」領域か，「事前に特定の目的をもつ」領域）によって定められているかという疑問と，どの程度まで可塑的で，感覚的経験の特殊事情で修正されるかという疑問である（p. 103）。

26 多くの神経科医は音楽に関心をもつので，音楽的技能の喪失に「失音楽症」という独特の失行症候群の名称がついたのかもしれない。脳機能と音楽技能の関係にはじめて真剣な目を向けさせたのはモーリス・ラヴェルの症例であり，ラヴェルの症状は（作曲とピアノ演奏の両面で）芸術的技能の大きな損傷だった。以下の論考を参照。

・T. Alajouanine, "Aphasia and Artistic Realization," *Brain* 71（1948）: 229-41.

・J. Brust, "Music and Language : Musical Alexia and Agraphia," *Brain* 103（1980）: 367-92.

・A. Gates & J. Bradshaw, "The Role of the Cerebral Hemispheres in Music," *Brain and Language* 4（1977）: 403-31.

・N. Wertheim & M. Botez, "Receptive Amusia : A Clinical Analysis," *Brain* 84（1961）; 19-30.

ほんとうの科学ではないにしても，神経学的な関心の新しい支流が M. クリッチレーと R. A. ヘンソンというふたりのイギリスの神経科医の手で 1977 年にはじまった。*Music and the Brain* : *Studies in the Neurology of Music*（London : Heinemann, 1977）を参照。情熱的なジャッグラーや人形遣いたちも，おなじような認知を待っている。

27 Oliver Sacks, "Neurology and the Soul," *New York Review*, November 22, 1990, pp. 44-50.

● 11 章　調和と進化のプレスティッシモ

1 Justine Sergeant, "Distributed Neural Network Underlying Musical Sight-Reading and Keyboard Performance," *Science* 257（1992）: 106-9.

2 Justine Sergeant, "Mapping the Musical Brain," *Human Brain Mapping* 1（1993）.

3 Wanda Landowska, *Landowska on Music*, collected, edited, and translated by Denise Restout, assisted by Robert Hawkins（New York : Stein and Day, 1964）, p. 44.

4 ドロシー・トーブマンとパトリック・オブライエンは，楽器奏者の問題の根源としての「遠位屈曲」の重要性に，わたしの注意を向けた最初の音楽教師だった。指の末端指節――先端の関節――の屈曲は深指屈筋（FDP）という筋肉で動く。音楽家にとって理想的には，手のひらに指をおりたたむ一連の関節の動きで，曲がるべき最初の関節は掌骨指節（MP）関節である。つぎが隣接指（PIP）関節であり，最後が遠位指（DIP）関節になる。指がしだいに手のひらに向けて曲がり，さらに折れ曲がるにつれ手首の関節がのびはじめる。ハンマーやテニスのラケットを強く握れば，グリップの強さが指の屈曲と

liam Stokoe, "Sign Language Autonomy," *Annals of the New York Academy of Sciences* 280 (1976) : 505-13 ; William Stokoe, "Sign Language Structure," *Annual Review of Anthropology* 9 (1980) : 365-90.

21 Armstrong, Stokoe & Wilcox, *Gesture*, p. 161.

22 *Ibid*., p. 197.

23 P. Pramstaller & C. Marsden, "The Basal Ganglia and Apraxia," *Brain* 119 (1996) : 319-40.

24 N. Geschwind & A. Damasio,"Apraxia," in J. A. M. Frederiks, ed., *Handbook of Clinical Neurology*, vol. 1 : Clinical Neuropsychology (Amsterdam : Elsevier Science Publishers, 1985), p. 423.

25 あるべつの理由でも，失行症は非常に扱いにくい問題であることがわかる。右腕と顔の右半分に麻痺のあるブローカ失語の患者（この患者の理解力が「正常」であることを忘れないようにしよう）が，ときには左手の習熟した運動をまったくできないだろう。左手が正常で，要求された内容を理解し，要求されたことの実行方法を「知って」いてもおなじことであり，これを「交感性失行症」という。ゲシュヴィントとダマシオは，左半球から右半球の前運動皮質にいく経路の妨害が原因になると考える。ふつうなら両方の手足におこる失行症はまた，感覚皮質の特定の領域に限定された損傷でおきることもある。その領域とは頭頂皮質，後頭皮質，側頭皮質の接合部に近い頭頂領下部のことである。

より新しい再検討については以下参照。H. -J. Freund,"The Apraxias," in A. Asbury, G. McKhann & W. McDonald, eds., *Diseases of the Nervous System : Clinical Neurobiology II* (Chichester : Wiley, 1992) ; Pramstaller & Marsden, "The Basal Ganglia and Apraxia", "Praxis and the Left Brain," in M. Corballis, *The Lopsided Ape* (New York : Oxford University Press, 1991) ; E. Roy & P. Square-Storer, "Evidence for Common Expressions of Apraxia," in G. Hammond, ed., *Cerebral Control of Speech and Limb Movements* (Amsterdam : Elsevier Science Publishers, 1990).

失行症は手話の使用者でも見られるし，身振りとコード化された手話の手の運動分割が研究される機会があるので，とくに関心をもたれる問題となっている。オリバー・サックスは *Seeing Voices : A Journey into the World of the Deaf*〔佐野正信訳『手話の世界へ』晶文社〕で，アースラ・ベルギの右半球に重症の脳卒中をおこした耳の聞こえない患者のひとり（ブレンダ）を引用し，視覚・空間的技能を要するふたつの作業の遂行能力に驚くべき違いがあることを説明した。ブレンダは概して左側に視覚的に示されたすべてのものを無視し，自室の見取図を書いたときには実際に部屋にあったすべてのものを書きこんだが，どれも部屋の右側に配置した。これはこのような患者に典型的に見られる変質した知覚と行動である。

しかし，ブレンダは左側の視野で手の運動を要する手話を完全に意味を失わないで使いつづけ，小さな誤り（たとえば，空間に描いた正方形の左側を描き落とす誤り）しか犯さなかった。つまり，彼女の左側の空間のアクセス――左側の空間の認識――は，非言語的な視覚にもとづく知覚的・運動的行動から完全に消滅していたのに，言語的には完全な状態でありつづけたのである（Poizner, Klima & Bellugi, *What the Hands Reveal about the Brain*, pp. 141-44, 209)。サックスはつぎのように説明する。

> このように手話の使用者には，空間を表現する非常に洗練された新しい方法が発達する。手話を使わないわれわれには，この形式的空間と類似のものはなく，それはまったく新しい神経学的発達を反映する。手話の使用者の左脳が視覚・空間的知

念」がいかに構成されるかを説明したなかで示したのとおなじことである。しかし，脳はわれわれが生活のなかで関係するか関心をもつ数えきれないモノや桃にたいして，一定のひきだし（桃と桃らしさの中心）を維持するのではないらしい。というよりは，脳のある構造やシステムが同時に活動するとき，桃が観念としてあらわれるように思われる。実際に視覚システムでこれが作用する方法（そして細部が複雑になる方法）については以下を参照。S. Zeki, "The Visual Image in Mind and Brain," *Scientific American*, September 1992, pp. 69-76.

17 H. Poizner, E. Klima & U. Bellugi, *What the Hands Reveal about the Brain*. とくに3〜6章。

18 マギル大学のローラ・ペティートの再検討には，以下の論考を参照。

・Laura Petitto, "On the Autonomy of Language and Gesture : Evidence from the Acquisition of Personal Pronouns in American Sign Language," *Cognition* 27, no. 1（1987）: 1-52.

・Laura Pettito, "In the Beginning : On the Genetic and Environmental Factors That Make Early Language Acquisition Possible," in M. Gopnick & S. Davis,eds., *The Biological Basis of Language*（Oxford : Oxford University Press, 1996）.

・Laura Pettito, "Modularity and Constraints in Early Lexical Acquisition : Evidence from Children's Early Language and Gesture," in M. Gunnar & M. Maratsos,eds., *The Minnesota Symposia on Child Psychology*, vol. 25（Hillsdale, N. J. : Lawrence Erlbaum Associates, 1992）. わたしはこの報告のある特定の面に強い興味をもった。7か月から24か月までの子どもの手話行動を調べると，言語的身振りと非言語的身振りの両方で，一連の特定の身振りが手の使用に関する情報収集に使われていたという（pp. 42-43）。このリストには運動的活動（打ちつける，ひっかく），指で指す行動，社会的身振り（手をふる，うなずく），手にものをもつ活動（ブラッシング），手段になる身振り（ひろってほしいと伝えるために腕をあげる），象徴的身振り（手で頭の横の髪を結ぶまねをする）がある。これらの運動には指の細分化運動（指を別々に動かすか組みあわす運動）はふくまれなかったし，個々の指の運動が発達する以前には，話し言葉にも手話にも長い継続体や複雑な文法的構造はあらわれなかった。文法と指の運動の同時的急増は3年めにはじまる。

Laura Pettito & P. Marentette, "Babbling in the Manual Mode : Evidence for the Ontogeny of Language," *Science* 251（1991）: 1493-96.

赤ん坊と手で交信する興味深い方法については以下を参照。L. Acredolo & S. Goodwyn, *Baby Signs : How to Talk with Your Baby Before Your Baby Can Talk*（Chicago : Contemporary Books, 1996）〔リンダ・アクレドロ&スーザン・グッドウィン／たきざわあき編訳『ベビーサイン――まだ話せない赤ちゃんと話す方法』径書房〕.

19 この歴史を詳細に再検討したコロラド大学の人類学者ゴードン・ヒューズは，手の使用と結びつく初期ヒト科の道具使用と大脳半球の特殊化という進化が，言語進化を説明する行動学的・神経学的脈絡を提供するという積年の確信を再発表した。Gordon Hewes, "A History of the Study of Language Origins and the Gestural Primacy Hypothesis," in Lock & Peters, eds., *Handbook of Human Symbolic Evolution*.

20 David F. Armstrong, William C. Stokoe & Sherman E. Wilcox, *Gesture and the Nature of Language*（Cambridge/New York : Cambridge University Press, 1995）. ストコーの最初の論文については以下を参照。William Stokoe, "Sign Language Structure : An Outline of the Communication System of the American Deaf," *Studies in Linguistics*, Occasional Papers 8（1960）; Wil-

図を使用しない。かれらは語対語の指示ではそれらを使用するが，理解した文の意味を説明するときには，なじんだ言葉にもどる（Roch-Ambroise Bébian, “Essay on the Deaf and Natural Language, or Introduction to a Natural Classification of Ideas with Their Proper Signs,” in Lane, ed., *The Deaf Experience*, p. 148）。

手話をそれ自体で完全な一人前の言語と考えたベビアンは，事実上はフランスと故郷のグアドループ〔西インド諸島東部にある島。フランスの海外県〕ですべての研究生活を送り，耳の聞こえない人たちとかれらの言葉を開花させようとした。現在，ASL の市民権運動に参加するレインと多くの人たちは，ベビアンが亡くなった 1834 年ごろより，耳の聞こえない人たちの状況が多少は悪くなったと考えている。以下を参照。Harlan Lane, *The Mask of Benevolence : Disabling the Deaf Community*（New York : Alfred A. Knoph, 1992）. 最初の話しあいで，レインはつぎのようにいった。

わたしが批判するのは，ほんとうに尊敬できる人たちですから，失望感もひどいのです。かれらは頭もいいし，正しいことをしています。倫理観もある人たちだと思いますが，かれらの立場がいかに間違っているかを伝えようとしてもうまくいきません。わたしのように考えてくれるか，考え方の一部を理解してくれるだけでも，聴覚障害児と聴覚障害児をもつ耳の聞こえる親たちの状況がどんなに改善されるかを伝えようとしても，うまくいかないのです。いずにしても，かれらに理解させたいのは耳の聞こえない人たちには特有の事情があり，目が見えない人たちや歩けない人たちとは違うということなんですね。

目が見えなくても違う言葉はいりませんが，耳が聞こえなければ違う言葉が必要になります。そして，耳の聞こえない人たちのための言葉があれば，かれらはほんとうの共同体になります。耳の聞こえない人たちは，ポーランド系アメリカ人やナヴァホ族とおなじ意味の共同体です――歴史，言語，文化，芸術形式と，さらに価値観と信条をもっています。耳の聞こえない人たちの問題は，ナヴァホ族とおなじです。みんなはかれらを理解できないし，能力がないと思っています。あの人たちは社会的に抑圧されていて，英語を使いこなせません。耳の聞こえない人たちはナヴァホ族とおなじではないのですが，どちらも生物学的な犠牲者です。生物学と文化は相互に作用して，特殊な種類の人間をつくりだします。

聴覚学者や耳科医は少しでも聞こえるほうがいいだろうといいますが，それはアフリカのブルンディの森に住む背の低い種族に成長ホルモンを投与して，少しでも背を高くしたほうがいいだろうというようなもんですよ。医学的方法には意味がありません。かれらの文化が背の低さを基準にしたものであれば，文化の破壊につながるでしょう。健康で幸福な耳の聞こえない子どもに，わずかばかりの聴覚をあたえても，その子の生活を変え，「聴覚障害者」というラベルをはって哀れみの対象にするようになればよくありません。言語療法や話法教育を強制し，英語で交信できる生活にするために，ひどい苦労をさせるのは感心しないのです。すでに耳の聞こえない子どもに合わせた言葉や文化があるのに，こんな方法でわずかな聴覚をあたえようとするのは大きな誤りですよ。

16　Bébian, “Essay on the Deaf and Natural Language,” p. 150. 知覚にかかわる現代の研究では，脳が感覚によるデータ（「特徴」）を集めて，より高度な範疇か，実体としての意味をもつ実体に組織するという仮説がしだいに支持を集めている。それはベビアンが「桃の観

9 現在のわれわれは，この過程のタイミングと一般的性格が広く遺伝的な誘導下にあることを知っているが，身近に観察すると即応的性格には驚くべきものがある。以下を参照。Vygotsky, *Thought and Language*, p. 127. Pinker, *The Language Instinct*, pp. 269-71.

10 Vygotski, *Thought and Language*, p. 107.

11 Karl Bühler, *The Mental Development of the Child* (New York : Harcourt, Brace, 1930), p. 30.

12 Vygotski, *Thought and Language*, pp. 91-94.

13 U. Halsband et al., "The Role of Premotor Cortex and the Supplementary Motor Area in the Temporal Control of Movement in Man," *Brain* 116 (1993) : 243-66.

14 Harlan Lane, ed., Franklin Philip, trans., *The Deaf Experience : Classics in Language and Education* (Cambridge, Mass. : Harvard University Press, 1984)〔ハーラン・レイン編／石村多門訳『聾の経験』東京電機大学出版局〕.

15 耳の聞こえない人を手話の言葉で訓練しようとしたシカールは，代替的方法（つまり，話し言葉を参考にしない純粋な手話）を使えば，知的な意味や可能性を欠く生活になるという確信を捨てなかった。

> すべての観念は感覚から直接的にはいってくるか，（感覚でとらえきれないもののすべての観念をあたえてくれる）感覚のべつの組み合わせを通じて仲介される。われわれは口語の音でこれらの観念を表現し，聴覚の受ける印象を介した音のただなかで，これらの観念を思いおこす。われわれは語の意味を通じて，心のなかで観念を組みあわせて固定する。ところで耳の聞こえない人間の聴覚には，どんな音も作用することができない。その結果，観念を固定したり組みあわせたりする記号がないので，明らかに，どんな独創的な観念も心のなかにのこらないし，どんな未知の観念も心に到達することはできない。だから，耳の聞こえない人間とほかの人間のあいだには，完全なコミュニケーション・ギャップがある――知的能力を使う可能性がまったくないかれは完全に孤独であり，かれの知的能力はたまたま親切な手が死んだような眠りから引きあげてくれないかぎり，不活性な生命のない状態でありつづける（傍点は筆者）。
>
> 耳の聞こえない人間は話し言葉という信号を知らないし，コミュニケーションの方法がないので，感覚的印象はすべて一時的であり，知的印象は束の間である。かれの頭のなかには，自分におきていることを関連づけたり，比較の基礎として使えたりするものはなにものこっていない。また，ふたつの観念を同時にくみあわせることができないので（観念を維持する記号がない），もっとも単純な推論さえ不可能である（Roch-Ambroise Sicard, "Course of Instruction for a Congenitally Deaf Person," in Lane, ed., *The Deaf Experience*, p. 85.）。

以上の発言をベビアンと比較してみよう。

> われわれはシカール師が，これらの合図を十分に満足できる完成度のレベルにもっていったことを知っている。この種の翻訳は本物の包括的な文法的分析であり，この分析は話し言葉の一部としての語の範疇，語構成，屈折，文を形成する相互連結を明らかにする。
>
> しかしある意味で，これらの合図で文が深く分析されればされるほど――こうしてフランス語の構造が明らかになる――耳の聞こえない人間の言葉や知的能力と思考のスタイルから離れていく。だから耳の聞こえない人間は相互間で，これらの合

● 10章　思想を表現できる手

1 以下を参照。A. Damasio & H. Damasio, "Brain and Language," *Scientific American* 267, no. 3（1992）: 89-95. より広範囲な再検討については以下を参照。Frank Benson, *Aphasia, Alexia and Agraphia*（New York : Churchill Livingston, 1979）, pp. 12-17〔フランク・ベンソン／笹沼澄子他訳『失語・失読・失書』協同医書出版社〕.

2 Steven Pinker, *The Language Instinct*（New York : William Morrow and Co., 1994）, pp. 313-14〔スティーブン・ピンカー／椋田直子訳『言語を生みだす本能』上・下，日本放送出版協会〕. マサチューセッツ工科大学認知神経科学センター所長のピンカーは，本書で言語についての議論に新しい高水準を設定した。ピンカーははじめに「本能」という用語を選んだ理由を説明する。「本能という言葉は，クモが巣のかけ方を知るのとおなじ意味で，人々が話し方を知るという考えを伝える。巣をかけるのはクモの知られていないある天分が考えついたことではないし，正当な教育を受けたことや，建築学か建築業の適性があることにもよっていない。どちらかといえば，クモはクモの脳をもつから巣をかけるのであり，クモの脳が巣をかける衝動と，それに成功する能力をあたえている」（p. 18）。

3 ときに化石の証拠にもとづいて，言語の出現の歴史年表をつくろうとする試みがおこなわれる。多くは脳の頭頂葉，後頭葉，側頭葉の非相称を確定できそうな頭蓋骨の内側の斑紋を材料にする。初期の大半の研究を手がけたコロンビア大学の人類学者ラルフ・L. ホロウェイは，以下のように宣言する。「率直にいって，初期ヒト科の頭頂骨・後頭骨・側頭骨（POT）の接合部の相対的な拡大を明白に示す古神経学的証拠では，十分な裏づけをもつ記録の例は皆無であり，これが不本意な事実である」（W. Wilkins & J. Wakefield, "Brain Evolution and Neurolinguistic Preconditions," *Behavioral and Brain Sciences* 18［1995］: 191）。頭蓋内鋳型——古神経学という科学はありうるのだろうか——の解釈に関する問題の全般的な議論については，徹底して入念に論じたホロウェイの発表を参照。"Paleoneurological Evidence for Language Origins," *Annals of the New York Academy of Sciences* 280（1976）: 330-48. より最近のかれの議論については以下を参照。"Evolution of the Human Brain," in A. Lock & C. Peters, eds., *Handbook of Human Symbolic Evolution*（Oxford : Clarendon Press, 1996）, pp. 90-98.

4 David Armstrong, William Stokoe & Sherman Wilcox, "Signs of the Origin of Syntax," *Current Anthropology* 35（1994）: 348-68, p. 350.

5 1993年2月のハーラン・レインとの私的なインタビュー。身振りと手話の違いは以下で詳細に調査されている。H. Poizner, E. Klima & U. Bellugi, *What the Hands Reveal about the Brain*（Cambridge, Mass. : MIT Press, 1987）; see chapter 1（"Preliminaries : Language in a Visual Modality," pp. 1-30）〔H. ポイズナー，E. S. クリマ&U. ベルギ／河内十郎監訳／石坂郁代・増田あき子訳『手は脳について何を語るか』新曜社，「序論　視覚モダリティーを使った言語」〕を参照。もうひとつべつの最近の論考として以下を参照。Peter Radetsky, "Silence, Signs, and Wonder," *Discovery*, August, 1994, pp. 62-68.

6 Pinker, *The Language Instinct*, pp. 73-78.

7 Lev Vygotsky, *Thought and Language*（Cambridge, Mass. : MIT Press, 1986）, p. 65〔レフ・ヴィゴツキー／柴田義松訳『新訳版・思考と言語』新読書社〕. ヴィゴツキーは以下のシュテルンを参照した。C. and W. Stern, *Die Kindersprache*（Leipzig : Barth, 1928）, pp. 160, 166 .

8 Vygotsky, *Thought and Language*, p. 62.

21 Mary Marzke, “Precision Grips, Hand Morphology and Tools,” *American Journal Physical Anthropology* 102 (1997) : 91-110.

22 ドリーン・キムラは独自に，これらの機能が比較的連続的な操作に依存すると暗示した。以下を参照。D. Kimura, “Neuromotor Mechanisms in the Evolution of Human Communications,” in D. Steklis & M. Raleigh, eds., *Neurobiology of Social Communication in Primates : An Evolutionary Perspective* (New York ; Academic Press, 1979). D. Kimura, *Neuromotor Mechanism in Human Communication* (New York : Oxford University Press, 1993).

● 9章　悪ガキ，ポリリス，異質な技術による革命

1 Patricia Greenfield, “Language, Tools and Brain : The Ontogeny and Phylogeny of Hierarchically Organized Sequential Behavior,” *Behavioral and Brain Sciences* 14 (1991) : 531-95.

2 「われわれが慣れた活動を実行する過程で実践し，内面化する運動の連続体——われわれがとくに楽器で音楽作品の演奏を学んで内面化する活動の連続体，それぞれの新しい演奏でつくりだして従う連続体——というこれらの活動経路は，作品を知るわれわれのもっとも内密な方法になる。わたしはこれらの内面化された活動経路を『感じとった経路』と呼ぶ…」(Jeanne Bamberger, *The Mind Behind the Musical Ear : How Children Develop Musical Intelligence* [Cambridge, Mass. : Harvard University Press, 1991], pp. 9-10)。

3 Ralph Holloway, “Paleoneurological Evidence for Language Origins,” *Annals of the New York Academy of Sciences* 280 (1976) : 330-48.

4 スティーヴン・ジェイ・グールドは *Ontogeny and Phylogeny* (Cambridge, Mass. : Harvard University Press, 1977)〔仁木帝都・渡辺政隆訳『個体発生と系統発生』工作舎〕で，多様な発生率（異時性）の影響と長引く初期発達（幼形成熟）のインパクトを論じている。アンドリュー・ロックは（“Language Development and Object Manipulation,” in K. Gibson & T. Ingold, eds., *Tools, Language and Cognition in Human Evolution* [New York : Cambridge University Press, 1993]で）以下のように指摘する。「幼形成熟は人間進化の原因となる主要な過程だと主張される。しかし，このようなアプローチは形態学の領域で個体発生と系統発生のあいだの比較を復権させるが，人間の活動と「知識」の文化的合成には直接的に適用できない。人間の知識は個体発生のあいだ幼児期にとどまっていないので，幼形成熟は明らかにこの領域ではほとんど役割をはたさない」(p. 293)。

5 Peter C. Reynolds, “The Complementation Theory of Language and Tool Use,” in K. Gibson & T. Ingold, ed., *Tools, Language and Cognition in Human Evolution*, p. 411.

6 Reynolds, *op. cit.*, p. 412.

7 Reynolds, *op. cit.*, p. 423.

8 16インチのサーカットカメラは，ニューヨーク州のロチェスターで1905年にはじめて製造されたパノラマカメラの最大のモデルであり，6メートルのネガをつくることができた。以下を参照。Stephen J. Fletcher, “Cirkut Photography in Indiana Since 1906,” *Traces* 3, no. 1 (Winter 1991) : 18-31 (published by the Indiana Historical Society).

9 Kathleen Gibson, “Beyond Neoteny and Recapitulation : New Approaches to the Evolution of Cognitive Development,” in K. Gibson & T. Ingold, eds., *Tools, Language and Cognition in Human Evolution*, p. 275.

II（Chichester : Wiley, 1992）; P. Pramstaller & C. Marsden, “The Basal Ganglia and Apraxia,” *Brain* 119（1996）: 319-40. 以下の章も参照。“Praxis and the Left Brain,” in Corballis, *The Lopsided Ape* ; E. Ray and P. Square-Scorer, “Evidence for Common Expression of Apraxia,” in G. E. Hammond, ed., *Cerebral Control of Speech and Limb Movements*（Amsterdam : Elsevier Science Publishers B. V., 1990）.

16　「このシステムのふるまいを，個々の構成要素の詳細な分析だけにもとづいて理解できるかどうかは疑わしい。それらは行動面であまりに複雑で，蓋然的すぎるように思われる」（M. Wiesendanger et al., “Two Hands, One Action,” in A. Wing, P. Haggard & J. Flanagan, eds., *Hand and Brain* : *The Neurophysiology and Psychology of Hand Movements*［San Diego : Academic Press, 1996］, p. 299）。

また，脳の発達にたいする内分泌物の影響が重要な要素になったことにも触れておく必要があり，そのことに留意して運動の発達理論に統合しなければならない。以下を参照。N. Geschwind & A. Galaburda, *Cerebral Lateralization* : *Biological Mechanisms, Associations and Pathology*（Cambridge, Mass. : MIT Press, 1987）〔ゲシュヴィント&ガラバルダ『右脳と左脳』東京化学同人〕. 以下に濃密な概要がある。I. McManus & M. Breton, “The Neurobiology of Handedness, Language and Cerebral Dominance”.

> GAG 理論の核は胎児のテストステロンのレベルが，右半球と左半球の相関的な成長に作用するということにある。だから女性より男性で典型的に見られるようにテストステロンのレベルが高ければ，「異常な優位性」という現象の結果だろう。異常な優位性とは左利きか，右半球の言語か，左半球の視覚空間的能力か，以上の特質の低レベルの優位性のことであり，これらはどちらかの半球にあるだろう。また，テストステロンのレベルが高ければ左半球の後部の成長が遅れるといわれ，だから自閉症，失読症，吃音，運動過剰や，芸術，音楽，数学の能力の弱さのような発達学習障害の原因になる。この理論の検証にあたってもっとも重要なのは，テストステロンのレベルが高いと免疫機能が修正される結果になると仮定されることである。だから，自己免疫性の病気を中心とする幅広い病気の発病率が高くなる。そこには重症筋無力症，潰瘍性大腸炎，全身性エリテマトーデス（SLE），喘息，花粉症，アトピー，偏頭痛のような病気がふくまれる（p. 683）。

17　J. Healey, J. Liederman, and N. Geschwind, “Handedness Is Not a Unidimensional Trait,” *Cortex* 22（1986）: 33-53 ; M. Peters & M. Pang, “Do 'Right-Armed' Left-handers Have Different Lateralization of Motor Control for the Proximal and Distal Musculature?” *Cortex* 28（1992）: 391-99 ; R. Steenhuis & M. Breton, “Different Dimensions of Hand Preference That Relate to Skilled and Unskilled Activities,” *Cortex* 25（1989）: 289-304 ; M. Peters, “Subclassification of Non-pathological Left-handers Poses Problems for Theories of Handedness,” *Neuropsychologia* 28, no. 3（1990）: 279-89 ; G. Hammond, “Manual Performance Assymmetries,” in Hammond, ed., *Cerebral Control of Speech and Limb Movements* ; M. Corballis, “Human Handedness,”chapter 4 in *The Lopsided Ape*.

18　Yves Guiard, “Asymmetric Division of Labor in Human Skilled Bimanual Action : The Kinematic Chain as a Model,” *Journal of Motor Behavior* 19, no. 4（1987）: 488.

19　Guiard, “Asymmetric Division of Labor,” p. 493.

20　Guiard, “Asymmetric Division of Labor,” p. 502.

した。（ピアノに似た）新しい抗原の出現に必要なのは，適切な抗体のための新しい遺伝子の創出でなく，既存の休眠遺伝子の「開封」か，既存の構成要素を問題の解決に十分な新しい集合や新しい配列に配列しなおすことだけである。これはわれわれが5章で見た戦略（ペルセリの漸進的構成と完成されたパフォーマンスの洗練）のべつのバージョンにすぎない。ここでは特別のパフォーマンスの集合（いわばコンピュータの記憶装置に集積されたバーチャルな「チップ」）が一連の下位作業の統合的な制御を獲得するように思われ，下位作業は習得された複雑なパフォーマンスの進行中は調和しなければならない。ニコライ・ベルンシュタインの追随者たちは，この「チップ」を階層的なコントロール主題（「ドミナンタ」）と考えたし，西欧の心理学のなじみ深い名称では「協調構造」といわれる。

11 R. C. Oldfield, "The Assessment and Analysis of Handedness:The Edinburgh Inventory," *Neuro psychologia* 9（1971）: 97-113.この調査は最小の無駄しかない片手と両手を使う活動の範囲をあらわす10の質問からできていた。回答者が求められたのは，文字を書き，絵を描き，投げるときにどちらの手を使うかと，ハサミ，ナイフ，歯ブラシ，スプーン，ほうき（どちらの手を上にするか）を使い，マッチをすり（マッチをもつほうの手），ビンのふたを開ける（ふたをもつほうの手）ときに，どちらの手を使うかということだった。

12 この分布は奇妙なことに有名なキンゼー・レポートの分布に似ている。このレポートでは，人間の性的類似性が異性にたいする強い好みから，バイセクシャルを経由して同性にたいする強い好みにいたるまで，両極の約9対1の比率から連続的に配列される。左利きと同性愛（または両手利きとバイセクシャル）のあいだに現実に実際の関係があるかもしれないという考えは，ジークムント・フロイトと，親しい友人のウィルヘルム・フリースが考えついたように思われる。フリースは1906年に発表した著書『人生の方向』で，この考えを論じている。つづく反響で見られた魅力的な議論については，以下の著書の12章（"On the Other Hand"）を参照。Marjorie Garber, *Vice Versa*（New York : Simon and Schuster, 1995）.

13 M. Annett, *Left, Right, Hand and Brain* : *The Right Shift Theory*（Hillsdale, N. J. : Lawrence Erlbaum Associates, 1985）. 右シフト理論の示唆的な最新の改訂版については以下を参照。I. McManus & P. Breton, "The Neurobiology of Handedness, Language, and Cerebral Dominance : A Model for the Molecular Genetics of Handedness," in M. Johnson, ed., *Brain Development and Cognition*（Oxford : Oxford University Press, 1993）.

14 以下を参照。L. Harris, "Laterality of Function in the Infant : Historical and Contemporary Trends in Theory and Research,"in Young et al., eds., *Manual Specialization and the Developing Brain*.

15 「無動作症は…長いあいだ，ほぼ完全に無視されてきたし，現在でさえ希少な症例だと考える研究者たちがいる。無動作症は実際にはよく見られる現象であり，卒中による脳の損傷をもつ多くの患者に認められる。それは臨床神経科医から見て有用な徴候になることがあるが，最大の重要性は動作に関係する脳の組織化の情報を提供されることにある」（N. Geschwind & A. Damasio, "Apraxia," in J. A. M. Frederiks, ed., *Handbook of Clinical Neurology*, vol.1 : Clinical Neuropsychology［Amsterdam : Elsevier Science Publishers, 1985］, p. 430）.

最新の包括的な再検討については以下を参照。H. -J. Freund, "The Apraxias," in A. Asbury, G. McKhann & W. McDonald, eds., *Diseases of the Nervous System* : *Clinical Neurobiology*

Neurobiology 3（1993）: 958-65.

7　ふたつのシナリオの違いを理解することが重要であり，遺伝子工学の業績に眩惑させられる時代にいるわれわれは，この違いを軽く見る傾向がある。ダーウィンの学説の基準を思いだせば，特色は遺伝子の変化を通じてしか伝わらない。ある個体の行動上の変化で，子孫に伝わる遺伝情報が変わることはない。つまり，二足歩行のニッチで初期の「優位性」を獲得した片腕の狙撃手は，つづく世代に教育によってしかこの利点を伝えられなかっただろう。

それでは片腕の狙撃の価値に気づいた一族は，この戦略をどのようにして遺伝性の特色に変えたのだろうか。われわれは自分の遺伝子を（とにかく，いまはまだ）変えることができないので，答えは変えられなかったということになる。しかし，かれらは時間をかけて狙撃学校の理解の早い学習者と／または高度の達成者となる個体の繁殖率を高めることで，このような傾向の確率を高めることができたのだろう。また，なにをしているか知りもせずに，こんなことをしていたのかもしれないが，それは問題ではない。特定のわずかな遺伝的幸運をもった家族のより多い成員が，繁殖年齢まで生存できただろうから，自分自身を選択したのだろう。

8　右利きの普及ののちの証拠は，約四万年前の氷河期のヨーロッパに移住したクロマニョン人ののこした洞穴の絵に由来する。かれらはもっとも初期の人間の絵画だけでなく，自分自身の手の痕跡をのこしたのだった（以下を参照。R. Hughes, “Behold the Stone Age,” *Time*, February 13, 1995, pp. 52-62.）。発見された痕跡の 80 パーセントが左手だったので（右手を使ったということ），右利きと左利きの比率は 8 対 2 ということになる。道具を使って人々が描かれたエジプトの絵画によれば，この比率は現在の 9 対 1 になる（Springer & Deutsche, *Left Brain, Right Brain* の 5 章を参照）。

9　Frank R. Wilson, *Tone Deaf and All Thumbs*?〔F. R. ウィルソン／田中麗子訳『音痴かぶきっちょか』ムジカノーヴァ〕の「スピーディーな指とモーレツな打鍵」を参照。わたしはこの過程を音楽的脈絡で説明しようとした。神経生理学は当時より大きく前進したが，基本的な考え方はあまり変わっていない。運動学習と運動記憶という魅力的なテーマの非常に濃縮された最新の再検討としては，以下を参照。U. Halsband & H. -J. Freund, “Motor Learning, ”*Current Opinion in Neurobiology* 3（1993）: 940-49.

10　新しい複雑な運動技能が遺伝的支柱を獲得する外見上の速度は驚異的か，まことに神秘的である。たとえば鍵盤楽器は人間の道具，器械装置，玩具の保管倉庫にごく最近くわわった種類であり，たくみに扱うにはもっとも要求のきびしい項目のなかにはいるだろう。しかし，幼い子どもたちのなかにピアニストの高度な技能がある例（かれらの驚くべき演奏は「生まれつきの」才能でしか説明できない）や，ひとつの家系の多彩な成員や世代による実例（なかでもバッハ家やモーツァルト家は最高の実例として君臨する）がある。

ピアノ演奏の「チップ」のコードは，どのようにして人間の DNA にこんなに早く導入されたのだろうか。もちろん導入されたのでなく，既存のものが発見されるためにピアノの発明を待っていたにちがいない。ひとたび環境にピアノが導入されると，たくみなピアノ演奏が金銭を稼ぎ，異性の成員をひきつける効果的な戦略であることが証明され，この遺伝コード（と，それが生産する「ピアニストのチップ」）が大きく繁栄したのである。本書の 11 章でこの主題を詳細にとりあげる。

最近，この種のメカニズムが感染症にたいする身体の防御を支配することがはっきり

Young et al., *Manual Specialization and the Developing Brain* (New York : Academic Press, 1983), p. 403.

2 人間以外の霊長類の利き手に関する研究の包括的な再検討には，以下を参照。P. MacNeilage, M. Studdert-Kennedy, & B. Lindblom, "Primate Handedness Reconsidered," *Behavioral and Brain Sciences* 10 (1987) : 247-303.

3 Michael Corballis, *The Lopsided Ape* (New York : Oxford University Press, 1991).

4 たとえば以下を参照。Stanley Coren, *The Left-Hander Syndrome* : *The Causes and Consequences of Left-Handedness* (New York : Free Press, 1992)〔スタンレー・コレン／石山鈴子訳『左利きは危険がいっぱい』文藝春秋〕. とくに "Evolution and Handedness"〔「進化ときき手」〕pp. 74-83 を参照。

利き手の生物学にかかわる最近の研究の広範な再検討と照合には，以下を利用できる。

・R. Davidson & K. Hugdahl,eds., *Brain Asymmetry* (Cambridge, Mass. : MIT Press, 1995).

・N. Geschwind & A. Galaburda, eds., *Cerebral Dominance* : *The Biological Foundations* (Cambridge, Mass. : Harvard University Press,1984)〔N. ゲシュヴィント&A. ガラバルダ／品川嘉也訳『右脳と左脳――天才はなぜ男に多いか』東京化学同人〕.

・S. Springer & G. Deutsche, *Left Brain, Right Brain*, fourth edition (New York : W. H. Freeman and Co., 1993)〔宮森孝史・松嵜英士訳『左の脳と右の脳』医学書院〕.

・Gerald Young et al., eds., *Manual Specialization and the Developing Brain* (New York : Academic Press, 1983).

5 William Calvin, *The Throwing Madonna* (New York : McGraw-Hill, 1983)〔W. H. キャルビン／須田勇他訳『マドンナがしとめた――脳の進化は女性から始まった』誠信書房〕. 以下も参照。"The Unitary Hypothesis : A Common Neural Circuitry for Novel Manipulations, Language, Plan-ahead, and Throwing?" in K. Gibson & T. Ingold,eds., *Tools, Language and Cognition in Human Evolution* (New York : Cambridge University Press, 1993), pp. 230-50.

6 いまでは，この発生方法の説明に役だつかなりな研究がある。カリフォルニア大学サンフランシスコ校のマイケル・マーゼニックと同僚たちが示したのは，手と指の正確な運動の調節で中心的な役割をする大脳皮質のある領域が，手と指の活動の実験的な操作に反応して，具体的な指に関連する皮質組織の指定を変更することだった。この皮質の改変または「再配置」は，とくに高い動機づけをもつ条件下で急速な反復運動がおこなわれるときのような理想的な学習条件下でなら，ほとんどすぐにおこる。たとえば以下を参照。R. Nuda et al., "Neurophysiological Correlates of Hand Preference in Primary Motor Cortex of Adult Squirrel Monkeys," *Journal of Neuroscience* 12, no. 8 (1992) : 2818-947 ; M. Merzenich & K. Sameshima, "Cortical Plasticity and Memory," *Current Opinion in Neurobiology* 3 (1993) : 187-96.

これは技術的な面だが，霊長類の感覚運動皮質が哺乳類の脳の本質的に新しい構造である，外側小脳の活動の影響を受けることに触れておく価値がある。外側小脳が学習に関係する方法は，まだ具体的に知られていないが，とくに熟練した手の運動の調節との関連で重要である。いまではほとんどの研究者が（楽器の演奏のような）正確な運動の自動化のよりのちの段階か最終段階で，このことがもっとも重要になると考えている。以下を参照。W. Thach, H. Goodkin & J. Eating, "The Cerebellum and the Adaptive Coordination of Movement," *Annual Review of Neuroscience* 15 (1992) : 403-42. 異論については以下を参照。R. Lanais & J. Welsh, "On the Cerebellum and Motor Learning," *Current Opinion in*

がなければギターのコードをひけなかっただっただろう)。
・ふたつの別個の柔組織の仕切りをもつ親指の先に，広い腹の小山が形成された。その結果として，親指の先に接触探査用の拡張された表面が出現し，指球の高近位の「たわみ」に低遠位の勾配ができた。

最近，ネイピアのグリップの分類方式が多くの点で修正された。マーズキーが採用したロングのモデルでは，力強いグリップが強く握るグリップ（ハンマーやテニスのラケットのグリップ），円状のグリップ（ビンのふたやドアのノブのグリップ），フックグリップ（スーツケースをさげるグリップ），大きな球状の物体にたいする球状のグリップに分類される。ロングは正確なグリップや操作的移行を，すでにマーズキーがアウストラロピテクス・アファレンシスにあたえた3つのグリップと，さらに指の腹と腹のグリップに分類する。指の腹と腹のグリップでは，親指の腹はのこりの指の遠位の終端にじかに触れることができる。以下を参照。Charles Long, "Electromyographic Studies of Hand Function," in Tubiana, ed., *The Hand*, vol. 1, pp. 427-40 ; Charles Long et al., "Intrinsic-Extrinsic Muscle Control of the Hand in Power Grip and Precision Handling," *Journal of Bone and Joint Surgery* 52-B（1970）: 853-67.

14　Mary Marzke, "Evolutionary Development of the Human Thumb," *Hand Clinics* 8(1992) : 1-8.

15　James Shreeve, *The Neandertal Enigma* : *Solving the Mystery of Modern Human Origins* (New York : William Morrow and Company, 1995), pp. 20-21〔ジェイムズ・シュリーヴ／名谷一郎訳『ネアンデルタールの謎』角川書店〕.

16　4億年以上前にはじめて原始的な魚類が出現した。そのずっとのちのある時点で，5本の鰭条が陸上の使用に適応した。つぎに，さまざまな時期に地球上のさまざまな場所で，前肢（腕）の橈骨側の外側にあった連鎖状の骨が新しい形状をとり，前肢にそれ自体のための新しい生態的地位を刻み始めた。どういうわけか橈骨の連鎖か「放射部分」(親指）が，それぞれの指をつくりあげていた3個の骨の1個を失った。ほかの指には3個の指骨があるのに，どうして親指には2個しかないのだろうか。失われた骨はどこへ消えたのだろう。ひとつの可能性は，まったく消えていないということである。そうではなく，失われたのは第一中手骨（手の親指のつけ根の骨）かもしれない。われわれが第一中手骨と呼ぶ骨は，ほかの4本の指のあわせて12個の指骨とおなじように，手首の終端近くに1個の成長板をもつ。そのほかの指の中手骨は，手首から遠く離れた終端に成長板をもっている。だから非常に遠い遠い過去のある時点で，親指の最初の近位の指骨が長くのび，そのあと，ほかの4本の中手骨と並ぶ位置の近くに移動した可能性がある。これがあたっていれば，ほんとうの第一中手骨はどこに消えたのだろうか。たぶん，指のなかで圧縮されただけだろう。そして，大多角骨に変わったのかもしれない。大多角骨は第一中手骨の根元にある生体力学的に独特の小さな骨である。その大多角骨が古いほんとうの最初の中手骨であり，それが橈骨の放射部分の3個の終端の指骨の解放者として新しい生活を送っていると想像するのは，たしかに魅力的である。だれも実際におきたことを知らないし，それを見つける方法もわかっていない。

17　以下を参照。D. Sloane & L. Sosniak, "The Development of Accomplished Sculptors," in B. Bloom, *Developing Talent in Young People* (New York : Ballantine Books, 1985).

● 8章　右手には左手がしたばかりのことがわかる

1　Gerald Young, "Changes, Constancies and Continuities in Lateralization Development," in G.

5 Frederick Wood Jones, *The Principles of Anatomy as Seen in the Hand*, second edition (Baltimore : Williams and Wilkins, 1942), pp. 298-300.

6 O. J. Lewis, *Functional Morphology of the Evolving Hand and Foot* (Oxford : Clarendon Press, 1989), p. 89.

7 Napier, *Hands*, p. 55.

8 D. Johanson & M. Edey, *Lucy : The Beginning of Humankind* (New York : Simon and Schuster, 1981), pp. 348-49〔D. ジョハンソン&M. エディ／渡辺毅訳『ルーシー――謎の女性と人類の進化』どうぶつ社〕.

9 Mary Marzke, "Evolution," in K. M. B. Bennett & U. Castiello, eds., *Insights into the Reach to Grasp Movement* (Amsterdam : Elsevier Science B. V., 1994), chapter 2.

10 Mary Marzke, "Precision Grips, Hand Morphology, and Tools," *American Journal of Physical Anthropology* (1997) 102 : 91-110, p. 99.

11 Mary Marzke, "Evolution of the Hand and Bipedality," in A. Lock & C. Peters, eds., *Handbook of Human Symbolic Evolution* (Oxford : Clarendon Press,1996), p. 131 ; Marzke & Kathryn L. Wullstein, "Chimpanzee and Human Grips : A New Classification with a Focus on Evolutionary Morphology," *Interna tional Journal of Primatology* (1996) : 117-39, p. 135 (Table III).

12 Mary Marzke, "Evolutionary Development of the Human Thumb," *Hand Clinics* 8, no. 1 (February 1992).

13 マーズキーが説明した変化で，ルーシーの第二中手骨が人間のように手首で回内運動（親指の方向への回転）をできたかどうかについては，いくらかの議論がのこる。おなじく現存の標本からは，親指の遠位関節の長くて極度に強力な屈筋が，アウストラロピテクス・アファレンシスでも人間とおなじように独立した筋肉だったかどうかを決定することはできない。ほとんどの類人猿で，この筋肉は指の深屈筋とおなじように始まるので，親指の屈伸を独立した移動として実行することはむずかしい。

ネイピアが約182万年前と年代測定されたホモ・ハビリスの標本の手を検証したとき，長母指屈筋の腱が指の深屈筋と無関係にまがる可能性をもつ現在の独立した筋肉だったかもしれないという示唆があった。親指のつけ根の鞍関節もまた，より広くより平坦であり，親指とのこりの指の接触を改善した可能性がある。

進化はつぎにいくつかの追加修正を導入し，この修正で人間の手はロングが説明したグリップのすべてを利用できるようになった。要約すれば，人間の手と手首におきた変化は，以下のような主要な変化から成立する。

- 第二中手骨のつけ根がより以上に修正され，大多角骨，小多角骨，小頭骨と付着したおかげで，手首の関節で10度までの屈伸と，軽い回内運動ができるようになった。
- 有鉤骨の関節で接続する表面が平らになって曲がったので（つまり鞍関節が修正されたので），小指の手首中手骨関節が約25度の屈伸運動と，さらに屈曲運動中の回外運動をできるようになった。また薬指のおなじ関節で約10度の屈伸運動と，屈曲運動中の回外運動ができるようになった。くわえて第三中手骨より短い第四中手骨と，第四中手骨より短い第五中手骨が，強く握るグリップで手の傾斜度に軽い勾配をつけ，より効果的にした。第五中手骨もまた極端に太いので，強く握るグリップのあいだ，小指に発生する大きな力を吸収し，伝達することができる。
- 中手骨・指骨関節（指関節）の配置のおかげで，回内と回外の両方向にかなりな回転運動ができるようになった。この変化で小さい物体を操作する能力が増大した（これ

● 7章　二四カラットの親指

1 Raoul Tubiana, "Architecture and Functions of the Hand," in Tubiana, ed., *The Hand*, Vol. 1 (Philadelphia : W. B. Saunders, 1981), p. 19.

2 John Napier, *Hands*, revised ed. (Princeton : Princeton University Press, 1993), p. 55.

3 なかには――マーリン・ドナルドもそのひとりだが――ダーウィンの理論がホモ・サピエンス・サピエンスの地位の説明にも，前兆となる適切な進化論的モデルの提供にも失敗すると考える人たちがいる。どうしてだろうか。われわれがかつてのジャングル生活のそぐわない再調整に大々的に干渉しはじめたからである。われわれは自己の生態的地位のためだけに戦うわけではない――生態的地位の構造と力学を積極的につくり変えようとする。まず，最初の道具製作者としてホモ・ハビリスが出現した。それから出現したホモ・エレクトゥスは，明らかに火のような自然の力を石とおなじく道具として使えることに気がついた。そのあとに出現したホモ・サピエンスは，専有，修正，合成（たとえば火薬の調合や電気の利用）というこの過程を拡大した。そのおかげで現在の人類は，種の進化を決定した盲目的過程から先例のないレベルの保護を享受しているほどである。「自然の改良」がいかに容易かを理解した人間は，いわば本気になったのだった。コンピュータの助けを借りたわれわれは，オゾン層の破壊や地球温暖化にせっせと時間を浪費する。いつかわれわれが大気圏外空間に核弾頭を発射し，それを爆発させて地球めがけて直進する小惑星をそらせられれば，人間がダーウィンの自然選択ゲームで横柄な詐欺師になったことをだれも否定しないだろう。

マーリン・ドナルドはそれをつぎのように表現する（*Origins of the Modern Mind : Three Stages in the Evolution of Culture and Cognition*［Cambridge, Mass. : Harvard University Press, 1991］）。

> 現代精神の複雑な表象構造をサルのそれと比較すれば，われわれはダーウィンの宇宙が小さすぎて人類を包括できないと結論するかもしれない。19世紀の生物学には，人間の進化の認識的次元を評価する適切なボキャブラリーはなかった。認識の進化の臨界点に達したわれわれは，先行したどんな生物ともちがう記号使用者であり，ネットワーク化された生物である（p. 382）。

ティム・インゴールドはつぎのようにいう（*Tools, Language and Cognition*）。

> 必要なのは大半の生物学者が信奉する狭い意味のダーウィンの学説より，ずっと広い進化の考え方である。このより広い考え方の中心には，意図的で創造的な行為者としての生物・人間がいる。この生物は（同種の生物との社会的関係をふくむ）環境的関係の脈絡内に存在し経験する発達を継承し，その活動を通じて関係するほかの生物の発達の脈絡に貢献する。だから行動は生得的・遺伝的にコードされたプログラムからも，文化的に獲得されたプログラムからも生成されない。行動は環境内の生物全体の作用から生成される（p. 470）。

もちろんこのルールの変更が，最終的にわれわれの利益になるとは証明されないかもしれない。現在のわれわれは，母なる自然がたんにそれ自体であるときに可能であるのとおなじくらい容易に，無知な力の誤用から，われわれ自身を滅ぼすかもしれないということにすぎない。たとえば以下を参照。"Los Angeles Against the Mountains," in John McPhee, *The Control of Nature* (New York : The Noonday Press, 1990).

4 Charles Bell, *op. cit*., p. 157.

3 J. Napier, "The Prehensile Movements of the Human Hand," *Journal of Bone and Joint Surgery* 38-B, no. 4 (1956) : 902-13.

4 ネイピアがこの原則を提示した30年後に，神経生理学者たちは脳内の単細胞の振る舞いに対応するものを発見した。ジャヌローはこの驚くべき発見をつぎのように論評する(Jeannerod, *op. cit*.)。

> 一定の運動（たとえば正確なグリップ）のあいだに始動するサルの皮質ニューロンは，もうひとつべつの種類の運動（たとえば力強いグリップ）のあいだ始動しない。しかし，どちらのばあいもおなじ筋肉が関係する。これは特定の運動ニューロンが何組かの皮蓋細胞に関係することがあるのを示し，それぞれの皮蓋細胞はある筋肉の収縮でなく，ある種の運動に関連して活性化する。これらの発見の論理的帰結は，おなじ筋肉にたいしていくつかの皮質の表示があることであり，それぞれの表示は運動の種類の機能として作用しはじめる（p. 41）。

ジャヌローはこのパラグラフの出典として以下を引用する。R. Muir & R. Lemon, "Corticospinal Neurons with a Special Role in Precision Grip," *Brain Research* 261(1983) : 312-16. R. Lemon et al., "Corticospinal Facilitation of Hand Muscles During Voluntary Movements in the Conscious Monkey," *Journal of Physiology* 381(1986) : 497-527.

5 ネイピアは支える物体の大小と無関係に，親指は力学的にふたつの対置関係でしか安定しないと指摘した。つまり（内転した）人指し指の側面に向けて押すか，（物体の大きさによって外転し，回内し，屈伸した）完全な対置関係に変わるかのどちらかである。かれはそのあと正確なグリップの度合いが（懐中電灯を向け，ホースで庭に水をまき，細身の剣を握るような）力強いグリップを要求すれば，親指はほぼつねに内転すると書きとめた。対照的に主要な要求が力であれば（クラブを振る），親指はできるだけ遠い対置関係で動く。ひょっとすると内転した親指の位置の（「正確な・力強い」）グリップは，手にもつ道具で指示するか狙いをつける動作として，この対置関係を示すだけかもしれない。素手をのばす接触の研究では，親指はふつう前腕の軸と一直線に並ぶが，人指し指は目標の大きさにあった長さでのびる（まっすぐになる)。

6 Jeannerod, *op. cit*., pp. 39-40.

7 C. Long et al., "Intrinsic-Extrinsic Muscle Control of the Hand in Power Grip and Precision Handling," *Journal of Bone and Joint Surgery* 52-A, no. 5 (1970) : 853-67. ハンマーをふりかざす運動では，人指し指，中指，薬指に連動する手の背側と手のひらの骨間の筋肉が活性化した。小さな虫様筋——小指の虫様筋をのぞく——は力強いグリップに無関係だった。著者たちはこの第四虫様筋の特例に触れて，この筋肉は第五指の内転筋と尺骨の回旋筋として作用すると提唱した。もちろん，これは尺骨の変動の符号運動であり，斜め方向に握りしめるグリップはこの運動に依存する。これは人間に特有の運動である。

8 H. Forssberg et. al., "Development of Human Precision Grip" (4. Tactile Adaptation of Isometric Finger Forces to the Frictional Condition), *Experimental Brain Research* 104 (1995) : 323-30.

9 1993年の『ギネスブック』によれば，1982年に30歳のロバート・チスネルが片手懸垂22回，二本指懸垂18回，一本指懸垂12回という世界記録を達成した。両手の連続懸垂世界記録は，リー・チンヨンが1988年につくった370回である。当時のリーは63歳だった（テストステロンの高潮が16歳だということは忘れよう。人生は30歳から始まる)。

路——の成熟と結びつけられてきた。最近になって，子どもが素早く指を動かす能力が訓練でなく，この通路の成熟に依存することが示された（K. Müller & V. Hömberg, "Development of Speed of Repetitive Movements in Children Is Determined by Structural Changes in Corticospinal Efferents," *Neutoscience Letters* 144[1992] : 57-60)。手や錐体路の主要な皮質制御領域が損傷すると，手の器用さが奪われるので悲惨な結果になる。このような傷害は脳卒中や頭の損傷に，一般的に見られる悲劇的結果である。それはまた子どもにも，より一般化した運動系の病気である脳性麻痺の一部としておきることがある。

11 "Serge Percelly Does Not Take Juggling Lightly," *The New Yorker*, November 8, 1993, pp. 50-51.

12 Howard Austin, "A Computational Theory of Physical Skill,"（doctoral dissertation, Department of Electrical Engineering and Computer Science, Massachusetts Institute of Technology, March 1976), pp. 88-91. 神経科学と学習の実際面を同時に研究する問題としてジャッグルに関心をもつ読者には，最近の２冊の論考が読む価値をもつ。P. Beek & A. Lewbel, "The Science of Juggling," *Scientific American* 273（November 1995) : 92-97 ; S. Kemper, "If It's Impossible, Michael Moschen Will Do It Anyway," *Smithsonian*, August 1995, pp. 38-47.

13 Austin, A., *Computational Theory of Physical Skill*, p. 363, *op. cit.*

14 Austin, pp. 43-44, *ibid*.

15 スポーツ心理学者は以下の主張を介して宣言型知識と手続型知識の相互作用を調査した。「知識と行動が結びつけば，その結びつきはふたつの方法で作用するだろう。つまり知識が行動を促進すれば，行動は知識を促進するだろう」（F. Allard et al., "Declarative Knowledge in Skilled Motor Performance : Byproduct or Constituent?" in Starks & Allard, eds., *Cognitive Issues in Motor Expertise*)。この論考の著者たちはかつての運動選手を対象に，国際レベルの競技の審判の資格と，かれらの初期の国際競技参加資格との関係を調査し「もっとも威信ある競技の審判では，おなじレベルで競技に参加したことが役にたつ」ことに気がついた。

熟練者と初心者を見分けるもうひとつの研究で，われわれは視覚運動パフォーマンスの魅力的な世界にもどる。赤外線センサーで追跡した卓球選手の目の運動が示すのは，熟練者が「予測できる情報を求め」，「利用できる非常に短い時間内に処理する必要のある情報量を切り捨てる」ことだった（F. Allard,"Cognition, Expertise, and Motor Performance," in Starks & Allard, eds., *Cognitive Issues in Motor Expertise*)。

16 Austin, A., *Computational Theory of Physical Skill*, pp. 367-71, *op. cit.*

17 Jeannerod, *The Cognitive Neuroscience of Action*, pp. 28-31.

18 Jeannerod, *ibid.*, p. 21.

19 Austin, A., *op. cit.*, p. 50.

● 6章　過去のグリップ

1 D. H. Lawrence, *op. cit.*, p. 49.

2 ウマにたいするデイヴィドのアプローチは２冊の近著の説明と強く響きあう。Tom Dorrance, *True Unity* : *Willing Communication Between Horse and Human*（Fresno, Calif. : Pioneer Publishing, 1987). Monty Roberts, *The Man Who Listens to Horses*（New York : Random House, 1997)〔モンティ・ロバーツ／東江一紀訳『馬と話す男——サラブレッドの心をつかむ世界的調教師モンティ・ロバーツの半生』徳間書店，1998〕.

が分離するこの現象は，技能の習得に二種類のものがあるという提案に結びついた。ひとつは仮定された運動か手続型記憶に依存する。もうひとつは宣言型記憶と呼ばれるものに依存し，意識的自覚と他者と言語的に伝達されることのある事実にもとづく情報に結びつく。

スポーツ心理学者のなかには，こうした二種類の学習や記憶が無関係に機能することを疑う人たちもいる。熟練した運動選手の詳細な研究で上級のパフォーマンスが両方を要求することと，それらが高度に相互作用的であることが確証されている。たとえば以下を参照。J. Starkes & F. Allard, eds., *Cognitive Issues in Motor Expertise,* chapter 1 and 6（Amsterdam : Elsevier Science Publishers B. V.,1993）.

6 Charles Bell, *The Hand, Its Mechanism and vital Endowments, As Evincing Design : The Bridgewater Treatises on the Power, Wisdom, and Goodness of God as Manifested in the Creation*（Treatise IV ; New York : Harper and Brothers, 1840）, p. 188.

7 20 世紀はじめの細胞構造の視覚化の進歩で，「物理的刺激の受容器」と呼ばれる数多くの特殊化した細胞が皮膚，筋肉，関節にあることがわかった。これらが集合的に，脳，手足，からだの方向づけと運動でモニターされる意識と無意識の原因となる——つまり，それらはベルのいう「筋肉の感覚」を説明する。これらのなかで（筋紡錘という）感覚と運動の役割をもつもっとも複雑な受容器は，熟練した運動の決定的な調整と訂正で非常に重要なことが知られている。

8 この発達過程の最近の調査で，積極的な視覚活動が手の運動の視覚的レファレンスシステムの構築ではたす，重要な役割にかかわるベルの基本的主張が裏づけられた。以下を参照。A. Hein & R. Diamond, “Contribution of Eye Movement to the Representation of Space,” in Hein & Jeannerod, eds., *Spatially Oriented Behavior*（New York : Springer-Verlag, 1983）, pp. 119-33.

触覚的探索で獲得された情報は触覚学的情報と呼ばれる。この問題の拡大した議論については以下を参照。Phillips, *Movements of the Hand*, especially chapter 1, 7, and 8 ; and Wing et al., *Hand and brain*, chapters 16-21.

9 M. Jeannerod, *Neural and Behavioral Organization*, p. 51. *op. cit*.

10 「積極的な接触」（シェリントンの造語）とは，外の世界の対象を調査し同定する手の意識的な手引きを意味する。それは手と目の運動が結びつくまで習得されることはないし，生じることもない。一般に本来的な正当な特色をもつと考えられるこの問題だけで，非常に多くの研究がおこなわれてきたし，現在もおこなわれている。

「分別能力」運動と呼ばれる指の個々の運動を制御するのは人間独特の能力なので，手と指の技能の一連の発達はかなり大きな関心をもたれる問題である。幼い子どもは生後 6 か月以内に自然に親指を人指し指に近づけることができるようになるが，1 歳になるまではほかの個々の指の運動や，手で小さな物体を正確に握る運動を制御することはできない——かれらはまた 1 歳になると，右利きか左利きかを示し始める。グリップの成熟にかかわる包括的な研究によれば，子どもが大きな力を使わないで対象を処理するに必要な分別力の洗練された制御を獲得するのは，ずっとのちのこと——ときには 5 歳まで不可能——である（H. Forssberg et al., “Development of Human Precision Grip”［4. Tactile Adaptation of Isometic Finger Forces to the Frictional Condition］, *Experimental Brain Research* 104［1995］: 323-30）。

手の運動技能の洗練は長く皮質の主要な運動野と脊椎のあいだの特別な通路——錐体

腕の関節の運動を決定する仕組みと厳密に似ている。人形遣いが人形の腕を回外運動させる身振りのときに，自分のひじを回外運動させせようとして二頭筋を使うことがあれば，表面的な振りつけだけでなく，基本的な運動のメカニズムにも密接な一致が見られる。

● 5章　手と目と空

1 "Boy and Top," in *Octavio Paz, Early Poems 1935-1955*（New York : New Directions, 1973）, p. 45.

2 Nicolai Bernstein, *The Coordination and Regulation of Movements*（Oxford : Pergamon Press, 1967）, p. 33.

3 S. Culin, *Games of the North American Indians*（New York : Dover, 1975）.

4 本章で提起した運動コントロールの技術的な問題をさらにこまかく追究したい読者には，以下の7冊のテキストを推薦したい。ローゼンバウムとウィングの書物は上級の学部学生用に書かれている。のこりの書物は神経生理学か運動の研究の実質的な読書体験を要求する。もっとも最近のジャヌローの論考は，手を触れる運動と把握運動の視覚運動的コントロールに非常に深く関係する。また以下も一読に値する。S. Zekis' piece, "The Visual Image in Mind and Brain," *Scientific American*, Sept. 1992, pp. 69-76.

・M. Jeannerod, *The Neural and Behavioral Organization of Goal-Directed Movements*（Oxford : Clarendon Press,1988）.

・M. Jeannerod, *The Cognitive Neuroscience of Action*（Cambridge, Mass. : Blackwell Publishers, 1997）.

・D. Humphrey & H. -J. Freund, *Motor Control : Concepts and Issues*（Chichester : John Wiley, 1991）.

・C. Phillips, *Movements of the Hand*（Liverpool : Liverpool University Press, 1986）.

・D. Rosenbaum, *Human Motor Control*（New York : Academic Press, 1991）; especially chapter 5 and 6.

・J. Rothwell, *Control of Human Voluntary Movement*, second edition（New York : Chapman and Hall, 1994）.

・A. Wing, P. Haggard, & J. Flanagan, *Hand and Brain : The Neurophysiology and Psychology of Hand Movements*（San Diego : Academic Press, 1996）.

5 最近，この質問にたいする答えは，明確な「ノー」から明確な「たぶん」に変化した。機能的な脳のイメージング技術と呼ばれるものの急速な変化で，高度にコントロールされ，制限された条件下で学習に相関する脳を調査できるようになった。この研究から生じるある一般的傾向を見ると，学習の初期段階では皮質が代謝的にもっとも活発であり，ひとたび運動の日課が記憶されれば，活動は大脳基底核と呼ばれる深い一連の構造の活性化と結びつく傾向があるように思われる。たとえば以下を参照。R. Seitz & P. Roland, "Learning of Sequential Finger Movements in Man : A Combined Kinematic and Positron Emission Tomography（PET）Study," *European Journal of Neuroscience* 4（1992）: 154-65. このような研究では，バーチャルリアリティーの教示コースを使ってジャッグルを学んだ演技者を訓練したばあい，なにがおこるかと思われる。

神経学者はまた脳の傷害のあとに新しい技術を学ぶことができても，実践を記憶しない患者に関心をもってきた。訓練が進むにつれ，向上が記録されても，患者はそれぞれの訓練期間にとりくむたびに，はじめての試みだといいつづける。意識的自覚から技能の機能に関連する脳構造の回路構成と機能的関係にかかわる記述的・量的研究の現代の始まりとなった。シェリントンの仕事は現代の神経生理学に必要な基礎だけでなく，神経病の現代的臨床研究の予定表と方法論も提供した。シェリントンとエイドリアンは共同研究で，1932年にノーベル賞を受賞した。この歴史の有益で非常におもしろい説明については以下の書物の8章（"Springs of Action"）を参照。Jonathan Miller, *The Body in Question*（New York : Random House, 1978）.「膝蓋腱反射」に関する試論をふくむ反射抑制についてのシェリントンの研究の核心は，以下の著書の7章 "On Reciprocal Innervation" にある。D. Denny-Brown, ed., *Selected Writings of Sir Charles Sherrington*（New York : Paul B. Hoeber, Inc., 1940）.

9 ガレノス自身が筋肉運動に関する著書で，このことを提案している。Goss,"On Movement of Muscles," p. 12.

10 Guillaume Duchenne, *Physiology of Motion*, translated and edited by E. Kaplan（Philadelphia : J. B. Lippincott Co.,1949 ; original French edition,1867）.

11 George Speaight, *The History of the English Puppet Theatre*, second edition（Carbondale, Ill. : Southern Illinois University Press, 1990）, especially chapters 1 and 9.

12 ときには機能的相関関係にある対になった両方の筋肉は，関節が動かないように同時に収縮するだろう。たとえば隣接する関節を動かしながら，ひとつの関節を「ロック」しなければならないかもしれない。これはたとえば重量挙げの選手が，手首のカールと二頭筋のカールをするときにおきることである。手首の運動では，重量は手首が屈曲するあいだ，まがった指でしかるべき位置にたもたれる。この運動のあいだ，ひじは二頭筋と三頭筋の同時の持続的収縮で安定し，この収縮は「屈筋・伸筋の共収縮」と呼ばれる。二頭筋のカールでは，手首はひじが屈曲するあいだロックされる。この収縮と伸長の前後の移動の無数の変動は，実生活のすべての活発な運動のあいだに筋骨格系を通じて生じる。この組みこまれた生理学的順応性がなければ，随意運動は極端に制限されるだろう。

13 目の周囲の筋肉は，目を調べる必要のある標的に向けるには理想的に配置されている。また，目は体内の必然的な相互的筋肉活動の理想的なケースをあらわす。4本の筋肉（直筋）が前方から後方に走り，目の上下と両側の付着部から眼窩の背後の共有点に達する。上直筋は目を上方に動かし，下直筋は目と視線をさげる。内直筋は目を鼻のほうに向け，外直筋は鼻からそれた方向に向ける。直筋と直角になったほかのふたつの筋肉（上斜筋と下斜筋）のおもな仕事は，目を時計回りか反時計回りに回転させることである。これら筋肉の機能は，実生活ではそれほど単純でない。実際には内直筋と外直筋は左右の方向と，鼻の方向と，鼻から離れた方向にしか引っぱらない。しかし，斜筋と上下の直筋はすべてを組み合わせた垂直運動と回転運動を生む。

14 J. Macpherson, "How Flexible Are Mustle Synergies?" in D. Humphrey & H. -J. Freund, eds., *Motor Control : Concepts and Issues*（New York : John Wiley and Sons, 1989）.

15 つまり人形の前腕は人間とおなじように，回内運動と回外運動ができる。二頭筋が前腕の回外筋であることを忘れないようにしよう。回内運動はおもに2本の筋肉でコントロールされる。1本はひじを横切り，もう1本は手首の近くにある。人形では糸が手首の親指側に引かれれば手は回外運動をし，糸が小指側に引かれれば回内運動をする。両方がいっしょに引かれれば，うえにあがるだろう。この配置は主動筋と拮抗筋の相互関係と，（人間のように）同時に収縮がおきたときに完全にちがう運動に依拠することで，

● 4章 アレクサンドリアとデュッセルドルフの人形の教訓

1 Maxine Kumin,"The Absent Ones" in *House, Bridge, Fountain, Gate* (New York : Viking Press, 1975).

2 H. Joseph, *A Book of Marionettes* (New York : Viking Press, 1929), chapter I (“Puppets of Antiquity”).

3 エール大学のハインリッヒ・フォン・シュターデンは古代ギリシアの多くのオリジナルな医学テキストを翻訳している。かれはエフェソス〔小アジア西部のイオニアの古都〕のルフスの以下のような文を引用した。

> 「しかし，ヘロフィロスによれば…任意のことを可能にする神経の起源は大脳と脊椎にあり，神経のなかには骨から骨にのびるものや，筋肉から筋肉にのびるものがある。あるものはまた関節を相互に結びつける」

フォン・シュターデン自身はつぎのように結論する。「最後のフレーズからヘロフィロスが必ずしも靱帯や腱と神経をうまく区別していなかったことが暗示される。しかし，このパッセージののこりの部分から示されるのは，彼が *aesthetic*（感覚）と *prohairetika*（運動，文字通りには「選択能力のある，目的をもつ」）という二種類の神経を知っていたことである(Von Staden, *Herophilus : The Art of Medicine in Early Alexandria* [New York, Cambridge University Press, 1989], pp. 250-51)。

4 C. Goss, “On movement of Muscles by Galen of Pergamon,”*American Journal of Anatomy* 123 (1968) : 1-26.（ゴス博士の注釈つきのもとの研究の完訳）

5 ギリシア語では *agon* は競技を意味し，*agonist* は賞を目指す競技者のことである。*antagonist* は競技者が賞を勝ちとるために挑戦しなければならない相手を指す。種類のちがう三つの言葉は，いずれも特殊な筋肉を指すのに使われることがある。筋肉はそれぞれに独自の解剖学的名称をもつ。たとえば，肩甲骨を橈骨の頭部に結びつける筋肉は二頭筋と呼ばれる。第二に機能用語は，その筋肉が作用する関節に関してなにをするかを示すために，どんな名称の筋肉にも適用される。二頭筋は上腕とひじの屈筋であり，前腕の回外筋である。第三に生理学用語は，筋肉の活動の一時的な状態を示す。二頭筋が収縮したり短くなったりして，ひじをまげる原因になるあいだ主動筋になる。二頭筋がのびても，ひじの伸長を緩めたりブレーキをかけたりするために，積極的に収縮するあいだは拮抗筋である。

6 より太くなった筋肉は，より短くなった筋肉なので――まがった二頭筋を考えてみよう――結局，これはそんなに不合理な考えではない。しかし，デカルトは実験主義者でなかったし，この着想はすぐにオランダの生理学者スヴァンメルダムに否定された。スヴァンメルダムは筋肉の容量が伸長時も収縮時もおなじことを示した。

7 K. Ciuffreda & L. Stark, “Descartes' Law of Reciprocal Innervation,”*American Journal of Optometry and Physiological Optics* 52, vol. 10 (1974) : 663-73. デカルトがモデルとして目の筋肉を選択したことで，ベルはたまたまこの研究に向かった可能性がある。脳神経のすぐれた解剖学者だったベルは，1829年に脳神経の研究で，神経が筋肉の収縮を抑制する効果をもつことがあると提案し，証明することになった。ベルの研究を引用したチャールズ・シェリントンは，1898年に主動筋の積極的な収縮が拮抗筋の抑制（伸長）に先行することを示した。

8 Charles Sherrington, “The Integrative Action of the Nervous Syatem” (1906).この論文は筋肉

使って手術をする血管の外科医は，ピンセットと針と糸をもち，赤血球よりちょっと大きめの血管を縫うときに，かぎりない繊細さで半円周を通してそれらを移動させる。仕事が終われば外にでて，練習を積んだおなじ半円周を描くフォアハンドストロークでテニスのラケットを振り，ピンセットの何千倍も速く，遠くに，力強く正確に動かす。

4 とてもおもしろいことに，からだにはもう一対の構造がある。それは目というからだの運動が，幾何学的に肩の運動と似ていることである。(わたしの知るかぎり) この考えに公式な地位はないが，指向活動でペアになって動く肩と目の回転には，より綿密な正式の調査をする価値があるように思われる。

5 この端と端を接する生体力学的なつながりを，自分でじつに手軽に調べることができる。壁際で横向きになり，腕をまっすぐのばしたときに指が壁とすれすれになるように立ってみよう。こんどは交通整理の警官が「とまれ！」の動作をするときのように手をあげてみよう。腕をそのままにしておいて，反対側の手の親指を喉仏のすぐしたの鎖骨のつけ根にあててみよう。このあと警官のほうの手を横に垂直にすると同時に，壁のほうにからだを倒してみよう。手のひらが壁に触れるときに，反対側の手の親指にちょっと遅れた衝撃を感じるだろう。その衝撃力は手のひら（手首）から，前腕，ひじ，上腕，肩の関節，肩甲骨，肩鎖関節，鎖骨を経由して胸鎖関節（反対側の親指があたっているところ）にじかに伝えられたのである。衝撃の感触は弱まっているが，それでも明確に触診できる衝撃だろう。線路上を走る長い有蓋貨車のように，こうしたすべての骨と関節が完全に一直線に並んでいるので，衝撃力は一方の端から他方の端へと伝わったのである。それはちょうど機関車がつぎの車両にぶつかって衝撃をあたえると，車掌車の乗務員に 2～3 秒遅れで感じとられる状況に似ている。

6 筋肉の活動に恒常的に見られるゆらぎは姿勢の変化と腕の使用に付随しておこり，手の運動の流暢さに非常に重要なだけでなく，たぶん肩と腕の生理的健康の維持にも決定的な役割をはたすだろう。パソコンを長期間にわたって使用する秘書やデータ入力をする事務員は，手首や手の痛みを訴えることが多い。かれらはいわゆる手根管症候群がひどくなったというかもしれないが，たいてい手首よりも肩や，首や，背中にずっと大きな問題がある。その説明の一部になるはずなのは，パソコンの画面をまえにしてキーボードにへばりついていると（とくにストレスがあったり，仕事に強く集中したりしていると），肩の筋肉が弱い連続的な収縮状態になることにあるように思われる。これはこの部分の筋肉にとって異常な状態であり，たとえ力が弱くても筋肉の収縮がゆるまなければ，首や肩のこりを引きおこすのに十分な条件になる。また，ほぼ確実に腕と手のしびれだけでなく，さらには頭痛まで引きおこす。さらにパソコンの使用に関連する筋骨格に共通した異常にかかわるのは，筋肉の収縮がつづくことでおきる腕（と腕の神経）の血行障害と，その結果としておきる肩の異常な状態の持続――いわゆる胸郭下口症候群か神経血管圧迫症候群――である。

7 この相互依存性と双方向性の反応とコントロールの印象的な例は，ふたりの人物が組む倒立というおなじみの体操の妙技である。ひとりの体操選手が頭上に片手をあげ，その手のうえで，もうひとりの選手が片手で逆立ちをする。ペアを組んだふたりは自分の手の運動のコントロールだけでなく，頭上にのしかかる重い 1 本の縦列の安定性を維持するために，自分のからだの運動も調整しなければならない。首尾はふたりの体操選手のたがいの強さと同時に，感覚運動系の極度の正確さに左右される。感覚運動系は肩の関節のなかにある上腕骨の上部の位置におきる微小なずれも，ただちに感知して反応する。

価値あるものにした。精密な手と精密な知能は人間の系統で共進化し，手がその方法を導いたことが化石の記録で示される」と主張する。

6 R. Dunbar, *Grooming, Gossip, and the Evolution of Language*, pp. 60-65.

7 Merlin Donald, *Origins of the Modern Mind : Three Stages in the Evolution of Culture and Cognition* (Cambridge, Mass. : Harvard University Press, 1991).

8 この語句の使用にたいする正当化と含意の注意深い吟味が，ドナルドの著作の集中的な問題である（『現代精神の起源』pp. 167-86）。

9 言葉と身振りの認識的・「計算的」土台はおなじだろうか。以下を参照。D. McNeill, "So You Think Gestures Are Nonverbal?" *Psychological Review* 92, no. 3 (1985) : 350-71.

10 Henry Plotkin, *Darwin Machines and the Nature of Knowledge* (Cambridge, Mass. : Harvard University Press, 1993).

11 Noam Chomsky, "Language and Thought," *Anshen Transdisciplinary Lectureships in Art, Science, and the Philosophy of Culture*, Monograph Three (Wakefield, Rhode Island : Moyer Bell / The Frick Collection, 1993), pp. 26-27.

12 Terence Deacon, *The Symbolic Species : The Co-Evolution of Language and the Brain* (New York : W. W. Norton, 1997).

13 Robertson Davies, *What's Bred in the Bone* (New York : Penguin Books, 1986).

● 3章　人類が木からおろした腕

1 J. Wilke, *Wall Street Journal*, January 7, 1992, pp. A 1, A 4 (Western edition).

2 リチャード自身の話は実際に非常に興味深い。かれは航空宇宙会社で働いていたときに，はじめてクレーンを知るようになった。かれの仕事は，遠隔追跡基地の連絡装置を整備することだった。この仕事で，ときどき大型の電波受信用椀型アンテナを掃除したり，ペンキを塗ったりする用事があったので，クレーンの操縦を勉強しなければならなかったのである。かれはそのあと大型クレーンの整備会社で働いた。そこではクレーンの安全点検や修理もした。「自分がクレーンのメカニックな問題にぶつかっているのに気づきました。ギアボックスを分解し，ワイヤロープを交換し，点検もしましたよ。みんなにクレーンの修理方法を教え，自分でも修理しましたが，ほとんどが電気系統の故障の修理でした。ぼくは機械に関する知識を十分にもってましたし，デザインや設計と溶接もほんのちょっと手がけましたので，クレーンのメカニックな面と電気系統の仕事をこなすには問題はありませんでした」とかれはいった。しかし，修理の仕事は降格人事のように思えたので，上司と交渉したという。上司はクレーンの事故を未然に防ぐというアイデアが気にいったらしく，会社の訓練部門を設置することに同意した。

3 これはこの章の論題ではないが，重量，距離，スピードがなにか特定の運動にたいして多様な大きさの状況で変わることと，それらが相互に無関係に変わることがあるのをおぼえておくのが適切である。こうした変数があるため，力のコントロールに極度の柔軟性と筋肉の収縮のタイミングが要求される。さらに調整された運動の算定数値に大きな付加的な複雑さがくわわるので，その働き方については考えようがない。人間のほうもまた，サイズと作用が大きくちがう道具を使うときには，このような複雑さを心得て行動する――操り人形師は重さ約 1.8 キロ，長さ約 3 メートルのマリオネットを約 1 メートルの糸の先で動かすし，世界でもっとも高い移動式クレーンの操縦者は，33 トンの重量を水平方向に 157.5 メートルも移動する。もうひとつの極端な実例がある。顕微鏡を動力を通じて，言語と道具製作を行動学的に結びつける。それが本質的にいうのは，相互に補強する行動と決定的な生存価値の長い結びつきが，これらの行動を支配する遺伝的捕獲，貯蔵，神経学的制御機構の伝達に反映されることである。この仮説の広範囲な追求は，レイノルズの論文を転載する本書の主題になる。神経行動科学のかなり広範囲な実り多い一部門は，言語を支える脳のメカニズムと，熟練した手の使用を支える脳のメカニズムの研究に専念する。だから，現実にこの主題について書かれたことは，大きな図書館をいっぱいにするだろう。しかし，ふたつの行動に関する研究の大部分は，学問分野ごとに分離されている。言語は言語学者，認知科学者，神経学者に研究されており，手の機能は外科医や運動科学者に研究されている。しかし，この分割は脳の組織化より，研究と医学的実践の組織化について，より多くのことを伝える。

● 2章　手・思考・言語の結びつき

1 Tolstoy, from his Pedagogical Writings (1903), cited in L. Vygotsky, *Thought and Language* (Vygotsky's own translation [1934] revised and edited by Alex Kozulin. Cambridge, Mass. : MIT Press, 1986, p. 151)〔レフ・ヴィゴツキー／柴田義松訳『新訳版・思考と言語』新読書社〕.

2 動物と人間の道具使用にかかわる完全で信頼すべき比較については，以下を参照。Thomas G. Wynn, "The Evolution of Tools and Symbolic Behavior," in A. Lock & C. Peters, eds., *Handbook of Human Symbolic Evolution* (New York : Oxford University Press, 1996), pp. 263-87.

3 われわれはこうした種間コミュニケーションのほとんどの意味について非常にかぎられた理解しかできないが，フィールドの観察ではそれらがときに欺瞞をふくむ驚くべき洗練された目的で使用されることが示された。たとえばチャクマヒヒの幼獣は，食用になる大きな根を苦労して掘るメスの成獣を見まもっていたあと，根が掘りだされたとたんに攻撃を受けたかのように大声をだした。このさけび声を聞いてすぐにとんできた母親は，明らかに攻撃を受けたと信じて，報復にこのメスの成獣を攻撃した。この騒ぎのあいだにヒヒの幼獣は「捨てられた塊茎を平然と拾いあげ，すわって昼食を楽しんだ」(R. Byrne & A. Whiten, "The Thinking Primate's Guide to Deception," *New Scientist* 116, no. 1589 [1987] : 54-57 ; cited in Robin Dunbar, *Grooming, Gossip, and the Evolution of Language* [Cambridge, Mass. : Harvard University Press, 1996], p. 23〔ロビン・ダンバー／松浦俊輔・服部清美訳『ことばの起源』青土社〕)。

4 ボディランゲージで感情や戦いの前触れ以上のことを合図できる。少数の動物は重要な問題について，完全に特殊な情報をふくむ精密な合図のシステムをもつ。もっとも知られる実例は，ミツバチが花粉のある花の正確な場所を「つづる」ために8の字ダンスを踊ることである。また，広範囲にわたる訓練と励ましがなければ使用能力と使用傾向に厳しい制限があるが，少数の類人猿（ピグミーチンパンジーのカンジはとくに有名）は人間の言葉を理解して，手の合図で交信する能力をもち，その交信のときに人間の基本的な言語的慣例（統語論）をまもる。

5 Steven Pinker, *How the Mind Works*, New York : W. W.. Norton, 1997〔スティーブン・ピンカー／椋田直子・山下篤子訳『心の仕組み』日本放送出版協会〕を参照。ピンカーは脳の発達と人間の腕の「非常に複雑な三角法」とのあいだの関係を認めるが，こまかく検討していない。かれはまた「手は世界に影響力をもつレバーであり，その世界が知能を

をもつときとおなじ握り方で棒をもってみよう。それから野球のバットをもつように，その棒をもってみよう。棒を頭上にもちあげて，どちらのグリップが身をまもるのにより有効かを見てみよう。

19　ほとんどの読者は，デカルトの有名な Cogito, ergo sum（私は考えるから存在する）という表現に通じているだろう。すぐれた神経科医で認知神経科学者のアントニオ・ダマシオは，最近，純粋理性の空虚さについての神経学的論文を書いた。Antonio Damasio, *Descartes' Error : Emotion, Reason and the Human Brain*, New York : Grosset / Putnam, 1994〔アントニオ・R. ダマシオ／田中三彦訳『生存する脳』講談社〕. わたしとおなじように序文でダマシオが主張したのは，人間の脳が孤立して実在しないことである。「どんなに奇異に聞こえようと，心は統合された器官のなかと，統合された器官にたいして実在する。われわれの心は進化のあいだと，個人的発育のあいだと，現時点のからだと脳の相互作用がなければ，現在のようなあり方をしないだろう」(p. xvi)。

ダマシオの著書を読む 1 週間ほどまえに，音楽家の友人が「わたしは即興演奏をするから存在する」というモットーをプリントした T シャツを送ってくれた。音楽家にとって「即興演奏」することは，着想と感情を自由にミキシングして即興的なおもしろさという形式に音楽的に参加することを意味する。だから，わたしにとって「わたしは即興演奏をするから存在する」は十分に（そして，すばらしく）デカルトの誤りを訂正する。

20　認知処理の研究の現在の技術的進歩につれて，特定の神経学的操作が言語と熟練した道具使用の両方を説明する方法を，当然のことながら，はるかに正確に伝えることができるようになるだろう。われわれはたぶん，こうした操作が解剖学的・発達的に結びついていることを確認できるだろう。しかし，それを確認すれば，神経学的・人類学的発生源から同時に証拠を引きだして対照するという，新しい仕事を要求されるだろう。この種の研究は説得的に思えても，極度に厄介である。

この問題は理論的土壌で論じるだけでは十分でないだろう。われわれは手の構造が進化した方法をできるだけ明確に確定し，この過程を道具産業や文化の考古学的な記録と，脳自体の特定の修正に関連づけなければならない。もちろん，脳の進化の中間的実例は絶対に入手できないだろうし，キャスリーン・ギブソンが悲しげに書いたように「言語運用と動作は化石化しない」(Kathleen Gibson, "Animal Minds, Human Minds : General Introduction," in Gibson & Ingold, eds., *Tools, Language and Cognition in Human Evolution*, p. 9)。

たしかにその観点からすれば，手自体は行動とほぼおなじくらい脆弱なことが証明された。周知のように化石の記録では，手と手首の骨は不足している。それでも，いまでは初期人類，類人猿，サルから回収された標本は，手／脳の共進化に潜在する一連のもっとも重要なできごとを，十分に大まかに描ける程度に完全だろう。もちろん脳の調査者の巧妙さ——と自由に使えるテクノロジー——のおかげで，われわれには記録できる解剖的変化に結びつく神経学的変化を，再構成するチャンスがあるにちがいない。

21　Peter C. Reynolds, "The Complementation Theory of Language and Tool Use," in Gibson & Ingold, eds., *Tools, Language and Cognition in Human Evolution*, pp. 407-28.（この議論でもうひとつの有力な発言は，UCLA の心理学者パトリシア・M. グリーンフィールドの発言である。われわれは本書でのちに，道具使用と言語の進化に関する彼女の考えを知ることになる。）

この仮説がそれについてなにかの真理をもつとすれば，非常に重要な意味がある。とくに（普遍的ダーウィニズムの論理で暗示されたように），それはダーウィンの選択の原

Mary Marzke,"Evolution of the Hand and Bipedality," in A. Lock & C. Peters, eds., *Handbook of Human Symbolic Evolution.*

15 しかし，ルイス（Lewis, *Functional Morphology*）はアウストラロピテクス・アファレンシスの人指し指のつけ根についてのマーズキーの視点と違って，これを人間の人指し指のような可動性を主張する証拠としては不十分だと考える。

16 M. Marzke, J. Longhill & S. Rasmussen, "Gluteus Maximus Mustle Function and the Origin of Hominid Bipedality," *American Journal of Physical Anthropology* 77（1988）: 519-28.

17 動くターゲットを石で倒そうとする二足動物の意向に大臀筋が有効なのを理解するのは容易でないが，〔アリゾナ州〕テンペにあるマーズキーの実験室を訪問したあと，すぐにジムに移ったわたしは，大臀筋が現実の事態に作用する方法を確信した。臀筋と臀筋の下部のいくつかの筋肉は，大腿骨の外回旋筋である——あなたが足を地表からあげれば，それらの筋肉は股関節で腿を回転させ，その足を外側に向ける原因になるだろう。あなたはまた腰かけているときに足を組んでも，これらの筋肉を使用する。

しかし，足が地表にしっかりと立つと，この状況は変わる。足が自由に動けば，大臀筋は収縮して仙骨を腿の外側のほうに引っぱるだろう。しかし，足が地表にしっかりと立てば，臀筋は収縮して仙骨を腿の外側のほうに引っぱり，立った足が示す方向と離れた方向に上半身を回転させる原因になるだろう。

ここでマーズキーのいいたいことがわかる。あなたがワインドアップ直前の右投げの投手のように，からだの左側をホームベースに向けて右足だけで立つと，右の臀筋は収縮して上半身を右の尻のほうに引っぱり，胴を左側に回転させ始めるだろう。投球モーションをつづけて，なにがおきるかを観察すればわかるように，この運動は腕の振りを加速するだろう。あなたが投手でなくダンサーなら，腕をだらりとさげ，ツイストを踊るチャビー・チェッカーのまねをしてみよう。投球のつぎの段階は，体重が右足からそれて左足にかかったときに始まり，そこで素早い臀筋の収縮が胴の回転に逆効果として作用するだろう。つまり，胴の回転は急速に減速する。この制動効果は腕の加速に最終的な反発力をくわえる。それはまた，あなたが骨盤の回転方向を逆にするたびに，手になにがおきるかを見れば自分で証明できるとおりである。あなたが反対側の手に手首をたたきつけて，スプーンにくっついたものをとろうとするか，ケチャップをビンからだそうとすれば，おなじ効果があがるだろう。前方への移動の急激な制動には，くっついていないものを前方に推進する慣性が使用される。

> 豊島と星川はオーバースローの速度の約 46. 9 パーセントが，足の運びと胴の回転から生じることを示した。胴の回転を減速すれば投げる前肢を加速できるし，つまり投げる物体の速度と距離が増大する。アットウォターは熟練した投手がボールを手から放すまえに，胴を速度ゼロに減速しがちなことに気がついた（Marzke, "Gluteus Maximus Muscle Function," p. 525）。

18 M. Marzke, K. Wullstein & S. Viegas, "Evolution of the Power（'Squeeze'）Grip and Its Morphological Correlates in Hominids," *American Journal of Physical Anthropology* 89（1992）: 283-98. 著者たちが書いたのは，チンパンジーが親指とほかの指を使って棒を斜めの方向にもつことができるし，実際にもつことであり，この握りで棒を棍棒のように使うことである。しかし，棒は手のひらに吸いついていないので，その結果としての殴打は「強打」にならないだろう。この問題点は単純な個人的証明ではっきりする。スーツケース

・D. Morris, *The Naked Ape*（New York : Dell Publishing, 1967）〔デズモンド・モリス／日高敏隆訳『裸のサル』河出書房新社〕.
・J. Napier, *Hands*（Princeton : Princeton University Press, 1980 ; revised by R. H. Tuttle, 1993）.
・K. Schick & N. Toth, *Making Silent Stones Speak : Human Evolution and the Dawn of Technology*（New York : Simon and Schuster, 1993）.

10　生活の支持基盤となる面積を動きまわれるかどうかは，数多くの要素に左右されるし，そこには背の高さ，重量，重量を支えるエリアがふくまれる。小型の動物には細い枝づたいに歩くことは妙技ではない。大型の動物にとって細い枝づたいに歩くことは，バレエの踊り手がつま先で綱渡りの綱を渡るようにむずかしいだろう。Napier, *Hands*, pp. 77-82.

11　マックグルーは野生のチンプが，植物性の素材の高度に洗練された「道具類」を使って食物を集めると指摘する。かれは有名なオルドヴァイの石器コレクションには，チンプが日常的に使う複雑な道具を超えるものはないと主張する。「チンパンジーに欠けているものが，ヒト化の過程で重要だったかもしれない。それは脊椎をもつ獲物を手にいれる道具と，交換用の食物を収集して運ぶ手段のことである」（McGrew, *Chimpanzee Material Culture*, p. 119）。

12　ルイスは類人猿の腕のこうした変化について以下のようにいう。「このように困難な形態学的事実で，1 世紀間の明白な見解の主流となった以下の仮説が支持されるように思われる。それは人類がとくにアフリカの類人猿と密接に関連し，『ブラキエーション』が重要な要因だったという仮説である。ブラキエーションはかれらに共通する多くの頭後部の形態を形成し，習慣的な直立二足姿勢という仮定に必要な学習と前適応の多くを供給する」（Lewis, *Functional Morphology*, p. 86）。

13　それは人間の進化ではたした手の考察で非常に大きな問題ではないが，古人類学者が人類の直接の地位について，ルーシーの資格を論じつづけているのはとても興味深い。ドナルド・ジョハンソンが構成した家系図にたいするもっとも興味深い異論のひとつはディーン・フォークの異論であり，かれはルーシーが最終的に絶滅した頑丈型のアウストラロピテクスの祖先だと論じている。

フォークはルーシーと頑丈型のアウストラロピテクスが，ともに地表と樹間で生息し，サバンナのなか（と熱い日差しのあたるなか）に長時間あるいは遠距離まで乗りださなかったと提唱する。きゃしゃ型のアウストラロピテクスは樹間の温度上の保護から離れ，はるかに多様で挑発的な環境に進入した。脳の成長（知能）は競合的な利点を提供しただろうが，頭蓋腔内の温度調整という問題を解決しないでは成長しなかっただろう。直立姿勢自体は直射日光にさらされるからだの範囲を減少させる利点をもっても，頭で日陰をつくることは大きな弱点となる。フォークの主張は，通常の生理機能に必要な精密な許容誤差内で内部の温度を維持する脳の能力を改善しなければ，脳の大きさは増大しないということにある。たしかに，脳は熱放散が改善されなければ成長できなかっただろう。（二足歩行，変化した体毛パターン，汗腺，変化した肌の色素形成と結びついた）新しい静脈の排水システムが，この問題を解決した。フォークはこれを「脳の進化の冷却装置理論」と呼んだ。Dean Falk, *Braindance*（New York : Henry Holt and Co., 1992）, chapter 4, 6, 7.

14　Mary Marzke, "Joint Functions and Grips of the Australopithecus afarensis Hand, with Special Reference to the Region of the Capitate," *Journal of Human Evolution* 12（1983）: 197-211 ;

連する石器の全体的なコレクションを指す。現在では，人類学者が正式に「原始的」ホモ・サピエンスと呼ぶ中国で発見された化石は，20万年前と主張される。人類学ではまたも，すべての予想がはずれている。ホモ・サピエンスに並行する孤立した系統があるのか，地球規模の移住が以前に考えられたより，はるかに早く始まったのだろうか。この問題に引きつづき注目しよう。

8 神経学は事態が現在のようになった方法に強い関心をもつが，手が人間の脳で，これほど巨大な領域を占めるようになった方法を，いまなお説明しなければならない。この状況だけからも，腕と手のコントロールにかかわる神経学的研究の進化論的部門が強く要求される。ワイルダー・ペンフィールドはモントリオール神経学研究所でおこなった覚醒中の人間の手術中に，はじめて脳の表層形態の驚異的な不均衡を証明した。John C. Eccles, *Evolution of the Brain : Creation of the Self*（New York : Routledge, 1989）〔ジョン・C. エックルス／伊藤正男訳『脳の進化』東京大学出版会〕を，人類学と神経学の現代的な連携の決定的な出発点として考えることができる。エックルスは3章の「ヒト科の脳の進化」で，人間のロコモーションの姿勢について原動力となったシステムの基本的な構成要素と，それらが漸進的な洗練ではたした役割を詳細に説明する。神経学と人類学をふくむどのような協同研究の未来も古い頭蓋骨の破片をこえる思考を要求するだろう。そうした骨の破片はかつて，それ自体変化しつづける骨格のほかの部分と関連していたわけであり，頭蓋の変化も頭蓋後方の変化も環境的・考古学的歴史を参照しないで解釈することはできない。それは頭蓋に包まれたものについても，おなじことである。人間の脳の進化について信頼できる理論は，人間の先祖の環境的な脈絡と，移動・操作・コミュニケーション能力の共進化と，社会的行動を無視したり，分離したりすることはできない。これらの関係を定義する必要性にとりくむのは，そんなものがあったばあいのことだが神経人類学の義務とすべきだろう。

9 手と脳の共進化について論じた一般的な参考文献。

- John C. Eccles, *Evolution of the Brain*, *op. cit.*
- K. Gibson & T. Ingold, eds., *Tools, Language and Cognition in Human Evolution*（New York : Cambridge University Press, 1993）.
- R. Holloway,“Evolution of the Human Brain,” in A. Lock & C. Peters, eds., *Handbook of Human Symbolic Evolution*（Oxford : Clarendon Press, 1996）.
- D. Johanson & M. Edey, *Lucy : The Beginning of Humankind*（New York : Simon and Schuster, 1981）〔ドナルド・C. ジョハンソン&マイトランド・A. エディ／渡辺毅訳『ルーシー――謎の女性と人類の進化』どうぶつ社〕.
- F. Jones, *The Principles of Anatomy as Seen in the Hand*（Baltimore : Williams and Wilkins, 1942）.
- R. Klein, *The Human Career*（Chicago : University of Chicago Press, 1989）.
- O. Lewis, *Functional Morphology of the Evolving Hand and Foot*（Oxford : Clarendon Press, 1986）.
- M. Marzke, “Evolution of the Hand and Bipedality,” in A. Lock and C. Peters, eds., *Handbook of Human Symbolic Evolution, op. cit.*
- W. McGrew, *Chimpanzee Material Culture : Implications for Human Evolution*（New York : Cambridge University Press, 1992）〔ウィリアム・C.マックグルー／足立薫・鈴木滋訳『文化の起源をさぐる』中山書店〕.

列が違うだけでなく，比率関係も比較できないかもしれない。（化石の頭蓋骨に見られる表面的な兆候と関連する）主要な視覚領の不均衡は，実際に化石の脳の種の同定にあたって決定的な道具となった。Ralph Holloway,“Evolution of the Human Brain,” in A. Lock & C. Peters, eds., *Handbook of Human Symbolic Evolution*（Oxford : Clarendon Press, 1996）. さらに本章註 6 も参照。

5　最近出版されたリーキー家の伝記を参照。Virginia Morell, *Ancestral Passions : The Leakey Family and the Quest for Humankind's Beginnings*（New York : Simon and Schuster, 1995）.

6　「人間の起源については 100 年近く研究されたが，人類は最初，漠然と定義されたにすぎなかった。ほとんどの大家たちは人類と類人猿のあいだに設定されたサー・アーサー・キースの境界線に同意したことはなかったが，脳の大きさを顕著な特徴として考えた。キースはヒト科の脳が 750 立方センチメートルを計測したとき，この推移が生じたと考えたが，ホモ・エレクトゥスを専門とする人類学者フランツ・ヴァイデンライヒは，わずか 700 cc の容量を境界線だと考えた。またネアンデルタール人類の標本を研究したアンリ＝ヴィクトール・ヴァロアは 800 cc という数値をあげた。これらの数値はいくぶん恣意的だが，ほとんどの解剖学者は脳が 700 立方センチメートルから 800 立方センチメートルのあいだの容量に達したときに人類が始まったという考えを受けいれた」（Morell, *op. cit.,* pp. 225-26）。

注意しなければならないのは，現代人の脳の大きさが大きく違うことである。「これらの期間に脳の大きさが増大したことが，われわれの高度に適応した種の成功の原因となった。しかし，平均値（1350 cc）にくらべて大きな変動がある。たとえば脳容量の範囲についてはジョナサン・スウィフトの 2000 cc と，アナトール・フランスの 1100 cc が引用された」（Ragnar Granit, *The Purposive Brain*［Cambridge, Mass. : MIT Press, 1977 ; 1980 edition］, pp. 52-56）。

7　ルーシー自身（アウストラロピテクス・アファレンシス）は約 320 万年前に生息し，アウストラロピテクス・アファレンシスは 390 万年前から 290 万年前に実在した唯一の人類の種だったと考えられている。ホモ・ハビリスの最初の標本は，むこうずねの骨である脛骨であり，それは 1959 年に，ルイス・リーキーとメアリー・リーキーの 10 歳の息子ジョナサンによってタンザニアのオルドヴァイ峡谷で発見された。二番めの子どもの頭蓋骨の一片の標本は，1960 年 12 月 1 日に，ルイス自身の手で発見された。リーキーはすぐに頭蓋骨の発見を報告し，「シェル文化期の人間」——石のハンドアックスの最初の製作者——だと推測したが，人類学者のフィリップ・トビアスが頭蓋容量の計測に 3 年近くかかり，正式に種名がついたのは 1964 年 4 月 4 日号の『ネイチャー』誌に発表された論文でのことだった。その報告で人類は「直立姿勢と習慣的な二足歩行，正確なグリップ，わずか 600 cc の脳容量」をもつと定義された（Morell, *Ibid*., p. 235）。より完全なホモ・ハビリスの頭蓋骨は 1986 年に，オルドヴァイ峡谷でティム・ホワイトとドナルド・ジョハンソンが引率するグループが発見した。Donald Johanson & James Shreeve, *Lucy's Child*（New York : Avon, 1990）〔ドナルド・ジョハンスン＆ジェイムズ・シュリーヴ／馬場悠男監修・堀内静子訳『ルーシーの子供たち』早川書房, 1993〕. ホモ・エレクトゥスはもっとも成功し，広く散在した人間の初期の先駆者にあたえられた名称である。化石はアフリカ，ヨーロッパ，アジアで発見されており，最近，ふたたび年代を定められたジャワの標本は 200 万年前のものと報告された。ホモ・エレクトゥスは精巧な道具にもとづく社会を発展させたし，「アシュール石器文化」という語句はエレクトゥスに関

原　註

● 感謝のことば

1　D. H. Lawrence, *Fantasia of the Unconscious* (New York : Penguin Books, 1960 ; first published in 1922), p. 23〔D. H.　ロレンス／小川和夫訳『精神分析と無意識；無意識の幻想』南雲堂，に収録〕.

● プロローグ

1　手をもたずに生まれたか，腕に重い先天的変形をもつわずかな個人が，この手のスムーズな動きを足に移し，それについてなにも考えないことが多い。

2　はじめは素人のピアノのレッスン（と冷静なピアノ教師）にたいするわたしの賛歌，*Tone Deaf and All Thumbs*？（New York : Viking-Penguin, 1986）〔フランク・R. ウィルソン／田中麗子訳『音痴かぶきっちょか』ムジカノーヴァ〕で，手のストーリーの神経学的な面を調査した。正直にいってピアノのレッスンを始めるまで，熟練した運動の神経学的コントロールについてなにも知らなかった。レッスンを始めたとき，自分の不器用な指を見まもっていたので，すでになにかを知っていると思っていた運動の神経学を，より時間をかけて詳細に調査しないわけにいかなくなった。

3　すぐれたイギリスの人類学者で比較解剖学者のジョン・ラッセル・ネイピアは，ベルの手についての考えに現代人の関心を再燃させた，ほとんどただひとりの責任者である。参考文献を参照。

● 1章　夜明け

1　Stephen Jay Gould, *The Panda's Thumb : More Reflections in Natural History* (New York : Penguin books, 1980), p. 20〔スティーヴン・ジェイ・グールド／櫻町翠軒訳『パンダの親指』早川書房〕.

2　現在のところ，ルーシーはアウストラロピテクス・アナメンシスの系統だったと考えられている。アウストラロピテクス・アナメンシスは，これまでに知られる最古の人類で，400 万年近くまえに生息していたと推定される〔本書が書かれたあとに，より古い時代にさかのぼるいくつかの発見があいついだ〕。

3　Sherwood L. Washburn, "Tools and Human Evolution," *Scientific American* 203, no. 3 (1960) : 63-75.

4　コロンビア大学の人類学者ラルフ・ホロウェイが主張したのは，脳が最後に進化したのでなく，ほかの構造とともに進化し，この過程で脳の大きさだけでなく，内部構造も修正と再組織化を受けたということだった。脳の大きさの増大だけで，より古いヒト科からヒト属を区別する行動上の進歩を説明できないかもしれない。相同の構造でも細胞配

訳者あとがき

ダーウィン以後、直立二足歩行が人類進化を支えた、もっとも基本的な条件として公認されてきた。つまり「直立二足歩行によって初期人類の前肢が解放され、自由になったこの『手』が大脳の発達をうながして、ヒト化の過程をたどる道が開かれた」というのが、人類の進化を説明する物語の大筋として、なんの疑いもなくくり返されてきた。しかしこの物語は、いったいなにを説明するのだろう。霊長類が直立二足歩行になりさえすれば、ヒトになるのがあたりまえなのだろうか。前肢が解放されれば、必然的に大脳が発達するのだろうか。

そもそも人間を、単純な脳の図面の実現として考えることには意味がない。人間の精神は進化の産物であり、機能的な認識過程によって生得的に束縛されてきたのだろう。われわれの認識も意識も思考も感情も、さらには無意識も身体的になりたってきたにちがいない。しかし従来の個別科学は、人間をこのような全体としてとらえる理論的な枠組みをもっていない。たとえば脳科学には、人間の精神活動を脳と身体の相互作用として考えるモデルを期待できない。それどころか脳科学の現状では、脳全体の相関的な働きを理解させるモデルさえつくれそうに思えない。

もっとも本書の著者がいうように、人間の精神的・身体的活動を脳と身体とのかかわりでとらえようとするのが、科学的かどうかはわからない。しかし、これを両者の相互作用として考えるのが、当然ではないだろうか。さらには人類の進化も、ある環境内にあっての身体と脳の相互作用の結果としてとらえようとするのが、より適切ではないだろうか。そして、この相互作用の中心に手をおくのが、もっとも自然なように思われると著者はいう。神経学者で臨床医でもあるフランク・ウィルソンは、以上の問題に神経学的・解剖学的・生体力学的にアプローチしようとする。ここで援用されるのは、古人類学、脳科学、神経学、生理学、言語学、認知科学などの新しい成果である。われわれは本書で、この問題に関連する広い範囲にわたる引用を楽しむことができる。

ウィルソンはまず、手を傷めた音楽家の治療にあたった経験と、ピアノ演奏を学んだ経験とから、卓越した手技の持ち主の手と身体と脳の関係に関心をもってきたという。それはおもに学習と、学習の成果を維持する能力にかかわる関心だったということができる。そのあと、チャールズ・ベルとジョン・ラッセル・ネイピアの先駆的著作に、手の重要性の表現を見たかれは、さまざまな手技の持ち主に会って右の問題を考えるとともに、関心の幅を広げて、人類の進化の過程における手と脳と言語の関係を調査しようと考えた。この学習の問題をさらに発展させた著者は、教育の実践者たちと話しあうことで、教育問題にも切りこもうとしたのだった。手技の持ち主たちと問題との結びつきの適否はともかくとして、こうして本書が成立することになった。以上のような対話が、本書の魅力ある一部になっていることは否定できない。

ネイピアにならって人類の進化の過程にあっての手の重要性に着目したウィルソンは、手を手首から先にある付属器官と見ることには意味がないという。たしかに手だけを見ると、人類と類人類の手にそれほど大きな違いはない。かれはまず手と腕と肩と脳に、解剖学的・神経学的・生理学的な深い結びつきがあることを明らかにする。そして、人類の手と腕の進化の起源と独自性を説明するために、古人類学の最近の成果を援用する。ここではブラキエーションという移動様式によって、樹上性の霊長類の肩と腕と手に変化がおこり、行動と構造が相互に作用しあったことが示される。つまり、ブラキエーションはある種の霊長類の脳の感覚運動的な働きに大きな負担をかけ、脳の修正をうながしただろうという。

この結果、地上に降り立った初期人類の脳と肩と腕と手は、すでにかなりな能力をもっていたというのである。かれはさらにアウストラロピテクス属（ルーシー）が完全な二足歩行の能力と同時に、正確で強力な投擲《とうてき》能力をもっていたという古人類学の研究成果を引用する。たしかにサバンナに降り立った初期人類が、不器用にしか歩けない弱々しい生物だったとすれば、そんな生物に生存の可能性はなかっただろう。

ウィルソンが本書を発表したのは、一九九八年のことだった。だから本書では、二〇〇〇年以降にあいついだ、ミーヴ・リーキーらのケニアントロプス属をはじめとする古人類学の新しい発見は反映されていない。しかし、人類の進化の大筋を手と脳の関係で説明しようとするウィルソンのシナリオには、新たに提起された人類進化の複雑な系統という問題は関係しない。それに、ヒトが直立するまえに身体的条件が整備されていたと考えるかれは、ヒトがなぜ立ったかという問題には関心を示さない。そもそもヒトが立った理由を説明しようとする理論には、つねに説得力に欠ける一面があった。たぶん、ヒトはひとつやふたつの理由で立ったのではないのだろう。

たとえば一九八〇年代に発表されて話題を呼んだ、イヴ・コパンの「イーストサイド・ストーリー」は、着想としてはおもしろかった。周知のように、これは七〇〇万年から八〇〇万年前におきた地球規模の寒冷化と、熱帯地方に連続しておきた乾燥化に着目した理論だった。コパンはこの変化のために、千数百万年前に生じたと思われる東アフリカの大地溝帯の活動が活発になり、乾燥した東側の森林が消滅したので、サルが立ちあがらざるをえなかったと主張した。しかし、ヒトが（あるいはヒトだけが）こんな単純な理由で立ちあがったとは、とうてい思えない。それに、人類の進化を大地溝帯の東と西にわけて考えることには正当な根拠がなく、いわば大地溝帯は人類進化の舞台の一部にすぎない。

とはいえウィルソンは、初期人類が石を投げて狩猟生活を営んだとはいっていない。むしろ、初期人類の食生活に言及しないところが、かれの立論の弱点だといえるかもしれない。かれは古人類学の成果を引用しながら、アウストラロピテクス属の手が、道具としての石や骨や棒の使用に適応したという。ブラキエーションとナックルウォーキングという古い役割に甘んじていた手は、物体を操作する新しい役割に向けてラディカルな変化をとげたのである。それらをより長い親指、広がった指先の腹、親指のつけ根の筋肉の修正、より独立したより強い拇指屈筋、中手骨と手首の骨の小ささいが重要な変化として要約することができる。これらの変化はさらに、石器などの使用にあわせたグリップの多様化で促進された。ここではネイピアの「力強いグリップ」と「正確なグリップ」や、それをより細分化したグリップの説明が説得力をもつ。

たしかに石器を効果的に使おうとすれば、持ち手のない自然な物体の形状に手をあわさざるをえない。このとき、手の運動は運動の生体力学的・神経生理学的制約に直面し、連続的で統合的な解決を求めなければならない。それを解決しようとした数百万年にわたる手の活動が、親指を中心とする現代人の手の独特の形状を決定したにちがいない。しかし全体として見れば、ひとたびアウストラロピテクス属の手で成立した変化は、そのあとマイナーな修正を必要としたにすぎない。つまり、ルーシー以後の手の小指のつけ根に、より動きやすい関節が発達したということなどである。脳は手の新しい行動のレパートリーに適応するとともに、脳自体を修正したにちがいないと著者はいう。それを年代的に整理すれば、慣例的な石器の使用が四〇〇万年前から二〇〇万年前にかけてつづき、約二〇〇万年前に、独特の親指を使って道具を製作した人類の世界規模の移住がはじまったということになる。ここでは移住活動にともなって、言語が使用されただろうと推定することができる。

また石器の製作が個人的な仕事だったか、ある専門的な集団の仕事だったかはわからないが、いずれのばあいにも複雑な技術を伝える必要上から、少なくともこの段階で言語が使用されたと考えざるをえない。つまり、道具使用の新しい範囲や行動様式の拡大と、新しい経験や環境的・社会的相互作用で、言語使用をふくむ人間独自の行動上の特質が生じたにちがいない。著者はさらに熟練した手の使用を支える脳のメカニズムと、言語を支える脳のメカニズムに深いかかわりがあると考える。知能と道具使用と言語には、ひとしく環境に即応した知的要求に応えようとする多様な関係があるにちがいない。

ベルは「手と目は訓練を介して、感覚器官のように発達する」と主張した。手は神経学的・生体力学的に、無意識の相互作用と再組織化の傾向をもつ。子どもの行動の発達でも見られるように、脳は手と目に共同作業の手順を学ばせて、視覚的・触覚的知覚の合成方法を学ばせ、自己修正するのだろう。そしてマーリン・ドナルドのいうように、認識構造は大きな脳、拡大する記憶、発話器官、語彙を進化させただけでなく、現実を表示するシステムを進化させたのだろう。さらにはテレンス・ディーコンのいうように、人間の言語の中心には象徴的指示性があり、すべての言語はある普遍的な言語構造に収束する。しかし、それは普遍文法が遺伝子と発達によって脳にくみこまれているからでなく、「あらゆる言語構造が多くのレベルからなる強力な進化の過程の産物」だからにほかならない。こうして見るとウィルソンの仕事は、個々の学習者たちの体験と、神経科学や認知・行動科学のフロンティアを結びつけようとする仕事だったのである。この一冊は、さまざまな異論の余地をのこしながら、ベルやネイピアの関心を、さらに一歩前進させたということができる。

ウィルソンは個人の思考と言語の関係に手を位置づけようとした。かれはこの立論によって、なにかを科学的に証明したわけではないと反論されるかもしれない。それは進化論が科学的に、なにかを証明したわけでないのとおなじことだろう。この書物のむしろプラクティカルな価値は、右のような関心の文脈にパトリシア・グリーンフィールド、ハーラン・レイン、ウィリアム・ストコー、ローラ・アン・

ペティートなどの言語関連の研究成果をおりこんだことにあるように思われる。そうした意味では、教育問題についてのキーラン・イーガン、シーモア・サラソン、ジーン・バンバーガーらの発言も意味深いのではないだろうか。

本書の原題は『手——手の使用はどのようにして脳、言語、人間の文化を形成するか』（*THE HAND: How its use shapes the brain, language, and human culture*）である。ところが、おなじ時期に医学書院からチャールズ・ベルの『手』の邦訳（岡本保訳、二〇〇五年五月）が刊行されることがわかり、類似のタイトルは避けたいという編集部の意向もあって、本書のような表題になった。また訳出中に原出版社から、引用文の翻訳著作権をとっていないという連絡があったので、できるだけ要約するかたちをとらざるをえなかった。実際の仕事では藤野が1章から6章までを訳し、さらに古賀が訳した7章から最終章までを手直しした。したがって、全体の責任は藤野にある。最後になったが、解剖学的な記述については、長野敬先生にご監修をいただいた。先生はお忙しいなかで、訳文の全体にも目を通してくださった。編集面で心をつくされた新評論の山田洋氏、吉住亜矢さんとともに、厚くお礼申しあげたい。

二〇〇五年七月

藤野邦夫

42, 199-202, 207, 208, 237 註
レイン，ハーラン（Lane, Harlan） 215, 229-31, 232, 337

ローレンス，D.H.（Lawrence, David Herbert） 8, 133
ロング，チャールズ（Long, Charles） 141-42,

ワ行

ワトソン，J.B.（Watson, J.B.） 223

プラトン（Plato） 322, 323
ブルーム，ベンジャミン（Bloom, Benjamin） 325-26
ブローカ，ポール（Broca, Paul） 211, 211 註, 232
プロトキン，ヘンリー（Plotkin, Henry） 51, 57, 63, 64, 65, 67, 68, 69, 70, 71, 197 註, 209, 228, 248, 262, 263, 334, 337, 359

ベイリー，ジェームズ（Baily, James） 353
ヘッケル，エルンスト（Haeckel, Ernst） 198, 199 註
ペティート，ローラ・アン（Petitto, Laura Ann） 233
ベビアン，ロシュ＝アンブロワーズ（Bébian, Roch-Ambroise） 231
ベル，チャールズ（Bell, Sir Charles） 7, 14, 15, 41 図, 84 図, 85 図, 100, 103, 115-16, 150, 151 註, 211 註, 300, 336, 337, 363, 364-66
ベルギ，アースラ（Bellugi, Ursula） 229-30, 233, 242
ベルンシュタイン，ニコライ（Bernstein, Nicolai） 113
ペレット，D.J.（Perrett, D.J.） 237 註
ヘロドトス（Herodotus） 331
ヘロフィロス（Herophilus） 98, 99 註
ペンフィールド，ワイルダー（Penfield, Wilder） 5

ホイジンガ，ヨハン（Huizinga, Johan） 338, 361
ポイズナー，H.（Poizner, H.） 241
ホロウェイ，ラルフ（Holloway, Ralph） 49 註, 174, 197

マ行

マイアー，エルンスト（Mayr, Ernst） 345
マクニール，デイヴィド（McNeill, David） 47, 215
マーシャック，A.（Marshack, Alexander） 237 註
マジャンディ，フランソワ（Magendie, François） 100
マーズキー，メアリー（Marzke, Mary） 32-33, 34, 35, 38, 152, 153, 154-55, 185, 337
マツィオッタ，ジョン（Mazziotta, John） 129 註
マリーニ，マックス（Malini, Max） 311

ヤ行

ヤング，ジェラルド（Young, Gerald） 169

ラ行

ラヴジョイ，オーウェン（Lovejoy, Owen） 151
ランサム，デイヴィド（Ransom, David） 346-47
ランドフスカ，ワンダ（Landowska, Wanda） 252

リーキー，メアリー（Leakey, Mary） 27
リーキー，ルイス（Leakey, Louis） 27, 361
リスト，フランツ（Liszt, Franz） 250, 252, 254
リーバーマン，フィリップ（Lieberman, Philip） 70

ルイス，O.J.（Lewis, O.J.） 150
ルソー，ジャン＝ジャック（Rousseau, Jean-Jacques） 323

レイコフ，ジョージ（Lakoff, George） 237 註
レイノルズ，ピーター（Reynolds, Peter C.）

239
ダンバー，ロビン（Dunbar, Robin） 48-51, 62-63, 67, 199, 333

チューリング，アラン（Turing, Alan） 220
チョムスキー，ノーム（Chomsky, Noam） 68, 69, 69 註, 70, 192, 217, 218, 220, 224, 235-36

デイヴィス，ロバートソン（Davies, Robertson） 74, 319, 337
ディーコン，テレンス（Deacon, Terrence） 70, 71, 212 図, 234
ディヒター，ミッシャ（Dichter, Misha） 245, 254
ディーン，P.D.（Deane, P.D.） 237 註
デカルト，ルネ（Descartes, René） 100, 104
デネット，ダニエル（Dennett, Daniel） 151 註, 268 註, 337
デハエヌ，スタニスラウス（Dehaene, Stanislaus） 197 註
デューイ，ジョン（Dewey, John） 323, 324
デュシェンヌ，ギヨーム（Duchenne, Guillaume B.） 101, 102 図
テュビアナ，ラウル（Tubiana, Raoul） 149,158, 337

ドーキンズ，リチャード（Dawkins, Richard） 65 註, 151 註, 157 註, 268 註, 337
トス，ニコラス（Toth, Nicholas） 176-77, 237 註
ドナルド，マーリン（Donald, Merlin） 51-52, 58, 59, 60, 61, 62, 66, 72, 73 註, 248, 265-66, 330, 333
トーブマン，ドロシー（Taubman, Dorothy） 255, 332
トマス，ルイス（Thomas, Lewis） 307, 317
トルストイ，レオ（Tolstoy, Leo） 45

ナ行

ネイピア，ジョン（Napier, John Russell） 30, 37,37 註, 45, 140-41, 151, 152, 185, 337, 366

ハ行

パス，オクタヴィオ（Paz, Octavio） 113
バンバーガー，ジーン（Bamberger, Jeanne） 194, 326-30, 337

ピアジェ，ジャン（Piaget, Jean） 192, 223, 323
ピクルマン，ジャック（Pickleman, Jack） 301-02
ビジィー，エミリオ（Bizzi, Emilio） 126
ピーターズ，M.（Peters, M.） 173
ヒポクラテス（Hippocrates） 98
ビューラー，カール（Bühler, Karl） 225
ビョルクヴォル，ヨン＝ロアル（Bjørkvold, Jon-Roar） 338
ピンカー，スティーヴン（Pinker, Steven） 71, 213, 216, 217, 220, 222, 223 註

ファインマン，リチャード（Feynman, Richard） 311
フィリップ，フランク（Philip, Frank） 231
フェルデンクライス，モシェ（Feldenkrais, Moshe） 279, 280, 281-84, 290-93, 296, 299
フェルプス，マイケル（Phelps, Michael） 129 註
フォルスベルク，H.（Forssberg, H.） 142
ブラッキング，ジョン（Blacking, John） 261-62

キース，アーサー（Keith, Sir Arthur） 27
ギブソン，キャスリーン（Gibson, Kathleen） 209
ギブソン，フランシス（Gibson, Francis） 100
キムラ，ドリーン（Kimura, Doreen） 188

クミン，マキシヌ（Kumin, Maxine） 97
グラフトン，スコット（Grafton, Scott） 129 註
クリマ，E.S.（Klima, E.S.） 241
グリーンフィールド，パトリシア（Greenfield, Patricia） 192-95, 196, 197 註, 198, 229
グールド，グレン（Gould, Glenn） 251 註, 254
グールド，スティーヴン・ジェイ（Gould, Stephen Jay） 13, 25, 156, 209

ゲシュヴィント，ノーマン（Geschwind, Norman） 183 註, 239
ケルスス，アウルス・コルネリウス（Celsus, Aulus Cornelius） 299, 300, 301

コーガン，デイヴィド（Cogan, David） 104 図
コルバリス，ミシェル（Corballis, Michael） 174

サ行

サージェント，ジャスティン（Sergeant, Justine） 246, 247, 249
サックス，オリバー（Sacks, Oliver） 241, 242-43, 360
サラソン，シーモア（Sarason, Seymour） 321, 323-25, 331, 337, 338

シェイファー＝ジンメルン，ヘンリー（Schaefer-Simmern, Henry） 324-25
ジェリソン，ハリー（Jerison, Harry） 49, 49 註
シェリントン，チャールズ（Sherrington, Charles） 101, 103-04, 116, 121 註
シカール，ロシュ＝アンブロワーズ（Sicard, Roch-Ambroise） 231, 232
ジャヌロー，マルク（Jeannerod, Marc） 117, 127, 128, 129 註, 131, 141
シュターデン，ハインリッヒ・フォン（Staden, Heinrich von） 99 註
シュテルン，ウィリアム（Stern, William） 222, 223
シューネマン，アーサー（Schueneman, Arthur） 301-02
シュパルテホルツ，ウェルナー（Spalteholz, Werner） 82 図, 84 図, 88 図, 89 図, 145 図, 159 図
シュプルツハイム（Spurzheim, Johann Christoph） 211 註
シュリーヴ，ジェームズ（Shreeve, James） 156
ジョハンソン，ドナルド（Johanson, Donald） 13, 151
ジョーンズ，フレデリック・ウッド（Jones, Frederich Wood） 150, 336-37

スキナー，B.F.（Skinner, B.F.） 68, 229
ストコー，ウィリアム（Stokoe, William） 215, 230, 231, 232, 236

ソスニアック，ローレン（Sosniak, Lauren） 326

タ行

ダーウィン，チャールズ（Dawin, Charles） 13, 14, 36, 64, 65 註, 76, 166, 196, 250, 251
ダマシオ，アントニオ（Damasio, Antonio）

人名索引

＊ページ数の後の「図」は図版キャプション，「註」は傍註を示す。

ア行

アナクサゴラス（Anaxagoras） 336, 337, 337 註
アームストロング，デイヴィド（Armstrong, David） 215, 236
アリストテレス（Aristotle） 348

イーガン，キーラン（Egan, Kieran） 322, 323, 330, 338, 342
インゴールド，ティム（Ingold, Tim） 319, 343-44

ヴィゴツキー，レフ（Vygotsky, Lev） 192, 222, 223, 223 註, 224, 226, 229, 235, 298, 323
ウィルコックス，シャーマン（Wilcox, Sherman） 215, 236
ヴェサリウス，アンドレアス（Vesalius, Andreas） 99 註
ウェルニッケ，カール（Wernicke, Karl） 212
ウォッシュバーン，シャーウッド（Washburn, Sherwood L.） 26-27, 42, 43, 336
ウッズ，ロジャー（Woods, Roger） 129 註

エイドリアン，エドガー（Adrian, Edgar） 100
エスキヴェル，ラウラ（Esquivel, Laura） 267
エペ，アベ（Epée, Abbé de l'） 231-32
エラシストラトス（Erasistratus） 99 註

オースティン，ハワード（Austin, Howard） 121, 123, 124-25, 126, 129
オブライエン，パトリック（O'Brien, Patrick） 255-58, 332, 339
オールドフィールド，R.C.（Oldfield, R.C.） 180-81

カ行

ガスティン，W.（Gustin, W.） 321
ガードナー，ハワード（Gardner, Howard） 262-63, 265, 356
ガル，フランツ・ヨゼフ（Gall, Franz Joseph） 211 註
ガルヴァーニ（Galvani, Luigi） 100
カルヴィン，ウィリアム（Calvin, William） 174-75
ガレノス（ペルガモンの）（Galen of Pergamum） 99, 99 註, 103

ギアール，イヴ（Guiard, Yves） 183-85, 186

訳者紹介

藤野邦夫（ふじの・くにお）　1935年，石川県に生まれる。早稲田大学フランス文学科卒業。同大学院中退。東京大学講師，女子栄養大学講師などを務める。訳書に，A.クラルスフェルド&F.ルヴァ『死と老化の生物学』（新思索社），E.ルディネスコ『ジャック・ラカン伝』（河出書房新社），J.ピアジェ&R.ガルシア『精神発生と科学史―知の形成と科学史の比較研究』（共訳，新評論），E&F-B.ユイグ『スパイスが変えた世界史―コショウ・アジア・海をめぐる物語』（新評論），G.リシャール監修『移民の一万年史―人口移動・遙かなる民族の旅』（新評論），ロワイヨーモン人間科学センター編『基礎人間学』（共訳，平凡社），同センター編『ことばの理論　学習の理論』（思索社），P-J.ビュショ『害蟲記』（博品社），メソド・サバ&ロジェ・サバ『出エジプト記の秘密―モーセと消えたファラオの謎』（原書房），C.ブーロー『構図法―名画に秘められた幾何学』（小学館）他がある。

古賀祥子（こが・さちこ）　東京外国語大学英米語学科卒。コンピュータメーカー，外務省所管の公益法人勤務を経て翻訳に携わる。訳書にK.ハリソン『またひとり「うちの子」がふえて―里親の私が愛した子どもたち』（早川書房），R.ミラー／G.ウィリアムズ『人を動かし心をとらえる―タイプ別ビジネス説得術』（阪急コミュニケーションズ），T.Q.デュモン『集中力とカリスマ力』（ソフトバンク・パブリッシング）他がある。

手の五〇〇万年史――手と脳と言語はいかに結びついたか

2005年8月30日　初版第1刷発行
2011年2月1日　初版第2刷発行

著　者　フランク・ウィルソン
訳　者　藤野邦夫・古賀祥子
発行者　武　市　一　幸

発行所　株式会社　新　評　論

〒169-0051　東京都新宿区西早稲田3-16-28
http://www.shinhyoron.co.jp
TEL　03-3202-7391
FAX　03-3202-5832
振替　00160-1-113487

落丁・乱丁本はお取り替えします
定価はカバーに表示してあります

装丁　山　田　英　春
印刷　神　谷　印　刷
製本　日　進　堂　製　本

Printed in Japan
ISBN4-7948-0667-1　C0040